Mit den passenden Fragen zum Thema auf mediscript Online das eigene **Wissen auf Stärken und Schwächen überprüfen**

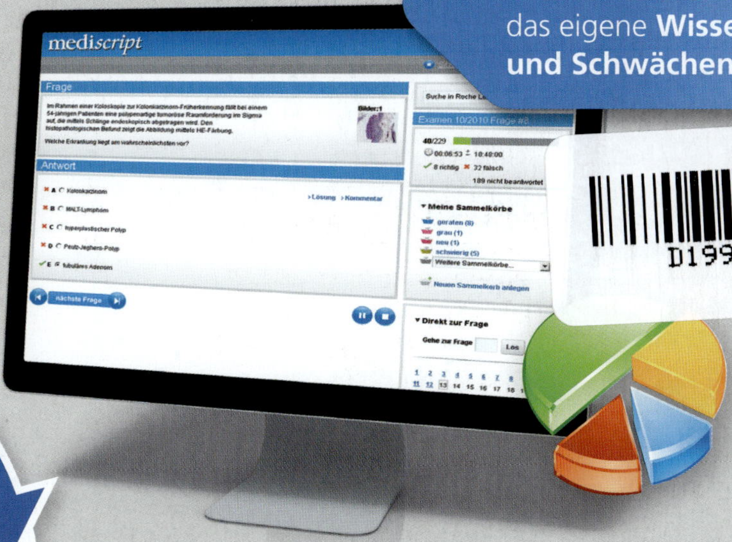

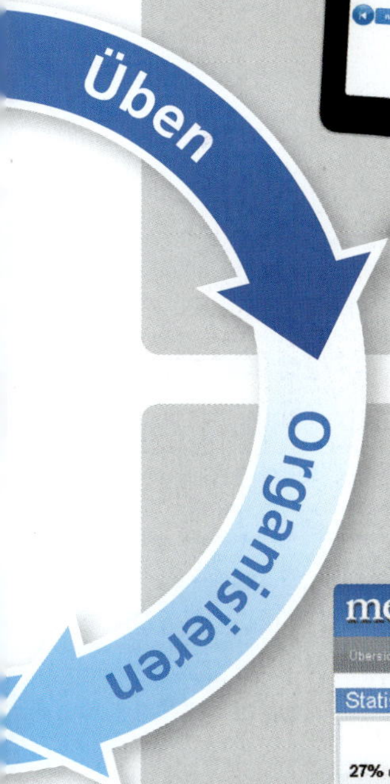

Wichtige **Lücken erkennen** und **gezielt schließen**

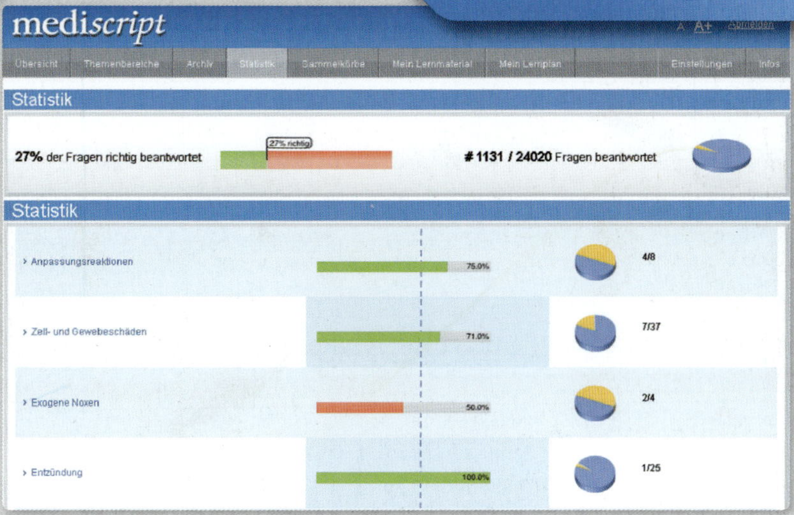

Mehr Informationen zur mediscript Lernwelt auf www.mediscript-online.de

Falk von Samson-Himmelstjerna

Anatomie in Frage und Antwort

Fragen und Fallgeschichten

6. Auflage

URBAN & FISCHER München

Zuschriften an:
Elsevier GmbH, Urban & Fischer Verlag, Hackerbrücke 6, 80335 München

Wichtiger Hinweis für den Benutzer
Die Erkenntnisse in der Medizin unterliegen laufendem Wandel durch Forschung und klinische Erfahrungen. Der Autor dieses Werkes hat große Sorgfalt darauf verwendet, dass die in diesem Werk gemachten therapeutischen Angaben (insbesondere hinsichtlich Indikation, Dosierung und unerwünschter Wirkungen) dem derzeitigen Wissensstand entsprechen. Das entbindet den Nutzer dieses Werkes aber nicht von der Verpflichtung, anhand weiterer schriftlicher Informationsquellen zu überprüfen, ob die dort gemachten Angaben von denen in diesem Werk abweichen und seine Verordnung in eigener Verantwortung zu treffen.
Für die Vollständigkeit und Auswahl der aufgeführten Medikamente übernimmt der Verlag keine Gewähr.
Geschützte Warennamen (Warenzeichen) werden in der Regel besonders kenntlich gemacht (®). Aus dem Fehlen eines solchen Hinweises kann jedoch nicht automatisch geschlossen werden, dass es sich um einen freien Warennamen handelt.

Bibliografische Information der Deutschen Nationalbibliothek
Die Deutsche Nationalbibliothek verzeichnet diese Publikation in der Deutschen Nationalbibliografie; detaillierte bibliografische Daten sind im Internet über http://www.d-nb.de/ abrufbar.

13 14 15 16 17 5 4 3 2 1

Um den Textfluss nicht zu stören, wurde bei Patienten und Berufsbezeichnungen die grammatikalisch maskuline Form gewählt. Selbstverständlich sind in diesen Fällen immer Frauen und Männer gemeint.

Planung: Julia Baier, München
Lektorat: Ingrid Stöger, München
Redaktion: Ulrike Kriegel, München
Herstellung: Rainald Schwarz, Peter Sutterlitte, München
Satz: abavo GmbH, Buchloe/Deutschland; TnQ, Chennai/Indien
Druck und Bindung: Printer Trento, Trento/Italien
Umschlaggestaltung: SpieszDesign, Neu-Ulm
Titelgrafik: © Jan Engel – Fotolia.com

ISBN Print 978-3-437-42094-8
ISBN e-Book 978-3-437-16842-0

Aktuelle Informationen finden Sie im Internet unter **www.elsevier.de** und **www.elsevier.com**

Vorwort

Liebe Leserin, lieber Leser,
dieses Buch ist entstanden, um Studenten während ihrer Prüfungsvorbereitung auf das mündliche Physikum im Fach Anatomie zu unterstützen. Es simuliert mögliche Prüfungsfragen aus dem Physikum und aus dem Präparierkurs. Die Fragen umfassen nahezu das komplette Fach der makroskopischen Anatomie. Die Antworten beinhalten die Musterlösungen und an vielen Stellen auch Zusatzwissen, das in der Prüfungssituation abgefragt oder vom Prüfling gewinnbringend eingebracht werden kann. Das Buch ersetzt jedoch nicht einen Atlas oder ein Lehrbuch.

In der aktuellen 6. Auflage wurde noch mehr Wert auf klinische Zusammenhänge gelegt und immer wieder Beispiele aus dem klinischen Alltag gebracht. Die Anatomie ist eine ganz wesentliche Grundlage für die gesamte Medizin. Das Wissen über die Anatomie ist nicht nur in den operativen Fächern von unschätzbarem Wert.

Zudem wurden in der vorliegenden Auflage zusätzliche Fragen zur Embryologie und Histologie eingefügt. Dennoch möchte ich gerade in diesem Bereich auf die Präparatesammlungen der anatomischen Institute verweisen, die bei den Prüfungen häufig beschrieben werden sollen.

Um das Buch ständig verbessern zu können, bin ich auf die Mithilfe eines jeden Studenten angewiesen. Meine Bemühung ist es, Prüfungssituationen möglichst real nachzuempfinden. Daher bitte ich darum, mir Fragen und eventuell auch gewünschte Antworten mitzuteilen, die ich bislang noch nicht berücksichtigt habe.

Ein wichtiges Rezept für jede mündliche Prüfung lautet: Reden und beschreiben Sie vom Allgemeinen immer weiter ins Detail. Wenn auch die passende Antwort zunächst fehlt, so entwickelt man dabei die Antwort häufig selber. Schweigen macht den Prüfer stutzig. Dieses Buch soll helfen, diese Situation vorab in einer Prüfungsgruppe zu trainieren, um ihr so den Schrecken zu nehmen.

Ich wünsche meinen Lesern auch weiterhin bei der Prüfungsvorbereitung für die Testattage während des Präparierkurses oder für das Physikum viel Spaß und vor allem viel Erfolg!

Dr. Falk von Samson-Himmelstjerna
Berlin, November 2012

Allgemeine Hinweise und Tipps

Prüfungsvorbereitung

Zur optimalen Prüfungsvorbereitung empfiehlt es sich, neben dem Einzelstudium Lerngruppen zu bilden. Zwei bis drei Monate sollten sich die Teilnehmer der Lerngruppen etwa 2–3-mal pro Woche treffen. Vor jedem Treffen sollte ein Thema vereinbart werden, das für das nächste Mal vorbereitet wird. Dies erhöht die Motivation zum regelmäßigen Lernen und ermöglicht gleichberechtigte und ergänzende Diskussionen. Punkte, die dem Einzelnen während des Einzelstudiums unklar geblieben sind, sollten notiert und in der Gruppe vorgestellt und beraten werden. Auf diesem Weg kann man das eigene Wissen kontrollieren und Sicherheit gewinnen.

Das Lernen in Lerngruppen hilft, Ängste vor der freien Rede abzubauen und trainiert das freie und strukturierte Antworten. Durch regelmäßiges Treffen wird der Kontakt zu den anderen Studierenden aufrechterhalten. Meist stellt man zudem fest, dass das Lernen in der Gruppe mehr Spaß macht, als zu Hause oder in der Bibliothek allein vor seinen Büchern zu hocken. Und wenn man dann doch einmal in ein „Tief" fällt, schaffen es andere meist wesentlich besser, die Stimmung und das Selbstbewusstsein wieder zu heben.

Verhalten während der Prüfung

Es ist zu empfehlen, sich als Prüfungsgruppe bei den Prüfern vorzustellen. Nur wenige Prüfer sind zu einem Gespräch nicht bereit. Viele Prüfer geben Tipps und Hinweise, worauf man sich vorbereiten sollte, oder nennen Themen, die sie auf keinen Fall abfragen. Die Prüfung wird meist zweigeteilt, d. h. zuerst werden ein oder mehrere Patienten untersucht, und später erfolgt die eigentliche mündliche Prüfung. Vielfach wird auf den zuvor untersuchten Patienten eingegangen, sodass man die freie Zeit zwischen den Prüfungsteilen nutzen sollte, sich über das Krankheitsbild des Patienten genauer zu informieren.

Die Kleidung zur Prüfung sollte man innerhalb der Gruppe besprechen: „Etwas feiner als sonst" hat sich bewährt; es muss nicht gleich Anzug oder Kostüm sein. Auf alle Fälle sollte man sich in seiner Haut einigermaßen wohl fühlen.

Natürlich kann man für eine Prüfung nicht den Typ abstreifen, der man ist. Trotzdem sollte man sich bewusst machen, dass manche Verhaltensweisen eher verärgern und nicht zu einer angenehmen Prüfungssituation beitragen. Sicherlich ist es gut, eine Prüfung selbstbewusst zu bestreiten. Arroganz und Überheblichkeit jedoch sind, selbst wenn man exzellent vorbereitet und die Kompetenz des Prüfers zweifelhaft ist, fehl am Platz. Jeder Prüfer kann einen, so er möchte, vorführen und jämmerlich zappeln lassen. Also: besser keinen vermeidbaren Anlass dazu liefern. Genauso unsinnig und peinlich ist es, sich devot und unterwürfig zu geben.

Auch wenn man vor der Prüfung gemeinsam gelitten, während der Vorbereitungszeit von der Gruppe profitiert hat, geht es in der Prüfung um das eigene Bestehen, die eigene Note. Man braucht sich darüber nichts vorzumachen. Trotzdem sollte man in der Prüfung fair bleiben und z. B. nicht aus freien Stücken gerade die Fragen und Themen aufgreifen, an denen sich der Mitprüfling die Zähne ausgebissen hat.

Häufige Frageformen

Offene Fragen Dies ist die häufigste Frageform. Die Antwort sollte strukturiert und flüssig erfolgen. Ziel ist es, möglichst lange zu reden, sich gleichzeitig aber nicht in unwichtigen Dingen zu verlieren. Viele Prüfer unterbrechen dann den Redefluss und dies kann enorm verwirren. Schon in den Vorbereitungsmeetings sollte man sich zur Beantwortung der Fragen eine gute Struktur angewöhnen, z. B. Definition – Ätiologie – Symptomatik – Diagnostik – Therapie. Es empfiehlt sich, im Schlusssatz eine neue Problematik, in der man sich gut auskennt, anzuschneiden, die der Prüfer aufgreifen kann.

Nachfragen Im Anschluss an eine offene Frage kommt es oft zu einigen Nachfragen, die das angeschnittene Thema vertiefen. Dabei wird der Schwierigkeitsgrad der Fragen meist höher. Die Prüfer tasten sich an die Grenzen der Prüflinge heran.

Fallbeispiele Fallbeispiele eignen sich immer gut, um praktische Belange abzufragen. Daher sind sie besonders in den handwerklichen Fächern sehr beliebt. Es besteht die Chance, dass sich zwischen Prüfer und Prüfling ein kollegiales Gespräch entwickelt. Eindeutige Beschreibungen und charakteristische Krankheitsbilder machen die Beantwortung der Frage meist einfach. Zu Anfang sollte immer auf mögliche Differenzialdiagnosen eingegangen werden. Vorsicht ist bei Krankheitsbildern geboten, über die man nicht viel weiß. Der Prüfer könnte sie bei einer weiteren Frage aufnehmen und man gerät arg ins Schwitzen. Also: sich selbst keine Grube graben.

Probleme während der mündlichen Prüfung

Während einer mündlichen Prüfung können vielfältige Probleme auftreten, die man im Gegensatz zur schriftlichen Prüfung sofort und möglichst souverän managen muss.

- Kann man eine Frage nicht beantworten, braucht man nicht sofort zu verzweifeln. Auf Nachfragen oder Bitten um weitere Informationen formuliert der Prüfer seine Frage oft anders. Dies kann auch sinnvoll sein, wenn man merkt, dass man am Prüfer vorbeiredet.
- Was ist jedoch, wenn es nicht zum „Aha-Effekt" kommt? Ein Problem, das nur schwer zu lösen ist. Die meisten Prüfer helfen weiter oder wechseln das Thema. Selbst wenn eine Frage nicht beantwortet wird, ist dies noch lange kein Grund durchzufallen.
- In Prüfungssituationen beginnen viele Prüflinge vor Aufregung zu stottern oder sich zu verhaspeln. Dies ist normal. Vor und während einer Prüfung darf man aufgeregt sein, dafür hat jeder Prüfer Verständnis. Übertriebene Selbstsicherheit löst sogar bei manchen Prüfern Widerwillen und Antipathie aus.
- Sehr unangenehm wird die Situation, wenn Mitstreiter „abstürzen". Die Prüfung spitzt sich zu, und der Prüfer reagiert verärgert. Hier hilft nur: ruhig bleiben. Der Gedanke, dass sich der Prüfer ebenfalls unwohl fühlt und kein persönliches Interesse hat, die Situation weiter zu verschärfen, erleichtert ungemein.
- Gelassen den Fragen der anderen zuhören. Das Gefühl „alle guten Fragen sind schon weg, ehe ich an die Reihe komme" ist nicht außergewöhnlich.
- Häufig ist ein Prüfer bekannt dafür, dass er besonders „gemein" und schwer prüft. Bemerkenswert ist jedoch, dass die Kritik oft von früheren Prüflingen stammt, die entweder durchgefallen sind oder die Prüfung mit einer schlechten Note bestanden haben. Weiß man jedoch, dass dies nicht der Fall sein kann, weil man die Informationsquelle kennt, hilft nur eins: Lernen, Lernen, Lernen.
- Manche Prüfer fragen, ob zur Notenverbesserung eine weitere Fragenrunde gewünscht wird. Eine solche Chance sollte man sich nicht entgehen lassen, da man nur gewinnen kann.

Internet-Recherche

Gerade in mündlichen Prüfungen neigen einige Professoren dazu, Themen anzusprechen, die in einem engen Zusammenhang mit ihrem Forschungsgebiet stehen. Leider bleibt aber bekanntlich wenig Zeit, sich nach Bekanntgabe von Prüfer und Fach mit aufwändigen Internet-Recherchen zu beschäftigen. Damit die Suche möglichst schnell zum Erfolg führt, geben wir euch ein paar Tipps für ein gezieltes Vorgehen mit Hilfe von www.google.de.

Beispielsuchanfragen: Pathogenese der Arteriosklerose

- Wenn der erste Suchbegriff (Arteriosklerose) im Titel der Seite erscheinen soll, der andere (Pathogenese) im Text: z. B. **intitle: „Arteriosklerose" Pathogenese**
- Viele Dozenten stellen Unterlagen in Form von Powerpoint-Präsentationen **(ppt),** Adobe-Dokumenten **(pdf)** oder Word-Dokumenten **(doc)** zum Download bereit. Durch die zusätzliche Eingabe von ext: listet Google nur Suchergebnisse eines entsprechenden Dateityps auf: z. B. **Arteriosklerose ext:pdf**
- Auch Studenten legen oft Referate zu speziellen Themen im Internet ab. Da die entsprechenden Webseiten aber meist keine echten de-Domains besitzen, über viele Werbefenster finanziert werden und in Suchmaschinen erst auf Seite 20 erscheinen, sollte man direkt in den Inhaltsverzeichnissen der Seiten nach Dokumenten suchen: z. B. **„Index of/" +pdf „Arteriosklerose"**
- Alternativ ist es auch möglich, schon bekannte Webseiten nach bestimmten Inhalten zu durchsuchen: z. B. site: http://www.medizinstudent.de

Hinweise für die Benutzung

Alle Angaben entsprechen den Standards und dem Kenntnisstand zur Zeit der Drucklegung. Dennoch können klinikintern abweichende diagnostische und therapeutische Vorgehensweisen üblich sein.

Alle diejenigen, die zum ersten Mal mit einem Buch der „In-Frage-und-Antwort"-Reihe arbeiten, sollten sich anfangs durch die sehr ausführlichen Antworten, so wie sie in der mündlichen Prüfung nur ein sehr guter Student geben würde, nicht entmutigen lassen. Zweck der Reihe ist es, sich durch häufiges Wiederholen ein strukturiertes und inhaltlich vollständiges Wissen anzutrainieren.

Bedeutung der Symbole und Kästen

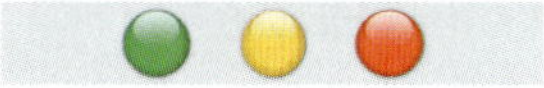

FRAGE

Zur Erleichterung der Wiederholung kann in der Randspalte neben der Frage angekreuzt werden,
- ob die Frage richtig beantwortet wurde (grün)
- ob die Frage falsch beantwortet wurde (rot)
- ob die Frage wiederholt werden sollte (gelb)

MERKE Wichtige und besonders zu beachtende Inhalte

KLINIK

Beispiele aus der Praxis

TIPP/PLUS Tipps zur Prüfungssituation/Zusatzwissen

Abbildungsnachweis

Der Verweis auf die jeweilige Abbildungsquelle befindet sich bei allen Abbildungen im Werk am Ende des Legendentextes in eckigen Klammern.

[L107]	Michael Budowick
[L127]	Jörg Mair, Herrsching
[L141]	Stefan Elsberger, Planegg
[L231]	Stefan Dangl, München
[M581]	Falk von Samson-Himmelstjerna, Berlin
[S002–8]	Lippert, H: Lehrbuch Anatomie. 8. Aufl. München: Elsevier Urban und Fischer, 2011
[S007-1-23]	Sobotta: Atlas der Anatomie des Menschen. Bd. 1: Allgemeine Anatomie und Bewegungsapparat. 23. Aufl. München: Elsevier Urban & Fischer, 2010
[S007-2-23]	Sobotta: Atlas der Anatomie des Menschen. Bd. 2: Innere Organe. 23. Aufl. München: Elsevier Urban & Fischer, 2010
[S007-3-23]	Sobotta: Atlas der Anatomie des Menschen. Bd. 3: Kopf, Hals und Neuroanatomie. 23. Aufl. München: Elsevier Urban & Fischer, 2010

Abkürzungsverzeichnis

A

A.	Arteria
Aa.	Arteriae
ADS	Aufmerksamkeitsdefizitsyndrom

B

BWK	Brustwirbelkörper
BWS	Brustwirbelsäule

G

Gl.	Glandula
Gll.	Glandulae

H

HWK	Halswirbelkörper
HWS	Halswirbelsäule

I

inf.	inferior
IVR	intervillöser Raum

L

Lig.	Ligamentum
Ligg.	Ligamenta
LWK	Lendenwirbelkörper
LWS	Lendenwirbelsäule

M

M.	Musculus
Mm.	Musculi

N

N.	Nervus
Nn.	Nervi

P

post.	posterior
Proc.	Processus
Procc.	Processus (Pl.)

S

sup.	superior

V

V.	Vena
Vv.	Venae

Inhaltsverzeichnis

1 **Allgemeine Anatomie** ... 1
1.1 Bewegungsapparat ... 1
1.2 Kreislaufsystem ... 6
1.3 Schleimhäute und Drüsen ... 9
1.4 Nervensystem ... 13
1.5 Haut und Hautanhangsgebilde ... 17
1.6 Immunsystem ... 22

2 **Obere Extremität** ... 25
2.1 Schulter und Achselhöhle ... 25
2.2 Oberarm und Ellenbogen ... 32
2.3 Unterarm und Hand ... 35

3 **Untere Extremität** ... 47
3.1 Beckenwand ... 47
3.2 Hüfte ... 49
3.3 Oberschenkel und Kniegelenk ... 55
3.4 Unterschenkel und Fuß ... 59

4 **Rumpfwand** ... 67
4.1 Wirbelsäule und Rücken ... 67
4.2 Brustwand ... 71
4.3 Bauchwand ... 74
4.4 Weibliche Brust ... 76

5 **Kopf** ... 79
5.1 Gehirnschädel ... 80
5.2 Gesichtsschädel ... 87
5.3 Nasen- und Mundhöhlen ... 91
5.4 Auge ... 99
5.5 Hör- und Gleichgewichtsorgan ... 104

6 **Hals** ... 109

7 **Brusteingeweide** ... 117
7.1 Trachea und Lunge ... 117
7.2 Thymus und Ösophagus ... 119
7.3 Herz ... 120
7.4 Gefäße des Mediastinums ... 126

8 **Baucheingeweide** ... 129
8.1 Magen ... 130
8.2 Duodenum, Dünndarm, Dickdarm und Rektum ... 132
8.3 Großes und kleines Netz ... 137
8.4 Leber und Gallenblase ... 138
8.5 Pankreas ... 141
8.6 Milz ... 143
8.7 Nieren und ableitende Harnwege ... 144
8.8 Gefäße im Retroperitonealraum ... 151

9 **Beckeneingeweide** ... 155
9.1 Beckenboden und kleines Becken ... 155
9.2 Männliche Geschlechtsorgane ... 156
9.3 Weibliche Geschlechtsorgane ... 162

10 **Zentralnervensystem** ... 167
10.1 Entwicklung ... 167
10.2 Rückenmark ... 168
10.3 Rhombenzephalon ... 172
10.4 Mesenzephalon ... 175
10.5 Dienzephalon ... 177
10.6 Telenzephalon ... 181
10.7 Liquorräume ... 190

11 **Glossar klinischer Fachbegriffe** ... 195

Register ... 201

KAPITEL

1 Allgemeine Anatomie

1.1 Bewegungsapparat

FRAGE
Wie ist der **Knochen** aufgebaut?

Antwort Der Knochen besteht aus einer äußeren, festen Rindenschicht, der Substantia compacta (**Kortikalis**). In deren Innerem befindet sich eine Bälkchenstruktur, die Substantia spongiosa (**Spongiosa**). Umgeben wird jeder Knochen vom **Periost**, der Knochenhaut, die der Ernährung des Knochens dient. Das Knochengewebe besteht aus den **Osteozyten**, **Osteoblasten** und **Osteoklasten** sowie aus der **Knochengrundsubstanz**, in der Mineralsalze in Kollagenfasern und Proteoglykanen eingelagert sind. Die **Osteoblasten** sind für den Knochenaufbau verantwortlich, die **Osteoklasten** für den Abbau des Knochens.

Die wichtigsten Mineralien im Knochen sind **Kalzium** und **Phosphat**. Sie sind als Apatitkristalle den Kollagenfasern angelagert. Die Kollagenfasern verleihen dem Knochen eine gewisse Zugfestigkeit.

MERKE

Osteo**b**lasten **b**auen Knochen
Osteo**k**lasten **k**lauen Knochen

FRAGE
Welche **Knochenarten** kennen Sie?

Antwort Man unterscheidet Geflechtknochen von Lamellenknochen. Der **Geflechtknochen** entsteht sowohl bei der Ossifikation des Fetus als auch bei der Knochenneubildung nach einem Knochenbruch. Er ist ein zufällig angeordnetes Netz aus Kollagenfasern und Knochenzellen. Der **Lamellenknochen** entsteht aus dem Geflechtknochen, indem ein Osteoklast einen Tunnel bildet, den **Havers-Kanal**, der von Knochenmatrix ausgekleidet wird und kleine Kapillaren, Venolen und Nervengefäße enthält. Die Havers-Kanäle sind untereinander durch Volkmann-Kanäle verbunden.

Bei der Knochenentwicklung unterscheidet man zwischen **Ersatzknochen**, der durch enchondrale Knochenneubildung aus Knorpelgewebe entsteht, und **Deckknochen**, der direkt aus Bindegewebe gebildet wird. Man spricht hier von desmaler Ossifikation. Vor allem das Schädeldach, die meisten Gesichtsknochen und das Schlüsselbein werden auf diese Weise gebildet.

MERKE Reife Spongiosa besteht **nicht** aus Geflechtknochen, sondern aus Lamellenknochen.

FRAGE
Können Sie das **Knochenwachstum** beschreiben?

Antwort Die meisten Knochen werden zunächst als knorpelige Struktur angelegt. Durch die enchondrale Ossifikation entsteht langsam Knochengewebe. Dazu muss man am Knochen die **Diaphyse**, den späteren Schaft, von den beiden Enden, den **Epiphysen**, unterscheiden. Der Übergang zwischen beiden Bereichen wird **Metaphyse** genannt. Nachdem in der Diaphyse ein Knochenkern entstanden ist, ungefähr ab dem 3. Entwicklungsmonat, entsteht eine perichondrale Knochenmanschette, von der Kapillaren aussprossen. So können Mesenchymzellen einwandern, die zu Osteoblasten werden. Daraus entwickelt sich die Kortikalis. Das **Längenwachstum** findet in den Epiphysenfugen statt (➤ Abb. 1.1). Es handelt sich hierbei um eine knorpelige Scheibe, die auf der Diaphysenseite eine Knochenzone aufweist (Meta-

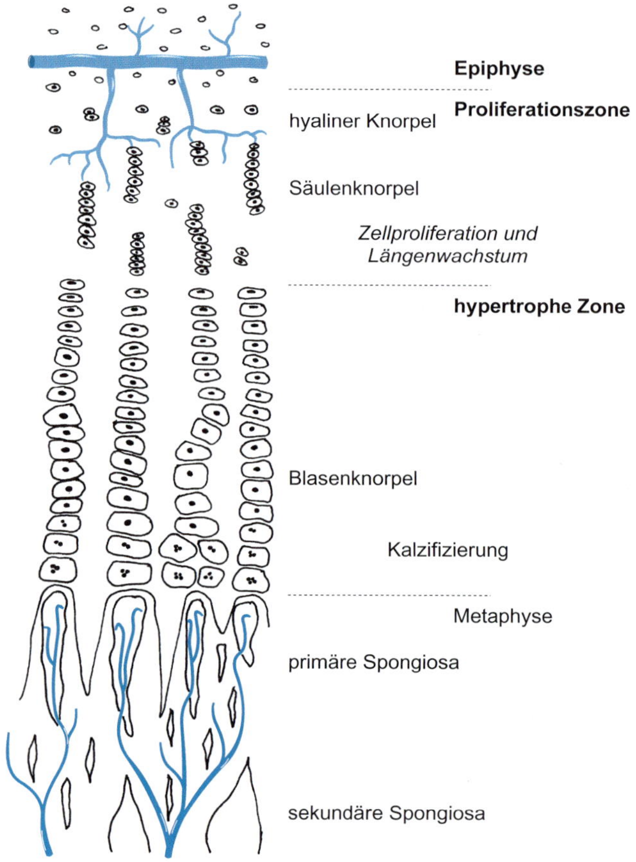

Abb. 1.1 Längenwachstum des Knochens [L141, M581]

physe). Die Kapillaren aus dem Schaft enden hier. Der folgende Knorpel ist hypertrophiert (Blasenknorpel), er teilt sich und lässt dadurch den Knochen in die Länge wachsen. Die Osteoblasten ersetzen den hypertrophierten, degenerierten und mineralisierten Knorpel durch Knochengewebe.

Beim **Dickenwachstum** werden sowohl an den Deckplatten flacher Knochen als auch an der Oberfläche der Röhrenknochen konzentrische Knochenlamellen angelagert. Das Wachstum geht von der inneren Periostschicht aus, dem Stratum osteogenicum. Dem entgegen arbeiten Osteoklasten auf der Seite der Markhöhle, um eine überdimensionierte Kortikalisstärke zu vermeiden.

FRAGE
Wozu dienen die **Trajektorien** des Knochens?

Antwort Die Spongiosa, insbesondere an den Enden der langen Röhrenknochen und in den Wirbelkörpern, zeigt eine Anordnung der Bälkchen, die in Richtung der Zug- und der Druckkräfte verläuft. (Besonders gut ist dies am proximalen Femurende zu erkennen.) Daher werden diese Bälkchen auch **Zug-** oder **Drucktrabekel** genannt. Sie halten einer Biegebeanspruchung kaum Stand.

PLUS Gerade eine Schenkelhalsfraktur ist oft nur durch die Unterbrechung der Trajektorien im Röntgenbild zu erkennen. Die Kortikalis muss nicht in jedem Fall verschoben sein.

FRAGE
Wozu dient der **Knorpel**?

Antwort Der Knochen nutzt sich bei Reibebelastung durch vermehrte Osteoklastenaktivität ab. Dagegen schützt der Knorpelbelag. Es gibt aber auch modellierenden Knorpel, wie er im Nasenseptum existiert. Auch Knorpelgewebe geht wie Knochenzellen aus Mesenchymzellen hervor. Der **Gelenkknorpel** ist überwiegend hyalin und besitzt keine Gefäße. Zwischen den kollagenen Fasern liegen die Chondroblasten, die an Größe und Zahl zum Knochen hin zunehmen. Ernährt wird der Knorpel von der Gelenkflüssigkeit bzw. vom Perichondrium, der gefäßführenden Knorpelhaut, die im Gelenk nicht vorhanden ist.

FRAGE
Welche **Knorpeltypen** kennen Sie?

Antwort Man unterscheidet hyalinen Knorpel von elastischem oder Faserknorpel (> Tab. 1.1). Am häufigsten findet man im menschlichen Körper den **hyalinen Knorpel**. Er besteht aus Chondrozyten, Kollagenfasern und Grundsubstanz. Der **elastische Knorpel** enthält zusätzlich elastische Fasern, die bis in das Perichondrium einstrahlen. Er hat eine höhere Biegefestigkeit und Dehnbarkeit, aber eine geringere Druckfestigkeit. Der Faserknorpel besteht zum überwiegenden Teil aus kollagenem Fasergewebe. Er ist nicht von Perichondrium umgeben und hat eine hohe Zugfestigkeit.

Tab. 1.1 Knorpelarten

Knorpelart	Vorkommen
hyaliner Knorpel	Nasenknorpel, Cartilago thyreoidea, cricoidea und arytenoidea des Kehlkopfes
elastischer Knorpel	äußerer Gehörgang, Tuba auditiva, Ohrmuschel, Epiglottis, Cartilago corniculata und cuneiformis des Kehlkopfes
Faserknorpel	Disci intervertebrales, Symphysis pubica, Disci articulares, Menisci

KLINIK

Da der Gelenkknorpel durch Diffusion aus der Synovialflüssigkeit ernährt wird und nur begrenzt Möglichkeiten zur Regeneration durch Zellteilung (Chondroblasten) hat, kommt es durch vermehrte Druckbelastung zur Abnutzung des Knorpels und zur Deformierung des Knochens (Arthrose).

FRAGE

Wie wird ein **Gelenk** zusammengehalten?

Antwort Die **Gelenkkapsel** (Synovia) umschließt das Gelenk und bildet damit einen luftdichten Raum. Das **Stratum fibrosum** besteht aus kollagenen Fibrillenbündeln, auf der Innenseite des Gelenks liegt das **Stratum synoviale**, das zellreicher und faserärmer ist als die Außenschicht. Sie besteht aus **Synovialzellen**, einer Schicht Fibrozyten, die sowohl Synovia in das Gelenk abgeben als auch Flüssigkeit wieder aufnehmen kann. Zur Vergrößerung der Oberfläche bildet sie Falten und Zotten.

Die Kapsel wird durch **Bandstrukturen** verstärkt. Der eigentliche kraftvolle Zusammenschluss erfolgt allerdings durch die das Gelenk umgreifende **Muskulatur**. Dies ist insbesondere am Schultergelenk sehr anschaulich, da hier die Gelenkfläche der Skapula die des Humerus nur zu einem Bruchteil umgibt. Durch den luftdichten Raum und den Flüssigkeitsfilm auf dem Knorpel entsteht bei einer Zugbelastung ein Unterdruck, der auch für den Gelenkzusammenhalt verantwortlich ist.

KLINIK

Bei einer überschießenden Synoviaproduktion entsteht ein Gelenkerguss. Dieser führt zu einem erhöhten Druck im Gelenk, der an schwachen Stellen zu einer Ausstülpung des Stratum fibrosum führt. Man spricht von einem **Ganglion** bzw. am Kniegelenk auch von einer **Baker-Zyste**.

FRAGE

Können Sie den Aufbau der **Skelettmuskulatur** beschreiben?

PLUS Vermehrte Muskeltätigkeit, z. B. durch **Training,** führt zu Hypertrophie der einzelnen Muskelfaser – bei gleich bleibender Anzahl der Fasern.

Antwort Jeder Muskel besteht aus dem **Muskelbauch**, dem **Ursprung**, der in der Regel kopfwärts liegt, und dem **Ansatz**, der die entgegengesetzte Befestigung bezeichnet. Der Muskelbauch wird aus quergestreifter Muskulatur gebildet, einem kontraktilen Gewebe, das zu den Enden hin in Sehnen übergeht. Diese sind an den Knochen bzw. Ursprungs- und Ansatzpunkten fest ver-

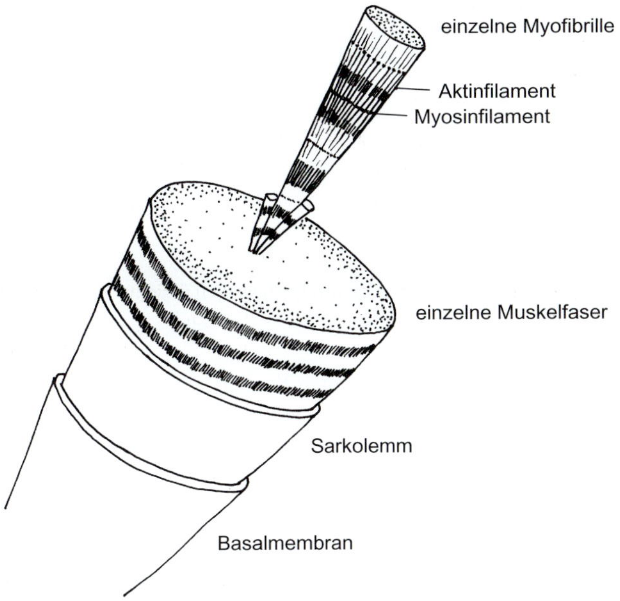

Abb. 1.2 Aufbau der Muskelfaser [L141, M581]

wachsen. Die quergestreifte Muskelfaser (➤ Abb. 1.2) hat einen Durchmesser von ca. 10–100 µm und eine Länge von bis zu 10 cm. Sie sind in Gruppen von 10–50 Fasern zusammengefasst, den **Primärbändern**. Die Querstreifung, die bei mittlerer Vergrößerung unter dem Mikroskop sichtbar wird, entsteht durch die parallele Anordnung der **Myofibrillen**, die aus hellen I-Streifen und substanzdichteren dunkleren A-Streifen bestehen. Bei der Kontraktion bewegen sich Myosinfilamente des A-Streifens gegen Aktinfilamente des I-Streifens unter Aufspaltung von ATP.

Die Sehnen sind parallele Kollagenfaserbündel, die von dem **Peritendineum externum** umgeben sind. Das **Peritendineum internum** führt Nerven und Gefäße zu den Sehnenspindeln. Der Sehnen-Muskel-Übergang zeichnet sich durch ein eingestülptes Plasmalemm aus, das eine breite und kräftige Anheftung des Sehnengewebes an den Muskel gewährleistet. Am Sehnen-Knochen-Übergang strahlen die Faserbündel z. T. bis in den Knochen ein.

FRAGE

Wie unterscheidet sich die **glatte Muskulatur** von der Skelettmuskulatur?

Antwort Glattes Muskelgewebe kommt vor allem in **Eingeweideschläuchen** und **Hohlorganen** vor. Die glatte Muskelzelle ist 20–200 µm lang und 3–10 µm dick. Sie ist spindelförmig und besitzt einen Zellkern, der nicht wie bei der quergestreiften Muskulatur am Rand liegt, sondern zentral. Ihre Aktin- und Myosinfilamente liegen nicht parallel angeordnet in Myofibrillen, wodurch die Querstreifung nicht sichtbar wird. Der **Herzmuskel** gehört zur quergestreiften Muskulatur, allerdings liegt der Kern der Herzmuskelzellen mittig. Diese sind durch Disci intercalares (**Glanzstreifen**) miteinander verbunden. Die Erregungsübertragung zwischen den Muskelzellen erfolgt durch Gap Junctions.

1.2 Kreislaufsystem

FRAGE
Können Sie den großen und den kleinen Kreislauf beschreiben?

Antwort Der **große Kreislauf**, auch Körperkreislauf genannt, beginnt am linken Vorhof. Von dort fließt das sauerstoffreiche Blut durch die Mitralklappe in die linke Kammer. Die Aortenklappe spannt sich zwischen linker Kammer und **Aorta** auf, in die das Blut mit viel Kraft hineingepumpt wird. Es verteilt sich über die Abgänge und Aufzweigungen, wobei der Durchmesser der entfernter liegenden Arterien abnimmt. Die kleinsten präkapillaren Arterien werden auch **Arteriolen** genannt. Sie zweigen sich in der Peripherie in die **Kapillaren** auf, in denen der Sauerstoffaustausch mit dem Gewebe stattfindet. Das sauerstoffarme Blut wird aus den Kapillaren über **Venolen** in die Venen abgegeben und über die **Vv. cavae superior** und **inferior** zum Herzen zurücktransportiert.

Das Blut für den **kleinen Kreislauf**, den Lungenkreislauf, kommt als sauerstoffarmes Blut über die Vv. cavae in den rechten Vorhof, der durch die Trikuspidalklappe von dem rechten Ventrikel getrennt wird. Durch die Pulmonalklappe strömt es in den **Truncus pulmonalis** und die **Aa. pulmonales** in die Lungen. In den **Lungenkapillaren** wird Blut aus den Lungenbläschen aufgenommen und als sauerstoffreiches Blut über die **Vv. pulmonales** zum linken Vorhof transportiert.

MERKE **Sauerstoffreiches** Blut fließt in den Arterien des großen und den Venen des kleinen Kreislaufs sowie beim Fetus in der V. umbilicalis. **Sauerstoffarmes** Blut fließt in den Venen des kleinen und den Arterien des großen Kreislaufs sowie pränatal in der A. umbilicalis.

FRAGE
Wie ist der **fetale Blutkreislauf** aufgebaut?

Antwort Der Fetus erhält nährstoffreiches Blut von der Mutter über die Plazenta und die **V. umbilicalis**. Von hier gelangt das Blut über den Ductus venosus Arantii in die **V. cava inferior**, ein kleiner Teil wird auch über die Pfortaderanastomose in die **V. portae** geleitet. Im Herzen fließt das Blut zum größten Teil vom rechten Vorhof durch das Foramen ovale in den linken Vorhof und umgeht somit den Lungenkreislauf. Ein kleiner Teil wird doch in die rechte Kammer geleitet und fließt über den Truncus pulmonalis durch den Ductus arteriosus (Botalli) in die Aorta.

Nach der Geburt verschließen sich zunächst konstriktorisch die Aa. umbilicales. Durch den zunehmenden CO_2-Gehalt im Blut wird das Atemzentrum aktiviert, das Kind beginnt zu schreien und zu atmen, und ein Sog entsteht durch die Entfaltung der Lunge zur Pleura hin. Der Ductus arteriosus Botalli fällt zusammen und das Blut fließt durch den Lungenkreislauf und füllt anschließend den linken Vorhof. Das Foramen ovale wird durch den zunehmenden Druck verschlossen, da das Septum secundum gegen das Septum primum gedrückt wird und in der Regel miteinander verwächst. Der Ductus venosus Arantii verödet zum Lig. venosum, die Umbilikalgefäße veröden zu den Ligg. umbilicale mediale und teres hepatis.

FRAGE

Was versteht man unter den Vasa publica und Vasa privata?

Antwort Viele Organe sind in den Blutkreislauf eingeschaltet, wie z. B. das Herz, die Nieren oder die Leber. Gefäße, die in diese Organe hineinführen, damit das Blut dort verarbeitet bzw. transportiert werden kann, nennt man **Vasa publica**. Die Organe selbst benötigen aber auch eine Blutversorgung, damit sie ihre Arbeit durchführen können. Dies geschieht durch die **Vasa privata**, zu denen die Herzkranzgefäße gehören.

FRAGE

Wie ist die **Wand** der **Gefäße** aufgebaut?

Antwort Alle Blutgefäße haben eine dreischichtige Wand. Innen liegt die **Tunica intima**, darauf folgt die **Tunica media**, und außen liegt die **Tunica adventitia** bzw. externa. Die Intima ist für den Stoff-, Flüssigkeits- und Gasaustausch verantwortlich. Dazu besteht sie aus einer Schicht Endothelzellen, dem Stratum subendotheliale, und einer Membrana elastica interna, die insbesondere bei den Arterien stärker ausgebildet ist. In der Media liegen vor allem glatte Muskelzellen, die für die Gefäßmotorik zuständig sind. Größere Gefäße besitzen zudem eine Membrana elastica externa. In der Externa liegt kollagenes Bindegewebe und z. T. Nervenfasern und die Vasa vasorum.

KLINIK

Ist die Media der Arterien geschwächt, kann es durch den hohen Druck zu einer Aussackung kommen, einem **Aneurysma**. Kommt es zum Riss eines Aortenaneurysmas, so verläuft dies meist tödlich.

FRAGE

Durch welchen **Mechanismus** wird das Blut aus den Extremitäten zurück zum Herzen transportiert?

Antwort Neben dem geringen venösen Druck, der nicht ausreicht, das Blut zum Herzen zurückzutransportieren, spielen noch drei weitere Faktoren eine

Rolle. Erstens besitzen die Venen sogenannte **Venenklappen**, taschenförmige Intimafalten, die wie ein Ventil den Rückfluss des Blutes in die Peripherie verhindern. Zweitens wirken die Muskeln der Extremitäten als **Muskelpumpe**, indem sie auf die Venen drücken. Durch die Venenklappen ist der Blutstrom automatisch herzwärts gerichtet. Der dritte Faktor ist die **arteriovenöse Kopplung**. Dabei bewirkt die Kontraktion der Arterien einen Druck auf die benachbart verlaufenden Venen und befördert das Blut wie die Muskelpumpe zum Herzen. Die größeren herznahen Gefäße besitzen keine Klappen, da hier die Sogwirkung des Herzens für den Blutfluss ausreicht.

KLINIK

Durch eine vermehrte Füllung der Venen, wie sie durch langes Stehen oder Sitzen auftreten kann, kommt es bei einem Dauerzustand zu einer Insuffizienz der Venenklappen und damit zu einer **Krampfaderbildung**.

FRAGE

Was versteht man unter einem **Kollateralkreislauf**?

Antwort Ein Kollateralkreislauf bildet sich beim Verschluss eines größeren Gefäßes. In diesem Fall fließt das Blut durch kleinere Gefäße, die sich durch die vermehrte Belastung ausweiten und vergrößern. Es handelt sich also um einen **Umgehungskreislauf**.

FRAGE

Was versteht man unter der **Lymphe**?

Antwort Bei der Lymphe handelt es sich um das interstitielle **Gewebewasser,** das sich in den Interzellularräumen ansammelt. Sie besteht aus Stoffwechselabbauprodukten, Fetten aus dem Dünndarm, die die weiß-milchige Farbe ausmachen, Zelltrümmern und Hormonen.

FRAGE

Wie ist das **Lymphgefäßnetz** aufgebaut?

Antwort Die Lymphe wird in blind beginnende **Lymphkapillaren** abgegeben. Diese haben im Gegensatz zu Blutkapillaren abgeflachte Endothelien und ein größeres und unregelmäßiges Lumen. Durch eine feste Wandverankerung im Bindegewebe wird das Lumen offen gehalten. Zum Herzen hin folgen **Leitgefäße**, die wie ein Netz untereinander verbunden sind. Wie bei den Venen verhindern auch hier Klappen den Rückfluss. Die folgenden **Transportgefäße** besitzen eine muskuläre Media, durch deren Kontraktion die Lymphe zum Herzen transportiert wird. Den Lymphgefäßen sind **Lymphknoten** zwischengeschaltet, die Lymphozyten im Bindegewebe eingelagert haben und die Lymphe filtern. Meist konvergieren hier mehrere Lymphgefäße zu einer größeren Lymphbahn.

Den regionären Lymphknoten sind die **Sammellymphknoten** nachgeschaltet. Durch ein Netzwerk nehmen sie mehrere Lymphbahnen auf und vereinigen diese zu den großen Lymphbahnen. Diese Trunci lymphatici münden in den **Ductus thoracicus** oder den **Truncus lymphaticus dexter**.

KLINIK
Als Erstes wird die Lymphe zu den regionären Lymphknoten transportiert, die für die Organe relativ konstant sind. Ihre Lage ist daher wichtig für eine mögliche Infektstraße oder eine Metastasierung auf dem Lymphwege.

FRAGE
Was muss bei einer **manuellen Lymphdrainage** bezüglich der Abflussrichtung berücksichtigt werden?

Antwort Die manuelle Lymphdrainage wird immer im Verlauf des Lymphflusses durchgeführt. So wird an den Extremitäten von peripher zur Leiste bzw. Axilla massiert. Am Rumpf gibt es Kollateralen (Wasserscheiden) zwischen den axillären und inguinalen Lymphknoten und auch zwischen rechtem und linkem Thorax. Zusätzlich sollen afferente Neben- und Hauptkollektoren an den Extremitäten und am Kopf zur Kontraktur angeregt werden.

Eine **Lymphangitis** („Blutvergiftung") ist eine Entzündung der Lymphbahn im Unterhautbindegewebe, die durch eine streifige Rötung und Schmerzen, auch in den benachbarten Lymphknoten, klinisch auffällt.

KLINIK
Bei einem **Lymphödem** handelt es sich um eine Schwellung einer Körperpartie durch eine Abflussstörung der Lymphe z. B. nach operativer Entfernung von Lymphknoten, durch Metastasen in den Lymphknoten oder durch Befall von Parasiten, die so massiv sein kann, dass man auch von Elephantiasis spricht.

1.3 Schleimhäute und Drüsen

FRAGE
Wo findet man **Schleimhaut**?

Antwort Alle **Hohlorgane** werden auf der Innenseite mit Schleimhaut, der **Tunica mucosa**, ausgekleidet. Hierzu zählen die Organe des Verdauungstrakts, des Atmungssystems und des Urogenitalapparates. Eine Ausnahme sind die Organe des Kreislaufsystems, die mit Endothel bedeckt sind. Der Aufbau der Schleimhaut ist organspezifisch, sodass man unter dem Mikroskop häufig anhand der Schleimhaut eine Organdiagnose fällen kann. Es findet sich jedoch immer die Aufteilung in die **Lamina epithelialis**, die **Lamina propria** und die **Lamina muscularis mucosae**. Als **Epithelschicht** kommen platte, kubische und hochprismatische Epithelzellen vor. Außerdem können sie einschichtig, mehrreihig und mehrschichtig liegen. Teilweise kommen Flimmerhaare auf hochprismatischen Zellen vor, wie in der Nase oder der Luftröhre. Die **Bindegewebeschicht** wird durch eine Basalmembran von der Epithelschicht abgegrenzt. In ihr liegt ein Kapillarnetz. Im unteren Dünndarm findet man z. B. retikuläres Bindegewebe mit Lymphfollikeln. Die **Muskelschicht** ist vor allem im Verdauungstrakt kräftig ausgebildet. Sie enthält sich spiralig überkreuzende Muskelfasern. Bei Kontraktion werfen sie Schleimhautfalten auf.

FRAGE
Welche **serösen Höhlen** kennen Sie im menschlichen Körper?

Antwort Man spricht von einer serösen Höhle bei einem dünnen Spaltraum im Körper, der von allen Seiten geschlossen ist. Darin befindet sich eine geringe Menge an Flüssigkeit, die ein Gleiten der Organe gegeneinander erleichtern soll. Es gibt die **Cavitas pleuralis** (Pleurahöhle), die **Cavitas pericardialis** (Perikardhöhle) und die **Cavitas peritonealis** (Peritonealhöhle).

FRAGE
Können Sie den **Aufbau** der **Serosa** beschreiben?

Antwort Die Serosa oder Tunica serosa kleidet alle serösen Höhlen aus. Sie besteht aus zwei Blättern, der **Serosa visceralis**, die das Organ bedeckt, und der **Serosa parietalis**, die der Serosahöhle zugewandt ist. Im Bereich des Gefäß-Nerven-Stils gehen beide Blätter in einer Umschlagfalte ineinander über. Die serösen Häute bestehen aus zwei Schichten. Es gibt die einschichtige Epithelschicht, die **Lamina epithelialis**, die wegen ihrer Herkunft auch Mesothel genannt wird. Dort befinden sich Mikrovilli an der Oberfläche, die die Serosaflüssigkeit resorbieren können. Die **Lamina propria** besteht aus kollagenem und elastischem Bindegewebe und ist mit Kapillaren, Nerven und Lymphozyten durchsetzt.

FRAGE
Wie sind die **Organe** im Körper **befestigt**?

Antwort Die Befestigung der Organe im Körper ist abhängig von der Körperhöhle, in der sie liegen. Organe, die in serösen Höhlen liegen, werden nahezu vollständig vom viszeralen Blatt der Serosa umgeben. Sie liegen **intraperitoneal**. Über eine kleine Brücke sind sie mit dem Gefäß-Nerven-Stamm im Bindegewebslager verbunden. Diese Peritonealduplikatur nennt man **Meso**. Zu diesen Organen zählt man die Leber, die Gallenblase, die Milz, den Magen und die Pars superior duodeni im Oberbauch sowie das Jejunum, Ileum, Caecum, die Appendix vermiformis, das Colon transversum und das Colon sigmoideum. **Primär retroperitoneal** liegende Organe werden **nur von einer Seite** von Peritoneum bedeckt. Dies sind die Niere, Nebenniere, Ureter, Aorta abdominalis, V. cava inferior, der Ductus thoracicus und der Grenzstrang. Organe, die ursprünglich intraperitoneal angelegt waren, aber **mit der Bauchwand verwachsen** sind, liegen **sekundär retroperitoneal**. Zu ihnen gehören das Duodenum, das Pankreas, das Colon ascendens und descendens sowie das Rektum.

MERKE

Primär retroperitoneal:

• **Ne**benniere	**Ne**hmt
• **Nie**re	**nie**mals
• **U**reter	**u**nseren
• Ductus **thor**acicus	**Tor**en
• **Gr**enzstrang	**gr**ünen
• V. **ca**va inferior	**Ka**ffee
• Aorta **ab**dominalis	**ab**

Sekundär retroperitoneal:

• **Du**odenum	**Du**
• **Pank**reas	**Punk**er
• **auf**steigendes **Ko**lon	**komm auf**
• **ab**steigendes Kolon	und **ab**
• **Rektum**	ins **Rektum**

FRAGE

Welche Formen von **Drüsen** kennen Sie?

Antwort Die Drüsen werden nach ihrem **Abtransportweg** des Sekrets eingeteilt:

- So existieren **exokrine Drüsen**, die einen Ausführungsgang besitzen (➤ Tab. 1.2). Hierzu zählen Schweiß-, Talg- und Duftdrüsen in der äußeren Haut und Drüsen des Verdauungs-, Atmungs- und Fortpflanzungssystems. Die exokrinen Drüsen können zusätzlich nach Form und Sekret unterteilt werden.
- **Endokrine Drüsen** besitzen keinen Ausführungsgang. Sie produzieren Hormone, die über Blutgefäße abtransportiert werden. Dies sind die Hypophyse, die Epiphyse, die Schilddrüse, die Epithelkörperchen, die Nebennieren, die Langerhans-Inseln im Pankreas, Zellverbände im Hypothalamus, die Leydig-Zwischenzellen im Hoden, Corpus-Luteum-Zellen im Ovar und auch die APUD-Zellen (Amine precursor uptake and decarboxylation). Alle endokrinen Drüsen werden direkt vom Hypothalamus oder indirekt über Hypothalamus und Hypophyse gesteuert.

Weiterhin werden alle Drüsen aufgrund der **Sekretabgabe** eingeteilt:

- So gibt es **apokrine Drüsen**, die das Sekret an der Spitze sammeln und zusammen mit Drüsengewebe abgeben. Nach der Sekretion ist damit das Drüsengewebe kleiner geworden (Milchdrüsen, Duftdrüsen, Moll-Drüsen, Gll. ceruminosae).

Tab. 1.2 Klassifikation der Drüsen

Drüsenklassifikation				**Vorkommen**
Endokrine Drüsen				Hypophyse, Epiphyse, Schilddrüse, Epithelkörperchen, Nebennieren, Langerhans-Inseln, Hypothalamus, Leydig-Zwischenzellen, Corpus-Luteum-Zellen, APUD-Zellen
Exokrine Drüsen	einfach exoepithelial mehrzellig	tubulös	einfach tubulös	Kolonkrypten, Lieberkühn-Krypten im Dünndarm
			verzweigt tubulös	Gll. cervicales im Uterus, Gll. duodenales und pyloricae
			gewunden tubulös	Schweißdrüsen
		azinös		Gll. submandibularis und sublingualis
		alveolär		Mamma, Prostata
	zusammengesetzt exoepithelial mehrzellig			Zellen mit einem Ausführungsgang und mehreren Endstücken
	endoepithelial			Nasenschleimhaut, Urethra
	serös			Gl. parotis, Pankreas, Tränendrüse, Spüldrüsen des Geruchs- und Geschmacksorgans
	mukös			Gll. linguales posteriores, Gll. palatinae
	gemischt seromukös			Gll. submandibularis und sublingualis

- Davon unterscheidet man **holokrine Drüsen,** die mit der Abgabe des Sekrets komplett abgestoßen werden und anschließend aus dem darunter liegenden Drüsenepithel neu entstehen (Talgdrüsen, Meibom-Drüsen).
- **Merokrine Drüsen** geben das Sekret in Tröpfchen ab. Die Drüse selbst bleibt vollständig erhalten (Speicheldrüsen, Geschlechtsdrüsen, endokrine Drüsen).

MERKE

Seröse Drüsen:

- **Pa**rotis
- **Pan**kreas
- **Tränen**drüsen

Pa-
pageien-
tränen sind serös!

FRAGE

Wie sind die **Ausführungsgänge** der zusammengesetzten Drüsen aufgebaut?

Antwort Ausführungsgänge kommen nur bei exokrinen Drüsen vor. Das Sekret wird von den **Endstücken** zunächst in die **Schaltstücke** abgegeben. Diese schließen sich zu **Streifenstücken** zusammen, das Sekretrohr. Mehrere Streifenstücke bilden den eigentlichen Ausführungsgang, den **Ductus excretorius** (➢ Abb. 1.3).

Der Transport erfolgt entweder durch myoepitheliale Zellen am Drüsenendstück, durch den Sekretdruck oder durch Kontraktion glatter Muskelzellen in der Drüse oder im Ausführungsgang. Eine Kompression von außen bewirkt die Sekretion, z. B. bei der Ohrspeicheldrüse.

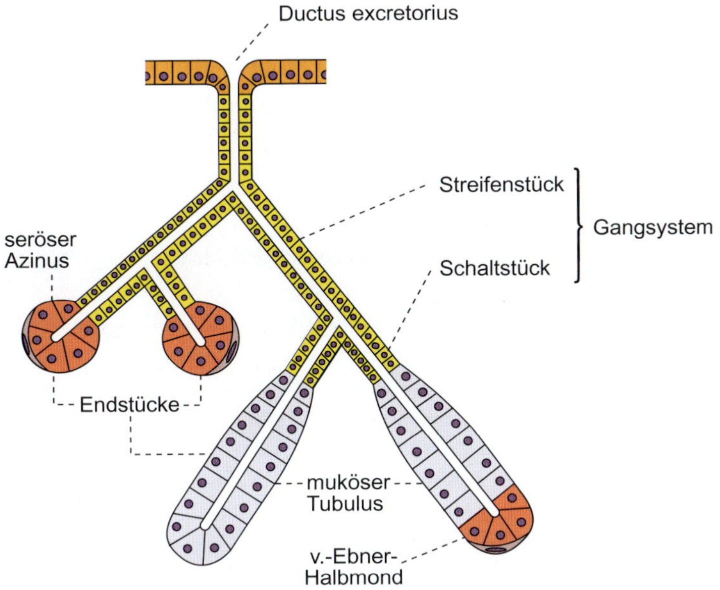

Abb. 1.3 Ausführungsgangsystem zusammengesetzter Drüsen [L141]

1.4 Nervensystem

FRAGE
Welche **Elemente** des Nervensystems kennen Sie?

Antwort Man unterscheidet die **Nervenzelle** oder Ganglienzelle von der **Gliazelle**, die die Nervenfaser, das Axon, umgibt. Die Nervenzelle bildet Ausläufer, die **Dendriten** genannt werden. Einer der Ausläufer wird zum **Axon**. Alles zusammen nennt man **Neuron**. Im zentralen Nervensystem bildet der Körper der Nervenzelle die graue Substanz und die Nervenfaser die weiße Substanz. Die Neurone stehen über **Synapsen** miteinander in Verbindung.

FRAGE
Wie ist ein **Neuron** aufgebaut?

Antwort Das Neuron besteht aus der Nervenzelle, dem **Perikaryon**, mit allen Fortsätzen. In ihm wird die Erregung weitergeleitet. Viele tausend periphere Nervenzellen schließen sich z. B. zum ersten Neuron eines afferenten Nervs zusammen. Das Perikaryon kann unterschiedliche Größe und Gestalt haben und wird durch die Anordnung der Dendriten bestimmt. Der große Zellkern liegt meist zentral. Es ernährt die Nervenzelle, wozu es Mitochondrien, den Golgi-Apparat und Lysosomen enthält. Ausgefüllt wird es vom endo-

PLUS Durch die Nissl-Methode können die Ribosomen in der Nervenzelle blau angefärbt werden. Zusätzlich wird die DNS im Zellkern auch gefärbt. Im Axon fehlt die Blaufärbung.

plasmatischen Retikulum, das in Schollen zusammenliegt, den **Nissl-Schollen**. Über die **Dendriten** wird Erregung aus dem umliegenden Gewebe oder über Synapsen von anderen Nervenzellen an das Perikaryon weitergeleitet. Sie sind breitbasig und häufig baumartig verzweigt. An der breiten Basis können Nissl-Schollen vorkommen.

FRAGE
Können Sie den **Bau** der **Nervenfaser** beschreiben?

PLUS Länge eines Internodiums, Stärke der Markscheide und Durchmesser der Nervenfaser bestimmen die Geschwindigkeit der Erregungsübertragung.

Antwort Besitzt ein **Axon** eine Gliascheide (➤ Abb. 1.4), so wird es Nervenfaser genannt. Es entspringt entgegen den Dendriten eher schmal am Perikaryon und enthält keine Nissl-Schollen. Es kann im N. ischiadicus bis zu 100 cm lang sein. Am Ende überträgt eine **Synapse** in dem Endkolben die Erregung chemisch auf das Erfolgsorgan. Das Axon besteht aus dem Axoplasma und dem Axolemm. Neurotubuli und Neurofilamente sorgen für den Transport im Axoplasma. Am effektiven Ende besitzt es ein Endbäumchen, das **Telodendron**, das die Erregung über Kollateralen auch an mehrere Nervenzellen oder Muskel- bzw. Drüsenzellen weitergeben kann.

Die **Glia** kann ein Axon umschließen, was eine **markscheidenführende** Nervenfaser des peripheren oder zentralen Nervensystems sein kann, es kann aber auch gleichzeitig mehrere Axone umhüllen. Dann spricht man von einer **markscheidenfreien** Faser, wie sie in den postganglionären Nerven des vegetativen Nervensystems zu finden ist. Die Gliazelle hat eine Stützfunktion und überträgt keine Erregung. Bei den peripheren Nerven ist die Markscheide aus

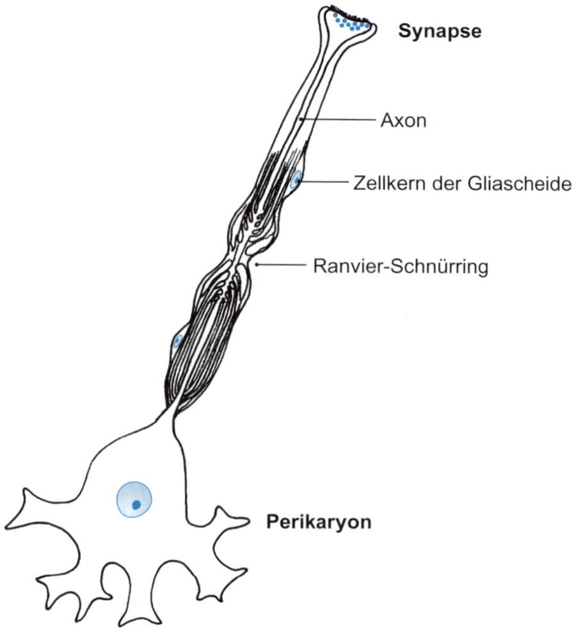

Abb. 1.4 Aufbau einer Nervenzelle [L141, M581]

Schwann-Zellen gebaut. Sie kann in mehreren Lamellen um das Axon liegen. Die Markscheide wird alle 0,2–1 mm durch einen **Ranvier-Schnürring** unterbrochen. Der Abstand zwischen zwei Schnürringen wird **Internodium** genannt.

FRAGE
Welche weiteren **Gliazellen** kennen Sie neben der Schwann-Zelle?

Antwort

- Die **Schwann-Zellen** umgeben als Markscheide die peripheren Nervenfasern.
- **Mantelzellen** umgeben ebenfalls im peripheren Nervensystem die Neurone der Spinalganglien.
- Im zentralen Nervensystem kommen **Astrozyten** vor, die größten Gliazellen. Sie haben lange Fortsätze, über die sie mit Kapillaren in Verbindung stehen. Damit bilden sie zusammen mit dem Endothel und der Basallamina die Blut-Hirn-Schranke. In der Neurohypophyse heißen die Astrozyten **Pituizyten**.
- Die **Oligodendrozyten** kommen in der grauen Substanz als Satellitenzellen vor, in der weißen Substanz heißen sie Myelinisierungszellen. Mit ihren Fortsätzen bilden sie die Markscheiden der Nervenfasern im zentralen Nervensystem.
- Die **Mikroglia**, die im Bereich der Gefäßwände liegt, dient der Phagozytose. Sie stammt vermutlich von Makrophagen ab.
- Als Abgrenzung zum Liquorraum liegen **Ependymzellen** an der Grenze zwischen Nervensystem und Liquorraum. Sie besitzen Mikrovilli und Kinozilien.

KLINIK
Durch eine autoimmun verursachte Zerstörung der Markscheiden im zentralen Nervensystem kommt es zur **Multiplen Sklerose**, die zu Lähmungen und Sensibilitätsverlust führen kann. Da Oligodendrozyten teilungsfähig sind, ist eine Spontanremission möglich. Von den Neurogliazellen können gutartige Tumoren, **Gliome**, ausgehen. Das Varizellen-Zoster-Virus kann sich nach einer Windpockenerkrankung in den Gliazellen der Spinalganglien einnisten und entlang der Axone über einen retrograden axonalen Transport in die Perikaryen der entsprechenden Nerven wandern. Dies führt zur **Gürtelrose**.

FRAGE
Wie funktioniert die **Erregungsübertragung** an einer Synapse?

Antwort Eine Synapse besteht aus der **präsynaptischen Membran**, einer **postsynaptischen Membran** an dem Erfolgsorgan und dem dazwischen liegenden **synaptischen Spalt**. Die Erregungsübertragung erfolgt durch einen Überträgerstoff, der in kleinen synaptischen Vesikeln gespeichert ist. Exzitatorische Synapsen erregen die Empfängerzelle, wohingegen inhibitorische Synapsen die Erregungsbildung unterdrücken.

Es gibt unterschiedliche Transmitter.

- **Acetylcholin** bewirkt an den peripheren Nerven eine Depolarisation des Sarkolemms. Es wirkt besonders an präganglionären Neuronen, an postganglionären sympathischen Neuronen der Schweißdrüsen, an parasympathischen Neuronen und an der motorischen Endplatte.
- **Noradrenalin** wirkt an postganglionären sympathischen Neuronen, die Schweißdrüsen ausgenommen.
- Transmitterstoffe im **zentralen Nervensystem** sind GABA und Glycin als Aminosäuren sowie Dopamin, Serotonin, Adrenalin und Noradrenalin, die zu den Monoaminen gehören.
- Im Hypothalamus gibt es die Nuclei supraopticus und paraventricularis, die die Hormone Oxytocin und Vasopressin synthetisieren und sezernieren können. Man spricht von einer **Neurosekretion**, die direkt in angrenzende Kapillaren erfolgt.

Eine Nervenzelle kann sich aufgrund der hohen Differenzierung nicht regenerieren. Wird aber eine periphere Nervenfaser durchtrennt, kommt es zur **Waller-Degeneration**. Darunter versteht man eine Degeneration an dem distalen Faserteil. Das Axon und die Markscheide zerfallen. Am proximalen Faserteil zieht sich die Markscheide zurück und der Axonstumpf schwillt an. Es entwickelt sich ein Wachstumskolben mit Sprossen. Sind die Schwann-Zellen erhalten geblieben, so bilden sie neue Markscheiden, die **Büngner-Bänder**. Eine Sprosse muss in die Büngner-Bänder einwachsen, damit eine neue Nervenfaser entsteht. Andernfalls kann ein sehr schmerzhaftes **Amputationsneurinom** resultieren.

FRAGE

Können Sie die **funktionelle Einteilung** des **Nervensystems** beschreiben?

Antwort Man kann das Nervensystem in das **somatische** oder animale Nervensystem einteilen, das für die Beziehung des Organismus zur Umwelt verantwortlich ist, und in das **vegetative** oder autonome Nervensystem, das die Funktion der inneren Organe unbewusst steuert. Beide Nervensysteme besitzen eigene **afferente** und **efferente Fasern**. Die afferenten Fasern transportieren die Erregung von der Peripherie zur höheren Schaltebene, die efferenten Fasern in die entgegengesetzte Richtung zur Peripherie.

FRAGE

Können Sie Aufbau und Funktion von **Sympathikus** und **Parasympathikus** beschreiben?

Antwort Der **Sympathikus** ist ein Nervenfaser-Ganglienstrang, der auf beiden Seiten an die Wirbelsäule angrenzt. Sein Ursprung liegt im Rückenmark von C8 – L3. Das präganglionäre sympathische Neuron liegt im Seitenhorn des Rückenmarks. Axone ziehen von dort zum jeweiligen Spinalnerv, den sie bald über den **R. communicans albus** verlassen, um zu den **Grenzstrangganglien** zu ziehen. Im obersten zervikalen Ganglion, dem Ganglion cervicale superius, liegen die Perikaryen des zweiten Neurons des gesamten Kopfsympathikus. In den anderen Ganglien liegen die Perikaryen der postganglionären sympathischen Neurone. Ein Teil der Fasern zieht nun als **R. communicans grisei** zurück zum Spinalnerv und von dort in die Extremitäten. Andere Fasern ziehen vom Grenzstrangganglion zu **prävertebralen Ganglien** mit Perikaryen der postganglionären Neuronen für die Eingeweide. Zwischen den Ganglien ziehen die **Rr. interganglionares**, die auf- und absteigende Bahnen sowie Schmerzbahnen aus den Eingeweiden besitzen. Der Sympathikus wirkt **ergotrop**. Dadurch steigert er den Grundumsatz und erhöht z. B. die Herzfrequenz.

Der **Parasympathikus** ist zweigeteilt. Im **kranialen** Anteil liegen die Perikaryen der **präganlionären Neurone** in der Medulla oblongata und dem Mittelhirn. Ihre Axone verlaufen in den Nn. oculomotorius, facialis, glossopharyngeus und vagus. Der **sakrale** Anteil verlässt mit den Spinalnerven S2–5 das Rückenmark über die Radix anterior zu den Eingeweiden von Becken und Bauch. Der Parasympathikus wirkt **histiotrop**, damit führt er zur Erholung und Regeneration des Körpers.

KLINIK

Ein Defekt des Ganglion cervicale superius bzw. der oberen Wurzeln hat das **Horner-Syndrom** zur Folge: enge Pupille (Miosis), enger Lidspalt (Ptosis) und zurückgesunkenes Auge (Enophthalmus).

1.5 Haut und Hautanhangsgebilde

FRAGE

Nennen Sie die **Schichten** der Haut!

Antwort Die Haut, **Kutis**, besteht aus drei Schichten: der Epidermis und dem Korium, die zur Kutis zusammengenommen werden, und der Subkutis. Diese unterteilen sich jeweils noch weiter (➤ Abb. 1.5). Von außen nach innen folgen in der **Epidermis**:

- das **Stratum corneum** mit flachen, zellkernlosen Keratinozyten, den Hornschuppen
- das **Stratum lucidum**, die hornbildende Schicht, in der die Zellkerne zugrunde gehen
- das **Stratum granulosum**, in der die Vorstufen der Hornsubstanz entstehen, die Keratohyalinkörper
- das **Stratum spinosum**, in der die Zellen nahezu rund sind und zytoplasmatische Ausläufer mit Tonofibrillen zur Stabilisierung und Erhöhung der Druckfestigkeit der Haut besitzen
- das **Stratum basale** mit einer iso- bis hochprismatischen Zellreihe, die mit der Basalmembran über Wurzelfüßchen verbunden ist. Die Keratinozyten haben hier ihren Ursprung und wandern durch die Schichten nach außen, um abgestoßen zu werden.

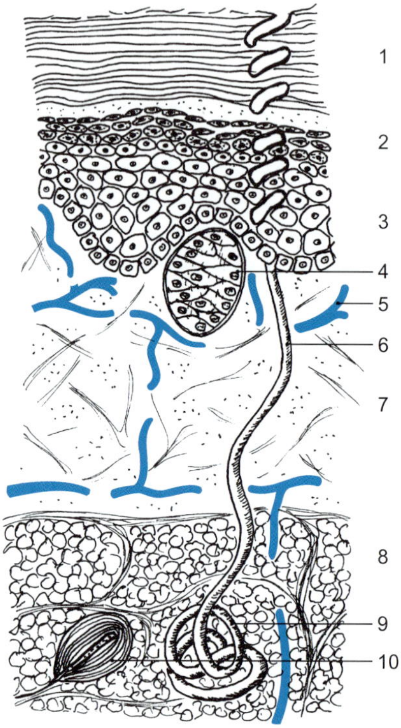

Abb. 1.5 Aufbau der Haut [L141, M581]

Das **Korium**, die Lederhaut, besteht aus zwei Schichten:

- dem **Stratum papillare** aus lockerem Bindegewebe und Kollagenfasern vom Typ III, die Papillen in die Epidermis ragen lässt, um eine bessere Kontaktfläche zu gewährleisten, und
- dem **Stratum reticulare** mit vielen Kollagenfasern vom Typ I sowie elastischen Fasern. Die Kollagenfasern verleihen der Haut ihre Elastizität und bilden durch ihren Verlauf Spaltlinien.

Die **Subkutis** gehört funktionell zur Haut, da sie die Haut an den darunterliegenden Organen befestigt. Sie dient als Verschiebeschicht durch Bindegewebszüge und als Fettdepot, das zwischen dem Bindegewebe eingelagert wird.

KLINIK

Chirurgen versuchen, die Haut im Verlauf der **Spaltlinien** zu durchschneiden, da sich dadurch die Haut beim Verschluss von selbst anlegt und eine kosmetisch dünnere Narbe entsteht.

FRAGE

Welche weiteren **Zellen** kommen in der Haut vor und welche Funktion haben sie?

PLUS Bei „**Albinos**" ist die Synthese des Melanins durch einen Gendefekt gestört, nicht die Anzahl der Melanozyten verringert.

Antwort Im Stratum papillare des Koriums kommen **Lymphozyten**, **Makrophagen**, **Mastzellen** und **Plasmazellen** vor, die als Abwehrmechanismen dienen. Außerdem liegen hier die Haarwurzeln, die Hautdrüsen sowie Nerven und Rezeptoren, Blut- und Lymphgefäße. In der Basalschicht der Epidermis liegen die **Melanozyten**, die das Melanin produzieren und an Epithelzellen abgeben. Es schützt die Zellen vor den UV-Strahlen, die sonst die Mitose schädigen würden. Außerdem existieren hier noch **Langerhans-Zellen**, die akzessorische Zellen des Immunsystems sind. Sie können Antigen aufnehmen und den B- und T-Lymphozyten präsentieren.

FRAGE
Wie funktioniert die **Sinnesfunktion** der Haut?

Antwort In der Haut verlaufen und enden viele sensible und vegetative Nervenfasern. Die **vegetativen Fasern** versorgen die Gefäße, die Haarmuskeln und die Hautdrüsen. Die **sensiblen Fasern** enden entweder als Nervenendkörperchen oder als freie Nervenendigung. Die **Nervenendkörperchen**, die Corpuscula nervosa, gelten als Mechanorezeptoren. Die **Meissner-Tastkörperchen** liegen in den Papillen des Stratum papillare und dienen der Berührungsempfindung. Zahlreich findet man sie in der Leistenhaut, den Fingerbeeren, den Lippen und der Glans penis. Die **Genitalkörperchen** sind ebenfalls Berührungsrezeptoren in der Epidermis der äußeren Geschlechtsorgane. Durch eine Verformung bei Berührung reagieren beide Zellen und geben die Information weiter. Druckrezeptoren sind die **Merkel-Tastscheiben** im Stratum basale und die **Ruffini-Endkörperchen** als Dehnungsrezeptoren im Stratum reticulare und den Gelenkkapseln. Eine Vibrationsempfindung nehmen die **Vater-Pacini-Lamellenkörperchen** auf, die in der Subkutis liegen. Sie sind makroskopisch sichtbar und damit die größten Mechanorezeptoren. Neben der Haut von Handteller und Fußsohle kommen sie auch im Mesenterium, Harnblase, Pankreas, Peritoneum parietale, Tunica dartos des Hodens, der Vagina und in der Kapsel der Prostata vor.

FRAGE
Welche **Haartypen** kennen Sie?

Antwort Bei den Haaren, **Pili**, unterscheidet man die Lanugobehaarung des Fetus von der Terminalbehaarung, die bis zur Pubertät den Körper unterschiedlich stark bedeckt. Nur an der Handinnenfläche, den Fußsohlen und Teilen der äußeren Geschlechtsorgane wachsen keine Haare. Die **Lanugohaare**, auch Woll- oder Flaumhaare genannt, sind kurz, dünn und hell und wurzeln in der Lederhaut. Sie werden ab dem 8. Entwicklungsmonat bis zur Geburt durch Ersatzhaare ausgetauscht.

PLUS Bei der Geburt sollten die Lanugohaare nicht mehr sichtbar sein. Dies ist eines der unsicheren **Reifezeichen.**

Die **Terminalhaare** sind länger, dicker und pigmentiert. Ihre Wurzeln liegen in der oberen Subkutis. Sie entstehen besonders stark während der Pubertät und bedecken verschiedene Körperregionen unterschiedlich stark. Man unterscheidet die Kopfhaare (Capilli), die Barthaare (Barba), Haare im äußeren Gehörgang (Tragi), am Naseneingang (Vibrissae), in der Achselhöhle (Hirci) und die Schamhaare (Pubes).

FRAGE

Kurze Zwischenfrage:
Welche sicheren und unsicheren **Reifezeichen** kennen Sie?

Antwort Die **sicheren Reifezeichen** sind messbare Entwicklungsstadien. Zu ihnen zählen eine Körpergröße von 48–54 cm (Scheitel-Fersen-Länge), ein Körpergewicht von 2.800–4.100 g, ein Kopfumfang von 33,5–37 cm und ein Brustumfang von 30–35 cm.

Als **unsichere Reifezeichen** gelten Entwicklungsstadien, die keine exakte Grenze aufweisen. Die Finger- und Zehennägel sollten die Kuppen erreichen oder überragen, die Lanugobehaarung sollte zum überwiegenden Teil nicht mehr vorhanden sein, die Haut sollte dick, rosig und ohne Venenzeichnung mit einem gut ausgebildeten Unterhautfettgewebe sein. Bei Mädchen sollten die großen Labien die kleinen überdecken, und der Hoden bei Jungen sollte bereits im Skrotum liegen. Die Vorhaut kann auf Grund kleiner Gewebebrücken noch nicht zurückgezogen werden.

FRAGE

Können Sie den **Aufbau** der **Haare** beschreiben?

Antwort Die **Wurzel** der Terminalhaare liegt in der Subkutis. Der Haarschaft sitzt schräg in der Haut in einer zylinderförmigen **Wurzelscheide.** In die Wurzelscheide mündet eine **Talgdrüse**. Unterhalb davon entspringt an der Haarneigung ein glatter Muskel, der **M. arrector pili**. Er kann das Haar aufrichten und die Talgdrüse komprimieren. Dabei entsteht die Gänsehaut, da die Epidermis dabei grübchenförmig eingezogen wird. Basal liegt ein zwiebelartig verdickter **Bulbus**. An dessen Grund sitzt die **Papille**, die nach Absterben des Haares ein neues bilden kann. Der Haarschaft besteht aus dem zentralen **Mark**, der **Rinde**, deren Zellen sich zu verhornenden, keratinhaltigen Zellen differenzieren und das Pigment aus Melanozyten aufnehmen, und der **Kutikula**. Dies sind dachziegelartig angeordnete kernlose Hornzellen. Sie werden von der inneren und äußeren Wurzelscheide umgeben, wobei sich die innere noch einmal in die Scheidenkutikula, die Huxley-Schicht und die Henle-Schicht unterteilen lässt. Zwischen innerer und äußerer Wurzelscheide liegt die **Lamina basalis**, die Glashaut (➤ Abb. 1.6).

FRAGE

Woraus bestehen die **Nägel**?

Antwort Der Nagel, **Unguis,** ist wie auch das Haar eine Hornbildung der Epidermis mit dachziegelartig gelagerten Hornschuppen, die durch Tonofilamente stabilisiert werden. Die **Nagelplatte** liegt proximal in einer Nageltasche des **Nagelwalls**. Man spricht hier von der Nagelwurzel. Eine dünne Haut, das **Eponychium**, wächst von hier über den Nagel. Unter dem Eponychium liegt die **Lunula**, die vordere halbmondförmige Wachstumszone. Am Nagelbett bezeichnet man die Stelle vor der Lunula, in der kein Wachstum

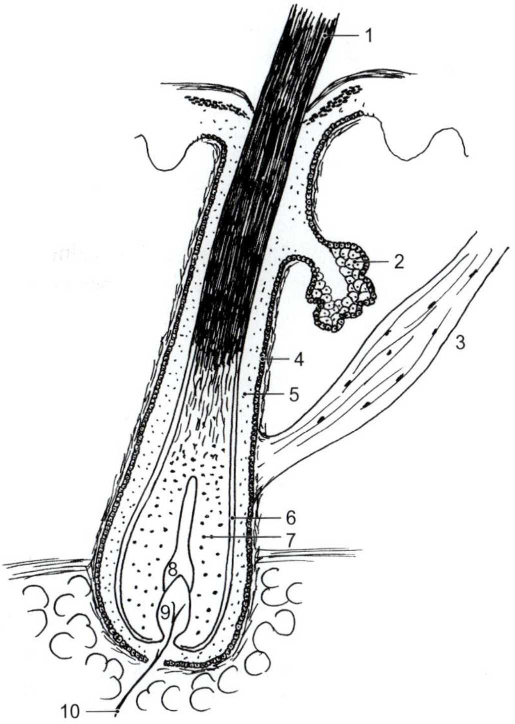

1 – Haarschnitt
2 – Talgdrüse
3 – M. arrector pili
4 – äußere bindegewebige Haarwurzelscheide
5 – epitheliale Haarwurzelscheide
6 – Haarkutikula
7 – Haarrinde mit Melanozyten
8 – Haarmark
9 – Haarpapille
10 – Nervenendigung

Abb. 1.6 Aufbau des Haares [L141, M581]

mehr stattfindet, als **Hyponychium**. Seitlich ist die Nagelplatte vom **Nagelfalz** umgeben.

KLINIK

Da die Bindegewebshaut unter dem Nagel gut durchblutet ist, schimmert sie rosa durch den Nagel. Durch leichten Druck auf den Nagel entsteht ein weißer Fleck, der bei Entlastung des Drucks sofort verschwinden sollte. Dies ist ein Anhaltspunkt für die periphere Durchblutungssituation. Daher sollten Patienten vor einer Operation den Nagellack entfernen. Bei einem **subungualen Hämatom** kann zur Druckentlastung und Schmerzlinderung mit einer Nadel oder einer glühenden Büroklammer der Nagel trepaniert (eröffnet) werden.

FRAGE

Welche Arten von **Hautdrüsen** kennen Sie?

Antwort In der Haut gibt es Schweißdrüsen, Talgdrüsen und Duftdrüsen. Eine Sonderform ist die Brustdrüse. Die **Schweißdrüsen**, Gll. sudoriferae merocrinae, kommen fast überall in der Haut vor. Besonders viele liegen an der Stirn und am Handteller sowie an der Fußsohle. Sie sondern ein saures Sekret ab, das das Bakterienwachstum hemmen soll. Durch Verdunstung dienen sie auch der Wärmeregulation. Es handelt sich um tubulöse unverzweigte Drüsen, die im Stratum reticulare liegen. Ihr Ausführungsgang verläuft gerade zur Kuppe der Leisten- und Felderhaut. In der Achselhöhle, dem Mons pubis, den großen Schamlippen und perianal findet man in der Haut größere Drüsenpakete, die **Duftdrüsen** oder Gll. sudoriferae apocrinae. Es handelt sich um apokrine Schweißdrüsen, deren Endstücke in der Subkutis liegen und an einem Haartrichter enden.

Talgdrüsen sind holokrine Drüsen an den Haarbalgen. Sie produzieren den Hauttalg, **Sebum**, der durch Fettsäuren keimtötend ist. Am Augenlid liegen die **Meibom-Drüsen**, die auch zu den Talgdrüsen gehören.

KLINIK

- Im Bereich der Duftdrüsen der Achselhöhle kann es leicht zu **Schweißdrüsenabszessen** kommen, da hier keine Säure zur Abwehr der Bakterien produziert wird.
- Unter Einwirkung von Testosteron kann das Sekret der Talgdrüsen eindicken und somit zu einem **Komedo** führen, dem Mitesser.

1.6 Immunsystem

FRAGE

Welche **Zellen und Organe** gehören zum Immunsystem?

PLUS Das Knochenmark zählt genau genommen nicht zum lymphatischen System, übernimmt aber Funktionen eines primären lymphatischen Organs.

Antwort Die Träger der Abwehrtätigkeit im Körper sind die **Leukozyten**, die weißen Blutkörperchen. Sie befinden sich überwiegend im retikulären und lockeren interstitiellen Bindegewebe. Zu den **Lymphozyten** zählen die neutrophilen Granulozyten des unspezifischen Abwehrsystems, die Lymphozyten des spezifischen Abwehrsystems, und die Monozyten und Makrophagen als unterstützende Zellen im Abwehrsystem.

Primäre lymphatische Organe sind das Knochenmark und der Thymus, **sekundäre lymphatische Organe** sind die Tonsillen im lymphatischen Rachenring, die Milz, Lymphknoten und mukosaassoziiertes lymphatisches Gewebe (MALT). Die **fetale Leber** gehört ab dem 4. Entwicklungsmonat dazu, da hier Lymphozyten gebildet werden, die später im Knochenmark entstehen.

FRAGE

Wie sind die lymphatischen Organe **aufgebaut**?

Antwort Das Gerüst der lymphatischen Organe besteht überwiegend aus **retikulärem Bindegewebe** mit histiozytären und fibroblastischen Retikulumzellen. Zusätzlich findet man T- und B-Lymphozyten in den Maschen in Strängen angeordnet oder als **Lymphfollikel**. Lediglich im Thymus kommen nur T-Lymphozyten vor. Lymphfollikel gibt es als solitäre Gebilde oder in Aggregaten (Folliculi lymphatici aggregati) in allen Schleimhäuten. In den Zentren der Lymphfollikel liegen **follikuläre dendritische Zellen**, die mit den

B-Lymphozyten assoziiert sind. T-Lymphozyten findet man hingegen meist bei **interdigitierenden dendritischen Zellen** in der parakortikalen Zone der Lymphknoten.

Die Zellen des unspezifischen Abwehrsystems sind die Mikrophagen und die Makrophagen. Zu den **Mikrophagen** gehören die neutrophilen und die eosinophilen Granulozyten. Sie können nur kleine Partikel phagozytieren. Die **Makrophagen** entstehen aus Monozyten und können ein eigenes Verdauungsenzym, das Lysozym, produzieren.

FRAGE

Welche Schichten besitzt ein **Lymphknoten**?

Antwort Jeder Lymphknoten besteht aus einer **Kapsel** und dem **Mark**. Unter der Kapsel liegt der Randsinus. **Trabekel** ziehen als Fasern in das Mark und sind vom Marksinus umgeben. Unter dem Randsinus liegt die Rinde mit Sekundärfollikeln, die überwiegend aus B-Lymphozyten und Retikulumzellen bestehen. Zwischen Rinde und Mark findet man T-Lymphozyten in der parakortikalen Zone. Das Bindegewebe des Marks enthält B-Lymphozyten, Retikulumzellen und Plasmazellen (➤ Abb. 1.7).

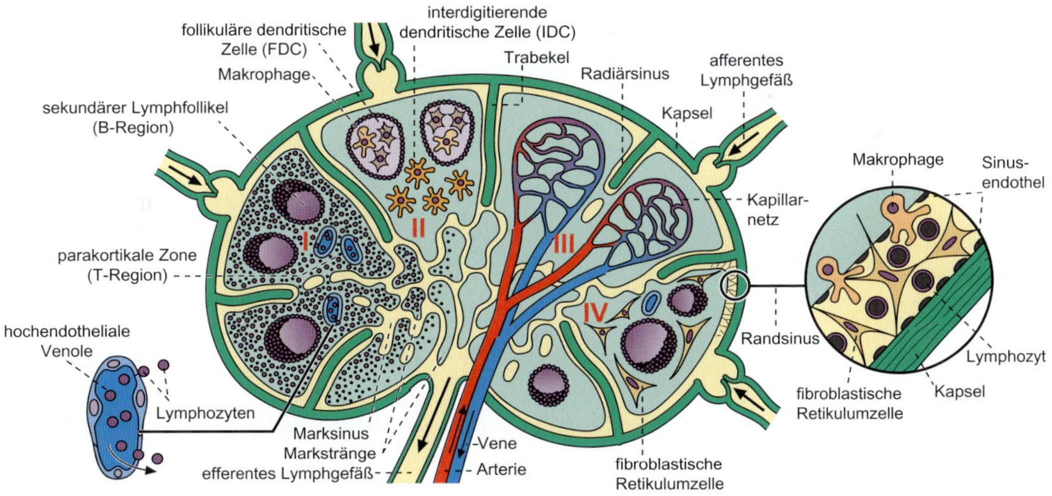

Abb. 1.7 Lymphknoten [L107]

KAPITEL

2 Obere Extremität

2.1 Schulter und Achselhöhle

FRAGE
Welche knöchernen Strukturen bilden den **Schultergürtel**? Gehen Sie bitte kurz auf die dazugehörigen Bänder und Muskeln ein!

Antwort Der Schultergürtel wird aus der Klavikula und der Skapula gebildet. Die **Klavikula** ist ein schwach S-förmig gebogener Knochen, der medial durch das Articulatio sternoclavicularis mit dem Manubrium sterni und lateral durch das Articulatio acromioclavicularis (Schultereckgelenk) mit dem Akromion der Skapula verbunden ist. Die **Skapula**, ein nahezu dreieckiger Knochen, liegt der dorsalen Thoraxwand auf. Die Spina scapulae auf der dorsalen Knochenseite endet laterokranial im Akromion, das das Schultergelenk von hinten oben überdeckt. Kranial der Spina ist die Ursprungsfläche des **M. supraspinatus**, kaudal der Spina die des **M. infraspinatus** (➤ Tab. 2.1). Der **M. subscapularis** hat seinen Ursprung an der den Rippen zugewandten Seite, der Fossa subscapularis. Am kranialen Rand (Margo superior) befindet sich die Incisura scapulae, die vom **Lig. transversum scapulae superius** überdacht wird. Unterhalb des Bandes zieht der N. suprascapularis hindurch, die Vasa suprascapularia verlaufen über dem Ligament. Lateral der Incisura liegt der Proc. coracoideus, der Ursprung der **Mm. pectoralis minor, coracobrachialis** und des kurzen Kopfes des **M. biceps brachii**. Zusätzlich zieht von hier das **Lig. coracoacromiale** zum Akromion. Der Angulus lateralis wird sehr breit und bildet die Cavitas glenoidalis. Am Tuberculum supraglenoidale hat die lange Bizepssehne ihren Ursprung.

Tab. 2.1 Dorsale Muskeln des Schultergürtels

Muskel	Ursprung	Ansatz	Innervation
M. trapezius	Linea nuchae suprema und Protuberantia occipitalis externa, Dornfortsätze der Brustwirbel	laterales Drittel der Klavikula, Akromion, Spina scapulae	N. accessorius und Nn. cervicales III u. IV
M. rhomboideus	Dornfortsätze HWK V und VI, BWK I–IV	Margo medialis scapulae	N. dorsalis scapulae
M. seratus anterior	Rippen I–VIII (IX)	Margo medialis scapulae	N. thoracicus longus

FRAGE
Was passiert bei einer **Lähmung des M. trapezius**?

PLUS Bei **Lähmung des M. serratus anterior** (N. thoracicus longus) kommt es zur Scapula alata (Engelflügelstellung). Der mediale Skapularand steht näher an der Wirbelsäule und vom Thorax ab.

Antwort Bei einer vollständigen Lähmung (mit Schädigung des N. accessorius und der oberen Zervikalnerven) steht die **Schulter tiefer** als auf der **gesunden Seite**. Die Cavitas glenoidalis ist nach vorne unten gekippt. Die Schulter kann nur noch schwach gehoben (M. levator scapulae) und vermindert nach hinten geführt werden (M. rhomboideus) (➤ Tab. 2.1). Eine Abduktion bis zur Horizontalen ist nicht möglich, wobei eine Vorwärtsbewegung nicht eingeschränkt ist.

FRAGE

Was passiert bei einer **Fraktur der Klavikula**? Welche Strukturen können gleichzeitig betroffen sein?

Antwort Frakturen der Klavikula betreffen meist das mittlere Drittel (16 % aller Knochenbrüche). Es kommt durch Zug des M. sternocleidomastoideus zur Kranialisierung des medialen Endes und damit zum typischen **Klaviertastenphänomen**. Bei einer lateralen Fraktur kann es zur Sprengung des Akromioklavikulargelenkes mit Zerreißung des Lig. coracoclaviculare (zweigeteilt in Lig. trapezoideum lateral und anterior, Lig. conoideum medial und posterior) kommen.

KLINIK

Die **Dysostosis cleidocranialis** ist eine dominante Erbkrankheit mit einer Ossifikationsstörung meist der Deckknochen. Dem Patienten fehlt die Klavikula teilweise oder komplett. Dadurch kann er die Schultern vorne zusammenführen.

FRAGE

Wie wird der Oberarmkopf im Schultergelenk gehalten? Oder anders gefragt: Warum luxiert die Schulter so leicht?

Antwort Da die Gelenkfläche des Humeruskopfes 3- bis 4-mal größer ist als die knöcherne Gelenkpfanne, ist sie einerseits das beweglichste Kugelgelenk des menschlichen Körpers, andererseits aber auch besonders gefährdet. Die Gelenkfläche wird durch das Labrum glenoidale um ca. 5 mm vergrößert. Zusätzlich strahlen die **Sehnen des langen Bizepskopfes kranial** und die des langen **Trizepskopfes kaudal** ein. Die Kapsel ist je nach Armstellung in einigen Anteilen schlaff und am Labrum der Skapula angeheftet. Am Humerus ist sie am Collum anatomicum befestigt. Die ventrale Kapsel wird oben durch das **Lig. coracohumerale** (vom Proc. coracoideus zum Tuberculum majus) verstärkt. Vorne übernimmt das **Lig. glenohumerale** die stabilisierende Funktion. Beide hemmen zusätzlich eine übermäßige Außenrotation.

Die **Hauptfunktion zur Stabilisierung** übernimmt jedoch die **Rotatorenmanschette**, kranial und dorsal M. supraspinatus, M. infraspinatus und M. teres minor, ventral der M. subscapularis. Ihre Sehnen inserieren am Tuberculum majus oder minus (➤ Tab. 2.2), dienen als Kapselspanner und verhindern ein Einklemmen der Kapsel im Gelenkspalt. Eine zweite äußere muskuläre Hülle zur Stabilisierung des Humeruskopfes in der Gelenkpfanne bildet der **M. deltoideus**. Am **Tuberculum majus** inserieren von dorsal nach

Tab. 2.2 Dorsale und ventrale Schultermuskeln

Muskel	Ursprung	Ansatz	Innervation
Dorsal			
M. supraspinatus	Fossa supraspinata scapulae	Gelenkkapsel und Tuberculum majus	N. suprascapularis
M. infraspinatus	Fossa infraspinata scapulae	Gelenkkapsel und Tuberculum majus	N. suprascapularis
M. teres minor	lateraler Skapularand	Tuberculum majus	N. axillaris
M. deltoideus	laterale Klavikula, Akromion, Spina scapulae	Tuberositas deltoidea	N. axillaris
M. subscapularis	Fossa subscapularis scapulae	Tuberculum minus	N. subscapularis
M. teres major	Angulus inferior scapulae	gemeinsam mit Sehne des M. latissimus dorsi an der Crista tuberculi minoris	N. subscapularis
M. latissimus dorsi	Dornfortsätze BWK VI–XII; LWK I–V, Kreuzbein, Crista iliaca, Rippen IX–XII, Angulus inferior scapulae	Crista tuberculi minoris	N. thoracodorsalis
Ventral			
M. pectoralis major	Klavikula, Sternum, Rippen II–VII	Crista tuberculi majoris	Nn. pectorales medialis und lateralis
M. pectoralis minor	Rippen III–V vom M. pectoralis major bedeckt	Proc. coracoideus	Nn. pectorales medialis und lateralis
M. coracobrachialis	Proc. coracoideus	distal der Crista tuberculi minoris	N. musculocutaneus

ventral die Sehnen der Mm. teres minor, infraspinatus und supraspinatus, am Tuberculum minus die Sehne des M. subscapularis.

KLINIK

Häufigste Luxationsrichtung: nach vorne in die **Fossa subscapularis**, seltener nach hinten. Bei einem laxen Bandapparat spricht man auch von einer multidirektionalen Instabilität nach vorne und hinten.

FRAGE

Welche Strukturen sind bei einer Luxation nach vorne besonders gefährdet?

Antwort Durch die nahe Lagebeziehung des **N. axillaris** zum Humeruskopf kann es durch Druck zu einer Schädigung und damit zu einer **Lähmung** kommen. Der Nerv verläuft von ventral durch die **laterale Achsellücke** (begrenzt von den Mm. teres minor, teres major, triceps und dem Humerus). Auch bei proximalen Humerusfrakturen ist der Nerv gefährdet. Klinisch kann man ihn durch Kontrolle der Hautsensibilität in der Regio deltoidea prüfen (N. cutaneus brachii lateralis superior).

PLUS Ist der M. pectoralis major gelähmt, können die Arme nicht mehr in der Horizontalen überkreuzt werden.

FRAGE

Nennen Sie die **Muskeln**, die die Schulter nach **hinten** führen!

Antwort Bei der Bewegung im Schultergelenk spielen viele Muskeln gleichzeitig eine Rolle. Jede Bewegung ist ein Zusammenspiel mehrerer Muskeln. Die **Retroversion** erfolgt durch den M. deltoideus, die Mm. teres major und latissimus dorsi, und bei Rückführung aus der Anteversion durch den langen Kopf des M. triceps brachii. Zur **Anteversion** werden die akromialen und klavikulären Anteile des M. deltoideus sowie beide Köpfe des M. biceps brachii und die Mm. coracobrachialis, pectoralis major und supraspinatus angespannt.

Die **Abduktion** geschieht durch die Pars acromialis des M. deltoideus, den M. supraspinatus und den langen Bizepskopf. **Adduziert** wird der Arm durch die Mm. pectoralis major, teres major, latissimus dorsi sowie den langen Kopf des M. triceps brachii.

Die Mm. subscapularis, pectoralis major und biceps brachii bewirken die **Innenrotation**, die **Außenrotation** erfolgt dagegen durch die Mm. infraspinatus, teres minor und deltoideus.

Bei fixiertem Arm können die Mm. pectoralis major und latissimus dorsi den Oberkörper heranziehen (z. B. beim Treppensteigen), beim Koffertragen sichern die Mm. deltoideus und coracobrachialis das Schultergelenk.

KLINIK

Bei **Schädigung des N. suprascapularis** kann der Oberarm nicht in Außenrotation gehalten werden. Er fällt durch die Lähmung der Mm. infra- und suprascapularis in die Neutralstellung zurück. Umgekehrt können Patienten mit einer **Schädigung des N. subscapularis** (Mm. subscapularis und teres major) den Arm nicht auf den Rücken drehen.

FRAGE

Ein Patient hat eine vordere Schulterluxation erlitten. Diese soll von ventral offen stabilisiert werden. Wie würden Sie in die Tiefe präparieren, um möglichst wenige Strukturen zu zerstören?

PLUS Die Fascia clavipectoralis ist mit der V. subclavia verwachsen und sorgt für ein ständig offenes Lumen bzw. dient als Venenpumpe für den Blutstrom. Bei offenen Verletzungen besteht die Gefahr einer Luftembolie.

Antwort Zwischen dem medialen Rand des M. deltoideus und dem M. pectoralis (Mohrenheim-Grube im proximalen Anteil) durchtrennt man die **Haut**. Der M. deltoideus kann zur Seite gehalten werden, gemeinsam mit der V. cephalica. Die **Fascia pectoralis**, die die Achselhöhle **ventral** begrenzt, geht armwärts in die Fascia brachii über. In dem ovalen Feld, wo Haar und Schweißdrüsen durchtreten, ist die Faszie dünn und löchrig. Hier treten zusätzlich Arterien-, Venen- und Nervenäste sowie Lymphgefäße durch. Die tiefe Brustfaszie, **Fascia clavipectoralis**, umschließt die Mm. pectoralis minor und subclavius. Kranial überdeckt sie die A. und V. subclavia und den Plexus. Durch die Fascia clavipectoralis tritt in der Mohrenheim-Grube die V. cephalica hindurch. Diese verläuft entlang des medialen Deltoideusrandes, nimmt kurz vor dem Durchtritt Begleitvenen der Aa. thoracoacromialis und thoracica suprema auf und mündet in die V. axillaris. **Zwischen** dem **M. deltoideus** und dem **M. pectoralis major** wird **stumpf in die Tiefe präpariert**. Nach Durchtrennung des **M. subscapularis** kann die Gelenkkapsel dargestellt werden.

FRAGE
Wie wird der **Oberarmkopf arteriell** versorgt?

Antwort Die **A. subclavia** wird ab dem lateralen Rand der ersten Rippe als **A. axillaris** bezeichnet. Am Unterrand des M. pectoralis major geht sie in die **A. brachialis** über. Als Leitstruktur des Gefäß-Nerven-Bündels der A. und V. axillaris mit der Pars infraclavicularis des Plexus brachialis dient der M. coracobrachialis. Erst in der lateralen Axilla kreuzt das Gefäß-Nerven-Bündel die Muskelansätze zum Tuberculum minus und zieht nach dorsal. Aus der A. axillaris tritt gleich unter der Klavikula die **A. thoracica superior** (versorgt u. a. die Mm. pectoralis major und minor, intercostales I und II und subclavius) und die **A. thoracoacromialis** hervor, die u. a. die Mm. pectorales und den M. deltoideus versorgt. Zusätzlich bildet sie das Rete acromialis. Nach Abgang der **A. thoracica lateralis** (Versorgung der medianen Wand der Achselhöhle und des M. pectoralis major) und der **A. subscapularis** (u. a. Mm. subscapularis, latissimus dorsi, serratus anterior, über A. circumflexa scapulae in die Fossa infraspinatus) gehen die **Aa. circumflexae humeri anterior** und **posterior** in Höhe des Collum chirurgicum ab.

PLUS Anastomosen zwischen A. subclavia und A. axillaris bestehen u. a. zwischen der A. circumflexa aus der A. subscapularis und der A. suprascapularis aus dem Truncus thyreocervicalis.

MERKE

Abgänge der A. subclavia:

• A. **v**ertebralis	**V**oller
• A. **t**horacica **i**nterna	**T**emperament **i**st die
• Truncus **t**hyreocervicalis	**T**ante im
• Truncus **co**stocervicalis	**Co**rsett

Äste der A. axillaris:

• A. thoracica **superior**	Ganz **oben**
• A. thoraco**acromialis**	am **Acromion**
• A. thoracica **lateralis**	**seitlich** und
• A. thoraco**dorsalis**	am Rücken
• A. **circumflexa**	**umgreift** sie den
• **humeri** anterior	**Humerus** von vorne
• A. circumflexa humeri **posterior**	und von **hinten**

FRAGE
Durch welche Strukturen wird die **Axilla begrenzt**?

Antwort Die Axilla sieht bei abduziertem Arm aus wie eine vierseitige Pyramide. Die **ventrale** Wand bilden die Mm. pectoralis major und minor. **Medial** liegt der knöcherne Thorax, an dem der M. serratus anterior seinen Ursprung hat. Der M. subscapularis, der M. teres major und auch der M. latissimus dorsi formen die hintere Achselfalte und damit die **dorsale** Wand der Axilla. Die **laterale** Wand wird durch den proximalen Humerus mit dem M. coracobrachialis und dem M. biceps brevis gebildet.

FRAGE
Erklären Sie die Aufteilung des **Plexus brachialis** in die peripheren Armnerven!

Antwort Der Plexus brachialis wird wurzelnah aus dem **Truncus superior** (C5, 6), dem **Truncus medius** (C7) und dem **Truncus inferior** (C8, Th1) gebildet (➤ Abb. 2.1). Alle drei Trunci teilen sich in vordere und hintere Äste, jeweils für die genetischen Flexoren und Extensoren des Armes. Die dorsalen Äste vereinigen sich zum **Fasciculus posterior** (verläuft posterior der A. axillaris), die ventralen Äste des Truncus superior und medius bilden den **Fasciculus lateralis**, und die ventralen Äste des Truncus inferior bilden den **Fasciculus medialis**.

Aus diesen gehen die peripheren Nerven wie folgt hervor:

- die **kurzen Äste der Pars infraclavicularis**: Ventral versorgen der **N. pectoralis medialis** (vom medialen Faszikel und Truncus inferior) und der **N. pectoralis lateralis** (vom lateralen Faszikel) den M. pectoralis minor. Sie treten durch die Fascia clavipectoralis zum M. pectoralis major. Dorsal zieht der **N. subscapularis** aus dem Fasciculus posterior zum M. subscapularis und M. teres major, der **N. thoracodorsalis** zum M. latissimus dorsi.
- die **langen Äste der Pars infraclavicularis**: Aus dem Fasciculus lateralis geht der **N. musculocutaneus** (am weitesten lateral) zum M. coracobrachialis ab, der diesen Muskel durchzieht, zwischen den Mm. biceps brachii und brachialis nach distal zieht und den N. cutaneus antebrachii lateralis abgibt. Er innerviert alle Flexoren des Oberarms und als Hautnerv die Radialseite des Unterarms. Zusätzlich geht die **Radix lateralis n. mediani** hervor, die sich ventral der A. axillaris mit der Radix medialis n. mediani aus dem Fasciculus medialis zum N. medianus vereinigt.
- Der **Fasciculus medialis** liefert zusätzlich:
  - den **N. cutaneus brachii medialis**, der sich mit dem N. intercostobrachialis in der Achselhöhle vereinigt,
  - den **N. cutaneus antebrachii** medialis, der mit dem Ramus anterior und posterior den medialen Unterarm sensibel versorgt,
  - den **N. ulnaris**, der dorsal zwischen A. und V. axillaris hinter dem Septum intermusculare mediale entlang des M. flexor carpi ulnaris zu den ulnaren Flexoren und sensibel zur Ulnarseite der Hand und Finger läuft,
  - und den **N. medianus** im Sulcus bicipitalis medialis zur Ellenbogengrube. Er zieht spiralförmig von lateral nach ventral, am Unterarm zwischen oberflächlichen und tiefen Fingerbeugern zur Handwurzel und innerviert die meisten Flexoren an Unterarm und Hand, sensibel den Daumenballen, die Hohlhand und die Beugeseite der 3½ radialen Finger.
- Aus dem **Fasciculus posterior** entsteht der **N. axillaris**, der um das Collum chirurgicum zieht und sensible Äste (N. cutaneus brachii lateralis superior) zur lateralen Schulterregion führt sowie die Mm. deltoideus und teres minor innerviert. Der **N. radialis** verläuft dorsal der A. axillaris entlang der A. profunda brachii und schlingt sich knochennah im Sulcus n. radialis um den lateralen Rand des Humerus in die Beugeseite des Ellenbogens. Distal des Gelenks teilt er sich in den R. profundus, der im M. supinator zur Streckseite des Unterarms verläuft und die Extensoren am Arm innerviert, und in den R. superficialis, der mit seinen drei Hautästen sensibel die Streckseite des Armes und der Hand innerviert.

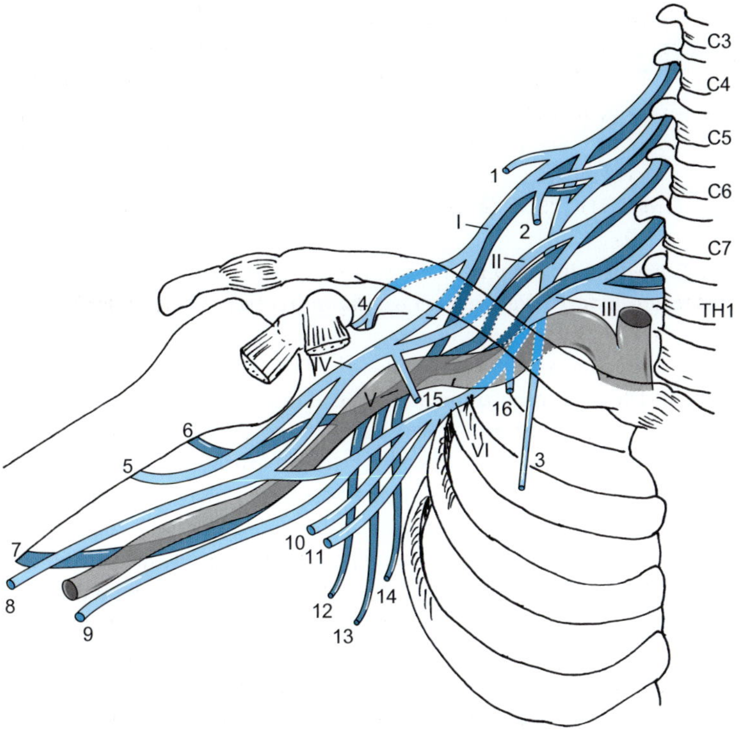

1 – N. dorsalis scapulae
2 – N. subclavius
3 – N. thoracicus longus
4 – N. suprascapularis
5 – N. musculocutaneus
6 – N. axillaris
7 – N. radialis
8 – N. medianus
9 – N. ulnaris
10 – N. cutaneus antebrachii medialis
11 – N. cutaneus brachii medialis
12 – N. thoracodorsalis
13, 14 – Nn. subscapulares
15 – N. pectoralis (medialis und lateralis)
16 – N. intercostalis
I – Truncus superior
II – Truncus medius
III – Truncus inferior
IV – Fasciculus lateralis
V – Fasciculus posterior
VI – Fasciculus medialis

Abb. 2.1 Plexus brachialis [L141, M581]

MERKE

Plexus brachialis:

- N. **m**usculocutaneus — **M**arylin
- N. **me**dianus — **Mo**nroe
- N. **u**lnaris — **u**nd
- N. **c**utaneus brachii — **K**ing
- N. **c**utaneus antebrachii — **K**ong
- N. **r**a**d**ialis — **r**etten **d**ie
- N. **a**xillaris — **A**natomie

KLINIK

Bei extremer Abduktion des Armes wird das mediale Nervenbündel an den Oberarmkopf gepresst und gedehnt. Dies geschieht z. B. bei der Narkoselagerung oder nachts beim Schlafen mit hinter dem Kopf verschränkten Armen. Zu differenzieren ist die typische **Narkoselähmung**, bei der bei starker Elevation und Retroversion die Klavikula an die Querfortsätze der HWS gedrängt wird, von der **Erb-Lähmung**, bei der der Plexus brachialis (C5, 6) in der Skalenuslücke einquetscht wird.

2.2 Oberarm und Ellenbogen

FRAGE
Können Sie die **Beuger** und **Strecker** am **Oberarm** benennen?

Antwort Die **Flexorengruppe** liegt **ventral** des Humerus mit dem M. brachialis und M. biceps brachii (Innervation durch N. musculocutaneus), **dorsal** die **Extensorengruppe**, bestehend aus dem M. triceps brachii und dem M. anconeus (Innervation durch N. radialis; ➤ Tab. 2.3). Beide Muskelgruppen werden von der Fascia brachii umhüllt, das Septum intermusculare brachii (mediale und laterale) trennt die Muskelgruppen. In der medialen Oberarmfurche (Sulcus bicipitalis medialis) verläuft der Gefäß-Nerven-Strang.

Tab. 2.3 Extensoren und Flexoren des Oberarms

Muskel	Ursprung	Ansatz	Innervation
Extensorengruppe			
M. triceps brachii	medial vom Sulcus n. radialis und beiden Septa intermuscularia (Caput mediale), proximal und lateral vom Sulkus (Caput laterale) und vom Tuberculum infraglenoidale scapulae und Margo lateralis scapulae (Caput longum = zweigelenkig!)	Olekranon und Fascia antebrachii sowie Kapsel des Ellenbogengelenks	N. radialis
M. anconeus	Epicondylus lateralis humeri, Gelenkkapsel und Lig. collaterale radiale	proximaler Ulnaschaft	N. radialis
Flexorengruppe			
M. biceps brachii	Tuberculum glenoidale (Caput longum) und Proc. coracoideus (Caput breve)	Tuberosits radii und als Aponeurosis m. bicipitis brachii in Unterarmfaszie	N. musculocutaneus
M. brachialis	Vorderfläche des Humerus distal der Tuberositas deltoidea	Tuberositas ulnae	N. musculocutaneus

FRAGE
Welche **Gefäß-Nerven-Straßen** kennen Sie am **Oberarm**?

Antwort Am Oberarm gibt es drei Gefäß-Nerven-Bahnen (➤ Abb. 2.2).

- In der **medialen Oberarmloge** führt zunächst entlang des M. coracobrachialis, weiter distal entlang des M. brachii, die A. und V. brachialis mit dem N. medianus.
- In der **dorsalen Muskelloge** (Rückseite des Humerus) zieht der N. radialis mit der A. profunda brachii und A. collateralis radialis und ihren Begleitvenen.

- Angrenzend an das **Septum intermusculare brachii mediale** findet man schließlich den N. ulnaris, die A. collateralis ulnaris superficialis und ihre Begleitvenen.

KLINIK

Durch den knochennahen Verlauf des **N. radialis** kann dieser bei anhaltendem Druck (z. B. herabhängendem Arm über eine Kante oder durch mediale Oberarmfraktur) leicht geschädigt werden. Im Unterarm zieht er durch die Supinatorloge, die eine Engstelle darstellen kann.
Der **N. ulnaris** ist durch seine Lage im Oberarm recht gut geschützt, liegt jedoch hinter dem Epicondylus medialis humeri im Sulcus ulnaris dem Knochen unmittelbar an („Musikantenknochen"). Gefahr besteht hier bei distalen Humerusfrakturen oder Luxationen aus der Knochenrinne. Er ist zusätzlich im Sulcus ulnaris und der Guyon-Loge (Canalis nervi ulnaris) am Handgelenk gefährdet.

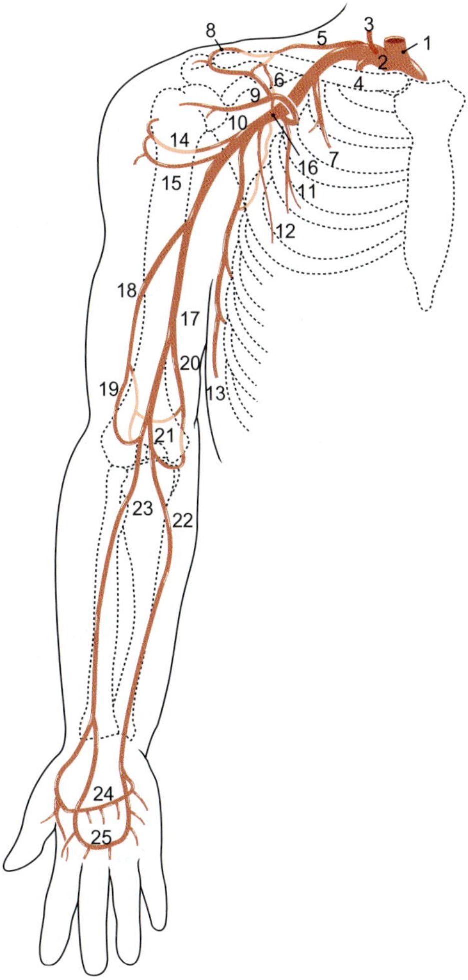

1 – A. carotis communis
2 – A. subclavia
3 – A. vertebralis
4 – A. thoracica interna
5 – A. suprascapularis
6 – A. circumflexa scapulae
7 – A. thoracica superior
8 – Rete acromiale
9 – A. thoracoacromialis
10 – R. deltoideus der A. thoracoacromialis
11 – R. pectoralis der A. thoracoacromialis
12 – A. thoracica lateralis
13 – A. subscapularis
14 – A. circumflexa posterior humeri
15 – A. circumflexa anterior humeri
16 – A. axillaris
17 – A. brachialis
18 – A. profunda brachii
19 – A. collateralis radialis
20 – A. collateralis ulnaris inferior
21 – Rete articulare cubiti
22 – A. ulnaris
23 – A. radialis
24 – Arcus palmaris profundus
25 – Arcus palmaris superficialis

Abb. 2.2 Arterien der oberen Extremität [L141, M581]

FRAGE
Nennen Sie die **Engstellen** des N. medianus!

Antwort Der N. medianus zieht medial des Humerus nach distal und tritt durch die Pronator-teres-Loge zum Unterarm. An dieser Stelle ist eine Enge relativ selten. Häufig kommt es zu einer mechanischen Irritation im Handgelenk. Hier zieht der Nerv zwischen den Handwurzelknochen und dem darüberliegenden Retinaculum flexorum. Man spricht vom **Karpaltunnelsyndrom**.

FRAGE
Welche Art Gelenk ist das **Ellenbogengelenk**? Nennen Sie die Gelenkflächen!

PLUS Beim Kind ist das Lig. anulare deutlich lockerer als bei Erwachsenen. Dadurch kann durch ruckartigen Zug am Unterarm der Radius aus dem Ellenbogengelenk luxieren.

Antwort Beim Ellenbogengelenk handelt es sich um ein **Drehscharniergelenk**. Es besteht aus den **drei Gelenkflächen** Articulatio humeroulnaris, Articulatio humeroradialis und der Articulatio radioulnaris proximalis. Alle drei Gelenkteile besitzen eine gemeinsame Gelenkhöhle, die von einer Kapsel umgeben ist.

Der **humeroulnare** Gelenkanteil hat mit dem Olekranon den Hauptanteil an dem Ellenbogengelenk. Am Handgelenk kehrt sich das Verhältnis um. Hier wird der Radius zur hauptgelenktragenden Knochenstruktur. Beide Knochen sind entlang des Unterarms mit der Membrana interossea antebrachii verbunden. Die Ulna bildet um den Humerus eine Art Zange, dorsal aus dem Olekranon und ventral aus dem Proc. coronoideus. Dazwischen liegt die Incisura trochlearis, die mit der Trochlea humeri korrespondiert. Dadurch entsteht eine Scharnierfunktion.

Das **humeroradiale** Gelenk entspricht einem Kugelgelenk, durch die Membrana interossea und die Bandstrukturen sind jedoch nur Beuge- und Streckfunktionen möglich. Der Radius wird durch das Lig. anulare und der Incisura radialis ulnae in der **Articulatio radioulnaris** als Drehgelenk geführt. In der Gelenkkapsel sind die Ligg. collaterale ulnare und radiale eingewebt.

FRAGE
Welche Muskeln beugen und strecken im Ellenbogengelenk?

Antwort Die Drehachse liegt zwischen Capitulum humeri und Trochlea. Die **Beuger** verlaufen ventral davon (Mm. biceps brachii und brachialis, unterstützt von den Mm. brachioradialis, pronator teres und dem M. extensor carpi radialis longus bei Flexionsstellung), die **Strecker** dorsal (M. triceps brachii, M. anconeus). Während der M. brachialis ein reiner Beuger ist, supiniert der M. biceps brachii zunächst den Unterarm durch seinen Ansatz am Radius (Klimmzug in Supinationsstellung effektiver!). Eine **Pronation** erfolgt durch Muskeln ventral der Drehachse durch Caput radii und Caput ulnae (Mm. pronator teres, pronator quadratus und flexor carpi radialis), eine **Supination** durch dorsal gelegene Muskeln (Mm. biceps brachii und supinator).

FRAGE
Erklären Sie die Lagebeziehung der **Gefäß-Nerven-Bahnen** zu den Muskeln in der Ellenbeuge!

Antwort Die **muskuläre Begrenzung** der Y-förmigen Ellenbeuge erfolgt proximal durch den M. biceps brachii. Seitlich ulnar und radial liegen die oberflächlichen Flexoren, distal der humerale Kopf des M. pronator teres (medial) und der M. supinator (lateral).

Aus der medialen Oberarmfurche zieht die **A. brachialis** entlang der tiefen Bizepssehne zur Mitte, der **N. medianus** verbleibt weiter ulnarwärts. Er tritt zwischen humeralem und ulnarem Kopf des M. pronator teres in die Unterarmmittelstraße ein. Die A. brachialis zweigt sich distal des Gelenks unter der Aponeurosis m. bicipitis brachii in die A. radialis und A. ulnaris auf. Die **A. radialis** zieht weiter zum M. pronator teres und versorgt die radiale Gruppe des Unterarms, den Handrücken und den Daumenballen sowie über die Hohlhand die Mittelhand und die Finger. Zusätzlich gibt sie die A. recurrens radialis entlang des N. radialis nach proximal ab. Die **A. ulnaris** unterkreuzt den M. pronator teres und erreicht auf dem M. flexor digitorum profundus die Ellenstraße. Sie versorgt den ulnaren Teil der oberflächlichen Flexoren, die tiefen Beuger (A. interossea anterior), die Streckmuskeln des Unterarms (A. interossea posterior), den Kleinfingerballen sowie Mittelhand und Finger. Auch von ihr läuft eine A. recurrens ulnaris nach proximal mit einem posterioren Zweig entlang des N. ulnaris. Auf der dorsalen Seite des Gelenks befindet sich das Rete articulare cubiti, über das sich Anastomosen zwischen der A. brachialis und den Aa. radialis, ulnaris und interossea posterior bilden können.

Der **N. radialis** zieht aus dem Sulcus bicipitalis lateralis in die Fossa cubitalis. Er teilt sich proximal vom Gelenkspalt in den Ramus superficialis und den Ramus profundus. Der **N. ulnaris** zieht durch den Sulcus n. ulnaris am medialen Epicondylus humeri unter dem Sehnenbogen des M. flexor carpi ulnaris unterhalb des Muskels nach distal.

PLUS Ramus superficialis: sensibler Ast, der auf dem M. supinator nach distal zieht. Ramus profundus: rein motorisch, schraubt sich im M. supinator auf die dorsale Unterarmstraße, ist bei Frakturen des Collum radii oder Luxationen des Radiusköpfchens gefährdet.

2.3 Unterarm und Hand

FRAGE
Wie kann man die Muskeln des Unterarms am sinnvollsten einteilen?

Antwort Am Unterarm gibt es die **ventrale** Muskelloge für die **Flexoren**, die **dorsale** Loge für die **Extensoren** und die **radiale** Loge für die **radiale Muskelgruppe** (ebenfalls Flexoren). Die oberflächlichen Flexoren haben ihren Ursprung am Epicondylus medialis humeri, die oberflächlichen Extensoren am Epicondylus lateralis. Aufgrund ihrer Insertion unterteilt man die Unterarmmuskeln in:

- **Muskeln, die am Radius inserieren** (Mm. brachioradialis, supinator, pronator teres, pronator quadratus) und als Pro- oder Supinatoren wirken

- **Muskeln, die an den Ossa metacarpi inserieren** (Mm. extensor carpi radialis longus, extensor carpi radialis brevis, extensor carpi ulnaris, abductor pollicis longus, flexor carpi radialis, flexor carpi ulnaris, palmaris longus) und die Handgelenke bewegen
- **Muskeln, die zu den Fingergelenken ziehen** und die Fingerbewegungen durchführen

Die Unterarmfaszie wird am Handgelenk verstärkt: **dorsal** durch das Retinaculum extensorum, das distal in die Fascia dorsalis manus übergeht; **palmar** wird sie zur Aponeurosis palmaris, weiter distal und in der Tiefe zum Retinaculum flexorum, das wiederum den Canalis carpi (Karpaltunnel) formt. Die Membrana interossea zwischen den beiden Unterarmknochen verhindert eine übermäßige Supination und dient gleichzeitig als Ursprungsfläche der tiefen Extensoren und Flexoren.

FRAGE

Nennen Sie die **Extensoren** des Unterarms!

Tab. 2.4 Extensoren des Unterarms

Muskel	Ursprung	Ansatz	Innervation
Radiale Muskelgruppe (Flexoren im Ellenbogengelenk!)			
M. brachioradialis	oberhalb Epicondylus lateralis und Septum intermusculare brachii laterale	Proc. styloideus radii	N. radialis
M. extensor carpi radialis longus	Margo lateralis humeri, distal des M. brachioradialis	Os metacarpale II	N. radialis
M. extensor carpi radialis brevis	Epicondylus lateralis, Lig. anulare radii	Proc. styloideus des Os metacarpale III	R. profundus n. radialis
Oberflächliche Extensoren			
M. extensor carpi ulnaris	mit Caput humerale vom Epicondylus lateralis humeri, mit Caput ulnare von Fascia antebrachii und der dorsalen Kante der Ulna	Os metacarpale V	R. profundus n. radialis
M. extensor digitorum	Epicondylus lateralis humeri, lat. Bänder des Ellenbogengelenks, Fascia antebrachii	Dorsalaponeurose des 2.–5. Fingers	R. profundus n. radialis
M. extensor digiti minimi	Abspaltung des M. extensor digitorum mit eigenem Sehnenfach	Dorsalaponeurose des 5. Fingers	R. profundus n. radialis
Tiefe Extensoren			
M. supinator	Epicondylus lateralis humeri, laterale Bänder des Ellenbogengelenks, Crista m. supinatoris ulnae	Vorderfläche des Radius neben der Tuberositas radii	R. profundus n. radialis
M. abductor pollicis longus und M. extensor pollicis brevis	dorsale Fläche des Radius und Membrana interossea antebrachii	M. abductor pollicis longus am Os metacarpale I, M. extensor pollicis brevis an der Grundphalanx des Daumens	R. profundus n. radialis
M. extensor pollicis longus	dorsale Fläche der Ulna und Membrana interossea	Endphalanx des Daumens	R. profundus n. radialis
M. extensor indicis	distales Drittel der Facies dorsalis ulnae	Dorsalaponeurose des 2. Fingers	R. profundus n. radialis

Antwort Die Strecker des Unterarms unterteilt man in die radiale Muskelgruppe, die oberflächlichen und die tiefen Extensoren (➤ Tab. 2.4).

FRAGE
Was verstehen Sie unter dem Begriff „**Sehnenfächer**"?

Antwort Hierbei handelt es sich um ein Synonym für die **dorsalen Sehnenscheiden** der Unterarmextensoren. Durch insgesamt sechs Fächer (➤ Tab. 2.5), die vom Retinaculum extensorum bedeckt werden, ziehen die Unterarmstrecker zur Hand.

Tab. 2.5 Dorsale Sehnenscheiden

Fach	Lokalisation/Muskel
1	am weitesten radial, Mm. abductor pollicis longus und extensor pollicis brevis
2	Mm. extensores carpi radiales
3	M. extensor pollicis longus
4	Mm. extensor digitorum und extensor indicis
5	M. extensor digiti minimi
6	am weitesten ulnar gelegen, M. extensor carpi ulnaris

FRAGE
Äußern Sie sich bitte zu den Ihnen bekannten **Flexoren**!

Antwort Auch die Flexoren unterteilt man in oberflächliche und tief liegende Flexoren (➤ Tab. 2.6).

Tab. 2.6 Flexoren des Unterarms

Muskel	Ursprung	Ansatz	Innervation
Oberflächlich			
M. pronator teres	mit Caput humerale am Epicondylus medialis humeri und Septum intermusculare brachii mediale, mit dem Caput ulnare von der medialen Ulna zwischen Proc. coronoideus und Tuberculum ulnae	distal des M. supinator an der Facies lateralis radii	N. medianus
M. flexor carpi radialis	Epicondylus medialis humeri und Unterarmfaszie	Os metacarpale II und III	N. medianus
M. flexor carpi ulnaris	mit Caput humerale vom Epicondylus medialis humeri und Septum intermusculare brachii mediale, mit Caput ulnare vom Olekranon, den prox. ⅔ des Margo posterior ulnae und Fascia antebrachii	Erbsenbein und über Ligg. pisohamatum und pisometacarpale zum Os hamatum und Os metacarpale V	N. ulnaris
M. palmaris longus (der Muskel kann in 20 % fehlen)	Epicondylus medialis humeri	Palmaraponeurose	N. medianus

Tab. 2.6 Flexoren des Unterarms (Forts.)

Muskel	Ursprung	Ansatz	Innervation
Oberflächlich			
M. flexor digitorum superficialis	mit Caput humeroulnare vom Epicondylus medialis humeri und Proc. coronoideus, mit dem Caput radiale von der Vorderfläche des Radius	Mittelphalangen II–IV	N. medianus
Tief			
M. flexor digitorum profundus	Vorder- und Innenfläche der Ulna, Membrana interossea und Fascia antebrachii	Endphalanx des 2.–5. Fingers, durchbohren den M. flexor digitorum superficialis	radialer Teil vom N. interosseus anterior des N. medianus, ulnarer Teil vom N. ulnaris
M. flexor pollicis longus	Vorderfläche des Radius und Membrana interossea	Daumenendglied	N. interosseus anterior des N. medianus
M. pronator quadratus	distales Drittel der Ulna um den Margo anterior	distales Drittel des Radius	N. interosseus anterior des N. medianus

FRAGE

Welche **Gefäß-Nerven-Straßen** kennen Sie am Unterarm?

Antwort Am Unterarm gibt es die drei großen Gefäß-Nerven-Bahnen, die **Nn. radialis**, **medianus** und **ulnaris**. Daneben existieren kleinere Gefäß-Nerven-Straßen. Insgesamt sind **fünf Bahnen** wichtig (➤ Abb. 2.3):

- Die **Speichenstraße** wird bedeckt vom M. brachioradialis und führt die A. radialis mit zwei Begleitvenen und den Ramus superficialis n. radialis. Dieser verlässt die Leitungsbahn in der Mitte des Unterarms, tritt auf der Streckseite durch die Fascia antebrachii und innerviert die Haut des Handrückens sowie die radialen 2¾ Finger. Die Arterie zieht am Griffelfortsatz der Speiche zur Dorsalseite der Handwurzel.
- Die **Ellenstraße** führt den N. ulnaris, die A. ulnaris und Begleitvenen. Der Nerv zieht entlang des M. flexor carpi ulnaris bis zum Os pisiforme und spaltet sich auf dem Retinaculum flexorum in den R. profundus und R. superficialis (Haut der 1¾ ulnaren Finger palmar und 2¾ Finger dorsal).
- In der **Unterarmmittelstraße**, die zwischen humeralem und ulnarem Kopf des M. pronator teres beginnt, zieht der N. medianus nach distal. Leitmuskel ist hier der M. flexor digitorum superficialis. Begleitet wird der Nerv proximal von der A. commitans n. mediani, distal von einem Zweig der A. interossea anterior. Der Nerv zieht zwischen den Sehnen der Mm. flexor carpi radialis und dem M. palmaris longus zum Karpaltunnel. Da er sehr oberflächlich verläuft, ist er z. B. bei Schnittverletzungen stark gefährdet. Er versorgt sensibel den Daumenballen und die laterale Hohlhand.
- Die kleineren Gefäß-Nerven-Bahnen sind die **palmare Zwischenknochenstraße** mit dem N. interosseus anterior und den Vasa interossea anterior auf der ventralen Membrana interossea, sowie die **dorsale Unterarmstraße**, die den R. profundus n. radialis und die Vasa interossea posteriora zwischen den oberflächlichen und tiefen Extensoren führt.

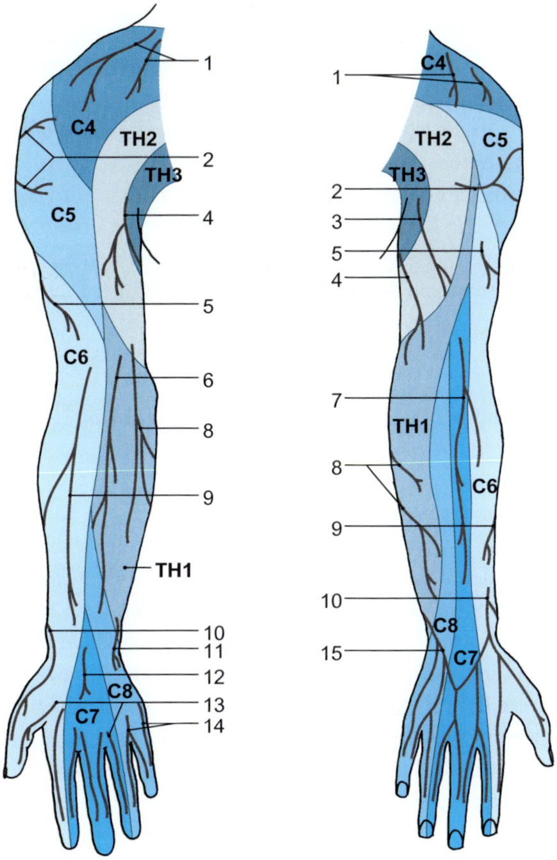

1 – Nn. supraclaviculares laterales
2 – N. cutaneus brachii lateralis superior
3 – N. cutaneus brachii posterior
4 – N. cutaneus brachii medialis
5 – N. cutaneus brachii lateralis inferior
6 – R. anterior des N. cutaneus antebrachii medialis
7 – N. cuteneus antebrachii posterior
8 – R. posterior des N. cutaneus antebrachii medialis
9 – N. cutaneus antebrachii lateralis aus dem N. musculocutaneus
10 – R. superficialis des N. radialis mit Nn. digitales
11 – R. palmaris n. ulnaris
12 – R. palmaris n. mediani
13 – Nn. digitales des N. medianus
14 – Nn. digitales des N. ulnaris
15 – R. dorsalis des N. ulnaris mit Nn. digitales

Abb. 2.3 Hautnerven und Dermatome an der oberen Extremität [L141, M581]

FRAGE

Was zieht durch den **Canalis carpi**?

PLUS Der Karpalkanal wird in der Klinik als **Karpaltunnel** bezeichnet. Bei einem Engpasssyndrom (Karpaltunnelsyndrom) wird das Retinaculum flexorum gespalten.

Antwort Der Karpalkanal wird durch die Ossa carpi und das Retinaculum flexorum begrenzt. Hindurch ziehen der **N. medianus** und die **Sehnen der oberflächlichen** und **tiefen Fingerbeuger**. Die Sehne des M. flexor carpi radialis zieht ebenfalls unter dem Retinaculum flexorum hindurch, wird aber durch eine Scheidewand von dem Karpalkanal getrennt. Durch viele Ursachen kann der N. medianus in diesem Kanal geschädigt und komprimiert werden mit der Folge von Sensibilitätsstörungen oder motorischen Ausfällen der Daumenballenmuskulatur.

FRAGE

Welche **Bewegungen** können im **distalen Radioulnargelenk** stattfinden?

Antwort Im distalen Radioulnargelenk bewegt sich der Radius mit der Incisura ulnaris radii um die Circumferentia articularis ulnae und nimmt dabei die Hand mit. In der Supinationsstellung stehen die beiden Unterarmknochen parallel zueinander, in der Pronationsstellung kommt es zu einer Überkreuzung. Bei gestrecktem Ellenbogen ist die Pronation deutlich kräftiger als die Supination, da die Innenrotatoren des Schultergelenks diese Bewegung kräftig unterstützen. Bei gebeugtem Ellenbogen hingegen ist die Supination stärker, da hierbei das Drehmoment für den M. biceps brachii zunimmt. Daher sind Werkzeuge für Rechtshänder für Bewegungen in Supination konzipiert (z. B. Korkenzieher, Schraubenzieher).

MERKE Im distalen Radioulnargelenk **supinieren** die Mm. biceps brachii und supinator und **pronieren** die Mm. pronator teres, pronator quadratus und flexor carpi radialis. Auch der M. brachioradialis beteiligt sich an der Pronation. Seine Kraft nimmt mit der Beugung im Ellenbogen zu.

MERKE Pronation = B(**P**)rot schneiden/**Sup**ination = **Sup**(p)e löffeln

FRAGE

Nennen Sie die **Handwurzelknochen**!

Antwort An das Radioulnargelenk schließen sich die Handwurzelknochen in **zwei Reihen** an (➤ Abb. 2.4):

- Die **proximale Reihe** besteht von radial nach ulnar aus dem Os scaphoideum, dem Os lunatum und dem Os triquetrum. Das Os pisiforme ist als Sesambein in die Sehne des M. flexor carpi ulnaris eingebettet.
- Die **distale Reihe** besteht aus dem Os trapezium, dem Os trapezoideum, dem Os capitatum und dem Os hamatum, ebenfalls von radial nach ulnar gelegen.

Retinaculum = Ligamentum

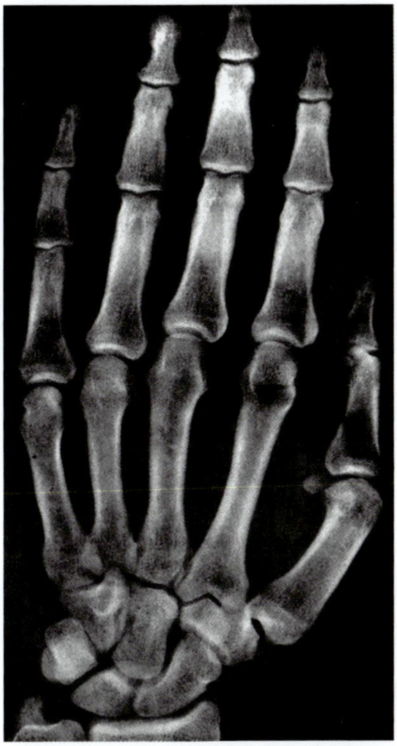

1 – Os scaphoideum
2 – Os lunatum
3 – Os triquetrum
4 – Os pisiforme
5 – Os trapezium
6 – Os trapezoideum
7 – Os capitatum
8 – Os hamatum mit Hamulus ossis hamati

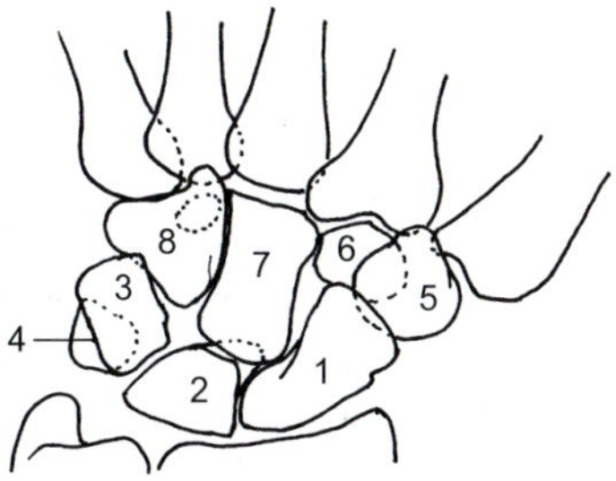

Abb. 2.4 Handwurzelknochen im Röntgenbild (a: [M581]; b: [L141, M581])

KLINIK

Die Handwurzelknochen werden zur radiologischen **Altersbestimmung** verwandt, da sich die Knochenkerne unterschiedlich schnell entwickeln.

MERKE

Handwurzelknochen

• Os **scapho**ideum	Ein **Kahn**bein fuhr im
• Os **luna**tum	**Mond**enschein
• Os **tri**quetrum	**drei**eckig um das
• Os **pisiforme**	**Erbsen**bein,
• Os **trapezium**	**Vieleck groß,**
• Os **trapezoideum**	**Vieleck klein,**
• Os **capit**atum	der **Kopf,** der muss am
• Os **ham**atum	**Haken** sein

KLINIK

Bei Sturz auf den ausgestreckten Arm oder auch durch dauernden Rückschlag wie beim Presslufthammer stehen die **Kahnbeinbrüche** im Vordergrund. Klinisch kann man diese durch einen Druckschmerz in der Tabatière diagnostizieren, eine Mulde auf der Radialseite des Handgelenks, begrenzt durch die Sehnen des M. extensor pollicis longus (ulnar) und die Mm. extensor pollicis brevis und abductor pollicis longus (radial). In der Tabatière verläuft auch die A. radialis. Eine besondere Gefahr besteht in einer Pseudarthrosenbildung des Kahnbeines nach Fraktur.

FRAGE
Welche **Handgelenke** kennen Sie?

PLUS Entlang der Sehnenscheiden zwischen proximalem und distalem Radioulnargelenk können sich bakterielle Entzündungen z. B. vom Daumen zum Kleinfinger oder umgekehrt ausbreiten. Man spricht von einer **V-Phlegmone**. Durch entstehende narbige Ausheilungen kann es zu einer Versteifung der ganzen Hand führen. Die Ausbreitung ist so vielfältig wie die möglichen Variationen der palmaren Sehnenscheiden.

Antwort Als Handgelenke im weiteren Sinne werden insgesamt **fünf Gelenkverbindungen** bezeichnet.

- Das **proximale Handgelenk** (Articulatio radiocarpalis) wird von der Facies articularis carpi des Radius und der dreieckigen Fläche des Discus articularis vom Caput ulnae als Gelenkpfanne gebildet. Der Proc. styloideus radii zeigt beim Erwachsenen ca. 8–10 mm weiter distal als der Griffelfortsatz der Ulna. Die drei proximalen Carpalia bilden den Gelenkkopf. In 25 % aller Fälle ist das proximale Handgelenk mit dem distalen Radioulnargelenk durch Schlitze verbunden.
- Das **distale Handgelenk** (Articulatio mediocarpalis) liegt zwischen der proximalen und distalen Reihe der Carpalia. Es beschreibt einen wellenförmigen Verlauf. Mit diesem Gelenk stehen die **proximalen** und **distalen Articulationes intercarpales** in direkter Verbindung, da sie eine gemeinsame Kapsel haben. Ebenso ist das **Erbsenbeingelenk** (Articulatio ossis pisiformis), die gelenkige Verbindung zwischen Os pisiforme und Os triquetrum, häufig mit dieser Gelenkfläche verbunden.
- Die **Handwurzel-Mittelhand-Gelenke** (Articulationes carpometacarpales) zählen auch zu den Handgelenken. Die Articulatio carpometacarpalis pollicis ist ein eigenständiges Gelenk zwischen Os trapezium und dem Os metacarpale I. Durch eine dicke Knorpelschicht und eine weite Kapsel hat dieses Sattelgelenk eine hohe, fast kreisende Bewegungsmöglichkeit. Die Articulationes carpometacarpales II–V hingegen sind Amphiarthrosen ohne große Beweglichkeit.

MERKE

- **Dorsal**extension im **distal**en Handgelenk
- **Palmar**flexion im **proximal**en Handgelenk

FRAGE
Welche **Bewegungsmöglichkeiten** gibt es im Handgelenk?

Antwort Die **Palmarflexion** von ca. 90° findet vorwiegend im **proximalen Handgelenk** statt durch die Mm. flexor digitorum superficialis, flexor digitorum profundus, flexor carpi ulnaris, flexor carpi radialis und flexor pollicis longus (➤ Tab. 2.6). Die **Dorsalflexion** (90°) findet dagegen zum größten Teil **im distalen Handgelenk** statt durch die Mm. extensor digitorum, extensor carpi ulnaris, extensores carpi radiales longus und brevis (➤ Tab. 2.4). Die Palmarflexion ist deutlich kraftvoller durch die starken Fingerbeuger. Die **Radial**- und **Ulnarabduktion** von insgesamt ca. 60° erfolgt durch eine gegenläufige Bewegung in der proximalen und distalen Karpalreihe. Radialwärts bewegen das Handgelenk die Mm. extensor carpi radialis longus, extensor carpi radialis brevis, abductor und extensor pollicis longus, extensor indicis und flexor carpi radialis. Die Ulnarabduktion erfolgt durch die Mm. extensor und flexor carpi ulnaris.

KLINIK

Bei einer **Lähmung des N. medianus** ist die Palmarflexion nur noch abgeschwächt möglich. Eine **Ulnarislähmung** bewirkt ebenfalls eine abgeschwächte Palmarflexion und Ulnarabduktion. Bei einer **Radialislähmung** proximal der Aufteilung in R. superficialis und R. profundus kommt es zur Fallhandstellung. Die isolierte Schädigung des R. profundus führt zu einer Abweichung nach radial bei noch voller Streckung der Hand (M. extensor carpi radialis longus).

FRAGE

Äußern Sie sich bitte zur **Topografie und Funktion** der **Handmuskeln**!

Antwort Die kraftvollen Bewegungen der Finger erfolgen durch die langen Unterarmmuskeln. Für die **Feinmotorik** sind die **kurzen Fingermuskeln** zuständig, die genetisch zu den Flexoren gehören. Daumen und Kleinfinger haben für ihre speziellen Aufgaben extra Muskelgruppen im **Thenar** (Daumenballen) und **Hypothenar** (Kleinfingerballen). Zwischen beiden Muskelgruppen liegen die langen Fingerbeuger und die **Mm. lumbricales**. In den Spatia interossea metacarpi zwischen den Mittelhandknochen liegen die **Mm. interossei** (➤ Tab. 2.7). Die palmaren Faszien von Thenar und Hypothenar gehen mittig in die kräftige Palmaraponeurose über. Diese ist proximal am Retinaculum flexorum befestigt und strahlt distal fächerförmig aus. Der M. palmaris

Tab. 2.7 Handmuskeln

Muskel	Ursprung	Ansatz	Innervation
Muskeln des Daumenballens			
M. abductor pollicis brevis	Retinaculum flexorum, Tuberculum ossis scaphoidei	radiales Sesambein, Grundphalanx und Dorsalaponeurose	N. medianus
M. opponens pollicis	Retinaculum flexorum und Os trapezium, bedeckt vom M. abductor pollicis brevis	Os metacarpale I	N. medianus
M. flexor pollicis brevis	oberflächlich vom Retinaculum flexorum, in der Tiefe vom Os trapezium, Os trapezoideum und Os capitatum	verschmilzt mit Sehne des M. abductor pollicis brevis zum Sesambein, der Grundphalanx und der Dorsalaponeurose	Oberflächlich N. medianus, tief R. profundus n. ulnaris
M. adductor pollicis	mit Caput obliquum vom Os capitatum und der Basis des Os metacarpale II, mit Caput transversum vom Os metacarpale III	ulnares Sesambein und Daumengrundphalanx	R. profundus n. ulnaris
Muskeln des Kleinfingerballens			
M. abductor digiti minimi	Os pisiforme, Lig. pisohamatum, Retinaculum flexorum	Grundphalanx des Kleinfingers und Dorsalaponeurose	R. profundus n. ulnaris
M. flexor digiti minimi brevis	Retinaculum flexorum und Hamulus ossis hamati	verschmilzt mit dem Ansatz des M. abductor digiti minimi	R. profundus n. ulnaris
M. opponens digiti minimi	Hamulus ossis hamati, Retinaculum flexorum	Os metacarpale V	R. profundus n. ulnaris

Tab. 2.7 Handmuskeln (Forts.)

Muskel	Ursprung	Ansatz	Innervation
Muskeln der mittleren Kammer			
Mm. lumbricales	von der radialen Seite des M. flexor digitorum profundus	von radial in die Dorsalaponeurose	die radialen Mm. I + II vom N. medianus, die ulnaren Mm. III + IV vom R. profundus n. ulnaris
Muskeln der Spatia interossea metacarpi			
Mm. interossei palmares	Os metacarpale II, IV und V	Dorsalaponeurose des entsprechenden Fingers, dem Dig. III fehlt dieser Muskel	R. profundus n. ulnaris
Mm. interossei dorsales	von den einander zugewandten Seiten der Metacarpalia	Dorsalaponeurose der Finger II–IV	R. profundus n. ulnaris

longus strahlt von proximal in die Palmaraponeurose ein und kann diese anspannen.

KLINIK

Eine narbige Schrumpfung der Aponeurose, häufig im Bereich eines Fingers, führt zu einer massiven Bewegungseinschränkung und zu einer Fehlstellung in Beugekontraktur (Dupuytren-Kontraktur).

KLINIK

Bei einer **Lähmung des R. profundus n. radialis** können die Finger im Grundgelenk nicht mehr gestreckt werden (Ausfall des M. extensor digitorum). Es kommt zur Beugung in der Grundphalanx durch die Mm. interossei und lumbricales. Der Daumen steht in Opposition. Bei **Schädigung des Hauptastes des N. radialis** kommt es zur **Fallhand**.
Bei einer **Medianuslähmung** können die Finger II und III nicht mehr im Mittel- und Endglied gebeugt werden. Der Daumen liegt dem Zeigefinger an (M. adductor pollicis). Beim Faustschluss kommt es zur typischen **Schwurhand**.
Eine Lähmung des **R. profundus n. ulnaris** führt zum Ausfall der Mm. interossei und der ulnaren Mm. lumbricales. Die Finger sind im Grundgelenk gestreckt, Mittel- und Endgelenke stehen aber durch die jetzt stärkeren Flexoren gebeugt (**Krallenhand**).

MERKE

- N. **median**us – **Schwur**hand
- N. **rad**ialis – **Fall**hand
- N. **ulna**ris – **Krall**hand

Ich **schwöre** dir beim heiligen **Median,**
dass ich, wenn ich vom **Rad falle,**
der **Ulla** die Augen aus**kralle.**

FRAGE

Wie erfolgt die **Gefäßversorgung am Handrücken**?

PLUS Der genaue Verlauf beider Gefäßbögen variiert individuell sehr stark.

Antwort Die **A. radialis** tritt auf der Palmarseite der Handwurzel um das Os trapezium zum **Handrücken**, nachdem sie den **R. palmaris superficialis** zu den Daumenballenmuskeln abgegeben hat. Sie zieht in der Tabatière nach distal und tritt am proximalen Ende des Spatium interosseum metacarpi I auf die Palmarseite der Hohlhand. Auf dem Handrücken gibt sie die **A. metacarpalis dorsalis I** ab. Zusammen mit den Aa. interossea anterior und posterior und den

Rr. carpales dorsales aus den Aa. radialis und ulnaris bildet sie das **Rete carpale dorsale**. Hieraus gehen wiederum die **Aa. metacarpales dorsales** hervor, die zu den Fingern ziehen und sich jeweils in die **Aa. digitales dorsales** aufzweigen.

In der **Hohlhand** liegt eine oberflächliche Gefäß-Nerven-Schicht mit dem **Endast der A. ulnaris** und Zweigen des N. medianus und R. superficialis n. ulnaris. Hier entsteht der **Arcus palmaris superficialis** aus der A. ulnaris, der radial mit dem R. palmaris superficialis der A. radialis anastomisiert. Unter den Sehnen der langen Fingerbeuger liegt eine tiefe Gefäß-Nerven-Schicht mit dem R. profundus n. ulnaris und dem **Arcus palmaris profundus**, der überwiegend aus der **A. radialis** gespeist wird. Die A. radialis gibt zusätzlich die A. princeps pollicis zum Daumenballen ab.

Klusapotheke
Hotel Hannover

KAPITEL

3 Untere Extremität

3.1 Beckenwand

FRAGE
Wie ist das **knöcherne Becken** aufgebaut?

Antwort Das Becken besteht aus dem Os coxae, das wiederum durch die Synostose der drei Knochen **Os ilii**, **Os ischii** und **Os pubis** gebildet wird. Zwischen dem 14. und 18. Lebensjahr verknöchern die Knorpelfugen (Ypsilonfuge). Sie treffen in der Hüftpfanne, dem Azetabulum, aufeinander. Der kraniale Rand des Darmbeins (Os ilii) wird von dem verdickten Darmbeinkamm gebildet. Ventral bildet er den gut tastbaren Darmbeinstachel (**Spina iliaca anterior superior**), der den Ursprung der Mm. sartorius und tensor fasciae latae darstellt. Kaudal davon liegt die **Spina iliaca anterior inferior,** Ursprung des M. rectus femoris und des Lig. iliofemorale. Dorsal befinden sich die zwei Höcker **Spina iliaca posterior superior** und **inferior**. Die Linea arcuata auf der Innenseite stellt die Grenze zwischen kleinem und großem Becken dar.

Das **Azetabulum** wird durch den kräftigen knöchernen Limbus acetabuli gebildet, der kaudal in der Incisura acetabuli unterbrochen ist und durch das Lig. transversum acetabuli ersetzt wird. Der Knorpelbelag der Hüftpfanne ist nur ein sichelförmiger Streifen, zentral ist das Azetabulum mit Fettgewebe ausgefüllt.

Das Os pubis und das Os ischii bilden zusammen das **Foramen obturatum**, das die Membrana obturatoria und den Canalis obturatorius mit dem gleichnamigen Gefäß-Nerven-Bündel beinhaltet. Das Os ischii besitzt dorsal die Spina ischiadica, die die Incisura ischiadica major von der Incisura ischiadica minor abgrenzt. Weiter kaudal liegt das Tuber ischiadicum, an dem die ischiokrurale Muskulatur ihren Ursprung hat. Das Os pubis besteht aus dem Ramus superior ossis pubis und dem Ramus inferior ossis pubis. Die beiden unteren Schambeinbögen werden durch den Discus interpubicus miteinander in der Symphyse verbunden und bilden mit dieser den Arcus pubis.

PLUS Der eingeschlossene Winkel am Arcus pubis ist bei der Frau stumpf (90–100°) und am Scheitel gerundet, beim Mann hingegen kleiner (< 90°).

PLUS Geschlechtsunterschiede des Beckens:
Das weibliche Becken ist flacher und weiter, der Schambeinwinkel ist größer und der Abstand der Sitzbeinhöcker und der Incisura ischiadica major ist größer. Das weibliche Becken ist ellipsenförmig, das männliche Becken kartenherzförmig.

KLINIK
Am Darmbeinkamm (Crista iliaca) kann radiologisch das Wachstumsalter durch die Verknöcherung der Epiphysenfuge beurteilt werden, das **Risser-Zeichen**. Die Verknöcherung findet hier zwischen dem 13. und 15. Lebensjahr statt.

FRAGE
Wie verläuft der **Kraftfluss** im Beckenring?

Antwort Der Druck beim stehenden Menschen wird von der Wirbelsäule über das Kreuzbein (Os sacrum) und die beiden Kreuzbein-Darmbein-Gelenke (**Articulationes sacroiliacae**) in das Becken eingeleitet. Entlang des knöchernen Beckenrings, bestehend aus Os ilii, Os ischii und Os pubis, gelangt der Kraftfluss in das Azetabulum und damit in den Femur. Das Knochenmark bildet eine Bälkchenstruktur mit Druck- und Zugtrabekeln, die den Kraftfluss vom Azetabulum bis in den Femurschaft weiterleiten. Die Knochen müssen allerdings durch sehr kräftige Bandstrukturen zusammengehalten werden, da insbesondere im Einbeinstand bzw. in der Gehphase die Kräfte um ein Vielfaches des Körpergewichts ansteigen können.

Die **Kreuzbein-Darmbein-Gelenke** werden ventral durch die Ligg. sacroiliaca anteriora stabilisiert. Dorsal überspannen die Ligg. sacroiliaca interossea von der Tuberositas sacralis zur Tuberositas iliaca die Gelenke. Weiter dorsal schließen sich die Ligg. sacroiliaca posteriora an, die von dem Kreuzbein in breiten Zügen zur Tuberositas iliaca und zu den Spinae iliacae posterior superior und inferior verlaufen.

Zwei kräftige Bandstrukturen im Becken verhindern, dass sich das Sakrum unter dem Körpergewicht um eine Frontalachse verkippt (Nutation). Es sind dies das **Lig. sacrospinale**, eine dreieckige Faserplatte zwischen dem Seitenrand des Kreuz- und des Steißbeines und der Spina ischiadica, und das **Lig. sacrotuberale**, vom Kreuzbein zu Tuber ischiadicum ziehend.

KLINIK

- Bei der **Rachitis** kann dies durch den Vitamin-D-Mangel und der damit verminderten Knochenmineralisierung zu einer Abflachung des Beckens bis hin zum „Kartenherzbecken" führen.
- Kranial des Sakroiliakalgelenks zieht das Lig. iliolumbale vom Proc. kostalis des fünften Lendenwirbelkörpers zur Crista iliaca. Bei einer traumatischen Sprengung des Sakroiliakalgelenks ist ein **Abriss des Querfortsatzes des fünften Lendenwirbelkörpers** aufgrund dieser kräftigen Bandstruktur ein indirektes radiologisches Zeichen.

FRAGE

Woraus wird der **Beckenkanal** gebildet, durch den ein Neugeborenes hindurchtreten muss?

Antwort Der Beckeneingang liegt zwischen Promontorium und Symphysenoberrand und wird von der Linea terminalis umgrenzt. Die engste Stelle und damit ein mögliches Geburtshindernis ist die **Conjugata vera**, die zwischen Promontorium und Hinterfläche der Symphyse liegt (➤ Abb. 3.1). Der Beckenausgang wird vom Symphysenunterrand und der Spitze des Steißbeins gebildet und ist eigentlich die anatomisch engste Stelle. Beim Geburtsvorgang wird allerdings die Steißbeinspitze durch den kindlichen Kopf um etwa 2,5 cm nach dorsal gedrückt.

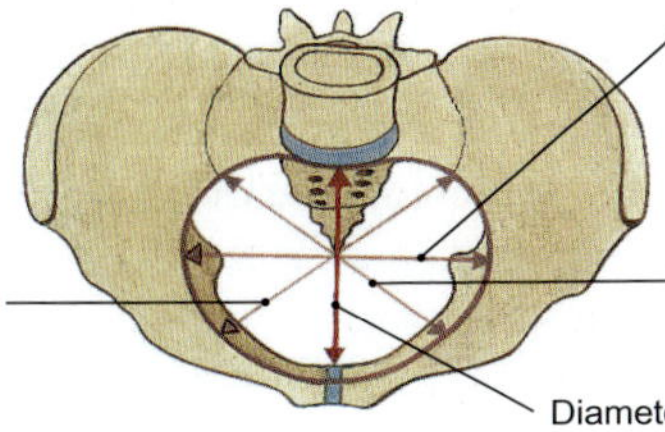

Abb. 3.1 Geburtskanal [S007-1-23]

3.2 Hüfte

FRAGE
Erklären Sie den **CCD-Winkel**!

Antwort Der Femur bildet proximal durch den Schaft und den Schenkelhals den CCD-Winkel (**Caput-Collum-Diaphysenwinkel**). Dieser beträgt beim Neugeborenen ca. 150° und beim Erwachsenen ca. 125°. Der CCD-Winkel kann deutlich größer sein, dann spricht man von einer Coxa valga, er kann aber auch kleiner sein (Coxa vara).

KLINIK
Bei älteren Patienten bricht oftmals der Schenkelhals schon bei relativ geringem Trauma. Diese Patienten leiden meist an einer Osteoporose. Dabei wird insbesondere die Spongiosa, später auch die Kortikalis, dünner und brüchig. Bei Laufbelastungen halten die **Zug- und Drucktrabekel** den Kräften häufig noch stand, bei einem Sturz hingegen führt die quere Kraft schnell zu einem Bruch des Schenkelhalses. Wenn dieser nicht deutlich disloziert ist, so kann man den Bruch im Röntgenbild durch inkomplette Trabekelstrukturen indirekt erkennen.

FRAGE
Wie ist das **Hüftgelenk** aufgebaut?

Antwort Das Hüftgelenk besteht zum einen aus der Gelenkpfanne und zum anderen aus dem Femurkopf. Die Gelenkpfanne wird von dem **Azetabulum** und dem **Lig. transversum acetabuli** gebildet. Die Gelenkfläche wird durch das **Labrum acetabuli**, einer fast zirkulären Knorpellippe, vergrößert. Der Knorpelüberzug der Pfanne ist sichelförmig, zentral liegt ein Fettpolster in der Fossa acetabuli, in die das Lig. capitis femoris eingebettet ist. Im Ligament verlaufen Äste des R. acetabularis der A. obturatoria oder der A. circumflexa femoris medialis.

Die Gelenkkapsel wird von kräftigen Bandstrukturen unterstützt. Das **Lig. iliofemorale** zieht auf der Vorderseite von der Spina iliaca anterior inferior fächerförmig zur Linea intertrochanterica. Es spannt sich bei Streckung des Beines an und verhindert damit eine Retroversion. Zusätzlich verhindert der laterale

Schenkel eine starke Außenrotation und der mediale eine übermäßige Innenrotation. Das **Lig. pubofemorale** zieht von dem proximalen Os pubis in den medialen Ast des Lig. iliofemorale und verhindert eine starke Abduktion. Als dritte Bandstruktur liegt das **Lig. ischiofemorale** dorsal des Hüftgelenks und zieht vom Sitzbein schraubenförmig zur Zona orbicularis und zur Fossa trochanterica. Einzelne Fasern strahlen in das Lig. iliofemorale ein und verhindern eine starke Retroversion neben der eigentlichen Einschränkung der Innenrotation.

KLINIK

Eine angeborene Hüfluxation bzw. Hüftdysplasie kann heutzutage durch das Frühgeborenenscreening mit der Sonografie (nach Graf) rechtzeitig diagnostiziert und durch eine Abspreizbehandlung sehr erfolgreich therapiert werden. Dadurch können schwerwiegende Verläufe einer Hüftdysplasie oder -luxation mit möglichen späteren operativen Therapien bzw. Beckenumstellungsoperationen weitestgehend vermieden werden.

FRAGE

Wie wird das Hüftgelenk **arteriell** versorgt?

PLUS Durch Gefäßanomalien kann es im Kindesalter zur Hüftkopfnekrose (Morbus Perthes) kommen. Auch bei Erwachsenen kann eine Hüftkopfnekrose auftreten, die Ursachen können hier Kortison-Therapie, Gefäßerkrankungen, Lebensgewohnheiten u. a. sein.

Antwort Dies geschieht über Äste der **Aa. circumflexa medialis** und **lateralis**, die beide aus der A. profunda femoris entspringen. Von dorsal ziehen Äste der **A. glutaea inferior** in das Hüftgelenk und kommunizieren mit den Rr. ascendens der Circumflexagefäße.

MERKE

Adduktoren des Oberschenkels:

• M. **pe**ctineus	**Pe**tra
• M. adductor **l**ongus	**l**iegt
• M. **g**racilis	**g**erne
• M. adductor **b**revis	**b**ei
• M. adductor **magnus**	**Magnus.**

FRAGE

Welche Muskeln führen zu einer **Streckung** im Hüftgelenk, welche Muskeln bewirken die Flexion, die Ab- und Adduktion im Hüftgelenk?

Antwort Der kräftigste Hüftstrecker ist der **M. gluteus maximus** (➤ Tab. 3.1). Er muss insbesondere beim Treppensteigen das gesamte Körpergewicht hochstemmen. Unterstützt wird er von der Ischiokruralmuskulatur (speziell M. semimembranosus) und den hinteren Faserbündeln der kleinen Glutäalmuskeln. Die Mm. iliopsoas, rectus femoris und tensor fasciae latae beugen das Hüftgelenk. Abduziert wird das Hüftgelenk durch die kleinen Glutäalmuskeln, den M. tensor fasciae latae (bei gestrecktem Knie), durch die kranialen Fasern des M. gluteus maximus und durch den M. rectus femoris (bei gebeugtem Knie). Die Adduktorengruppe, insbesondere der M. adductor magnus als einer der größten menschlichen Muskeln, der M pectineus, die kaudalen Faserzüge des M. gluteus maximus und die Mm. iliopsoas und semimenbranosus führen zur Adduktion im Hüftgelenk.

KLINIK

Ein positives **Trendelenburg-Zeichen** liegt bei einer Schwächung oder Lähmung der Hüft**ab**duktoren vor. Beim Einbeinstand sinkt die gegenseitige Beckenhälfte durch fehlende Muskelanspannung ab. Bei einer beidseitigen Muskelinsuffizienz wie z. B. bei einer beidseitigen angeborenen Hüftgelenkluxation resultiert ein sogenannter **Watschelgang**.

Tab. 3.1 Muskeln der Hüfte

Muskel	**Ursprung**	**Ansatz**	**Innervation**
Innere Hüftmuskeln			
M. iliopsoas	medialer Muskelteil = M. psoas major (langfaserig, große Hubhöhe): 12. BWK bis 4. LWK und Procc. costales aller Lendenwirbelkörper lateraler Muskelteil = M. iliacus (große Faserzahl, große Kraftkomponente): Fossa iliaca	gemeinsame Endsehne am Trochanter minor	Äste des Plexus lumbalis und des N. femoralis
Äußere Hüftmuskeln			
M. gluteus maximus	Kreuz- und Steißbeinrand, Darmbeinkamm hinter der Linea glutaea posterior, Fascia thoracolumbalis und Lig. sacrotuberale	als breite Endsehne in Fascia lata und Tractus iliotibialis einstrahlend, Tuberositas glutea und Linea aspera	N. gluteus inferior
M. gluteus medius	Außenfläche der Darmbeinschaufel	laterale Spitze des Trochanter major	N. gluteus superior
M. gluteus minimus	Außenfläche der Darmbeinschaufel	Trochanter major	N. gluteus superior
M. tensor fasciae latae	lateral der Spina iliaca posterior superior	Fascia lata	N. gluteus superior
Tractus iliotibialis (breiter Verstärkungsstreifen der Fascia lata)	Spina iliaca	Condylus lateralis tibiae, zusätzlich über Septum intermusculare laterale am Os femoris, Caput fibulae und Retinaculum patellae laterale	N. gluteus superior
M. piriformis	Facies pelvica des Sakrums und Kapsel des Sakroiliakalgelenks	durch Foramen ischiadicum majus zur Innenseite der Spitze des Trochanter major	N. piriformis
M. obturatorius internus und Mm. gemelli (bilden genetische Einheit)	Innenfläche der Membrana obturatoria und umgrenzender Knochenrahmen	Fossa trochanterica	N. obturatorius internus, selten N. pudendus oder N. ischiadicus
M. quadratus femoris	Sitzbeinhöcker	Crista intertrochanterica	N. m. quadrati femoris, selten Tibialisanteil des N. ischiadicus
M. obturatorius externus	Außenfläche der Membrana obturatoria und umgrenzender Knochenrahmen	dorsal des Hüftgelenks an der Fossa trochanterica	N. obturatorius
Adduktorengruppe			
M. adductor longus	Schambein	mittleres Drittel der Linea aspera	R. anterior des N. obturatorius
M. adductor brevis	unterer Schambeinast	Linea aspera, proximal des M. adductor longus	R. anterior des N. obturatorius

Tab. 3.1 Muskeln der Hüfte (Forts.)

Muskel	Ursprung	Ansatz	Innervation
Adduktorengruppe			
M. adductor magnus	unterer Schambeinast bis zum Sitzbeinhöcker	Linea aspera und Epicondylus medialis ossis femoris	R. posterior des N. obturatorius und Tibialisanteil des N. ischiadicus
M. gracilis	mediale Kante des unteren Schambeinastes	im Pes anserinus an der medialen Fläche der proximalen Tibia	R. anterior des N. obturatorius
M. pectineus	oberer Schambeinast	Linea pectinea	N. femoralis und R. anterior des N. obturatorius

FRAGE

Welche Strukturen liegen **unterhalb** des **Leistenbandes**?

Antwort Das Leistenband, **Lig. inguinale**, verläuft von der Spina iliaca anterior superior zum Tuberculum pubicum. Lateral wird es von der Fascia iliaca gebildet, die beiden medialen Drittel sind zugleich die Aponeurose des M. obliquus externus abdominis. Es bildet zusammen mit dem oberen Beckenrand eine Durchtrittsstelle für Muskeln, Gefäße und Nerven, die durch den Arcus iliopectineus in die Lacuna musculorum und die Lacuna vasorum unterteilt wird. Durch die **Lacuna musculorum** treten der N. cutaneus femoris lateralis zur Haut an der Außenseite des Oberschenkels, der M. iliopsoas zum Trochanter minor und der N. femoralis. Durch die **Lacuna vasorum** verlaufen der R. femoralis des N. genitofemoralis, die A. femoralis und medial davon die V. femoralis. Zusätzlich treten efferente Lymphgefäße der Nodi lymphatici inguinales profundi hindurch. Auch der **Rosenmüller-Lymphknoten** liegt in der Lacuna vasorum.

MERKE IVAN = **i**nnen **V**ene, dann **A**rterie, außen **N**erv

KLINIK

Eine **Schenkelhernie** geht vom Schenkelring aus. Dieser wird durch das Leistenband, den Arcus pectineus und den oberen Schambeinast gebildet. Er wird medial vom Lig. lacunare ausgekleidet, der Anulus femoralis vom Septum femorale. Durch verstärkten abdominalen Druck werden Eingeweide mit Peritoneum und dem Septum femorale z. T. unter der Fascia lata bis zum Hiatus saphenus vorgewölbt und bilden damit einen Schenkelkanal. Im Gegensatz dazu liegen Leistenbrüche stets oberhalb des Leistenbandes.

FRAGE

Welche Strukturen ziehen beim Mann, welche bei der Frau durch den **Leistenkanal**?

Antwort Der Leistenkanal (**Canalis inguinalis**) wird vorne und unten vom Lig. inguinale gebildet. Er beginnt lateral des Tuberculum pubicum mit dem Anulus inguinalis profundus (innerer Leistenring), zieht schräg von dorsal lateral nach ventral, medial und kaudal und endet mit dem Anulus inguinalis superficialis (äußerer Leistenring) oberhalb des Tuberculum pubicum.

Beim **Mann** ziehen durch den Leistenkanal, eingehüllt in den M. cremaster und die Fascia spermatica interna, der **Ductus deferens**, die Aa. ductus deferentis, cremasterica und testicularis, die Vv. ductus deferentis und testicularis (Plexus pampiniforms), der N. ilioinguinalis und der R. genitalis des N. genitofemoralis und das vegetative Nervengeflecht des Plexus testicularis.

Bei der **Frau** ziehen das runde **Lig. teres uteri** (Mutterband), die A. ligamenti teretis uteri sowie der N. ilioinguinalis und der R. genitalis des N. genitofemoralis hindurch.

FRAGE

Zeigen Sie den Verlauf und die Abzweigungen der **A. femoralis** auf!

Antwort Die A. femoralis ist die distale Fortsetzung der A. iliaca externa. Sie zieht oberflächlich unterhalb des Leistenbandes aus der Lacuna vasorum, wo man sie gut tasten kann, in die Unterleistengrube. Dort verläuft sie unterhalb des M. sartorius in der Rinne zwischen den Mm. vastus medialis und adductor longus zum Adduktorenkanal und tritt durch den Hiatus tendineus als A. poplitea in die Kniekehle. In der Fossa iliopectinea (subinguinalis) gibt sie Hautäste (Aa. epigastrica superficialis, circumflexa iliaca superficialis, pudenda externa) und die A. profunda femoris ab, die tiefe Hauptschlagader des Oberschenkels.

FRAGE

Nennen Sie die Gefäß-Nerven-Bündel, die durch das **Foramen ischiadicum** hindurchtreten.

Antwort Das Foramen ischiadicum wird aus dem Os ischii (Incisura ischiadica major), und den Ligg. sacrotuberale und sacrospinale gebildet. Es teilt sich in ein Foramen ischiadicum majus und ein Foramen ischiadicum minus.

Der **M. piriformis** unterteilt das **Foramen ischiadicum majus** nochmals in ein **Foramen suprapiriforme** und ein **Foramen infrapiriforme**. Durch das Foramen suprapiriforme ziehen die Vasa glutaea superiora und der N. gluteus superior, durch das Foramen infrapiriforme der N. ischiadicus, der N. cutaneus femoris posterior, die Vasa glutea inferiora, der N. gluteus inferior, die Vasa pudenda interna und der N. pudendus (> Abb. 3.2). Das **Foramen ischiadicum minus** wird aus den beiden Ligg. sacrospinale und sacrotuberale sowie aus der Incisura ischiadica minor gebildet. Die Vasa pudenda interna, der N. pudendus und der M. obturatorius internus ziehen hindurch.

KLINIK

Die Glutealregion mit ihrer großen Muskelmasse kann eine große Menge an Medikamenten aufnehmen. Der **N. ischiadicus** verläuft jedoch hindurch und kann bei intramuskulären Injektionen leicht verletzt werden. Es sollte daher immer in den oberen äußeren Quadranten injiziert werden.

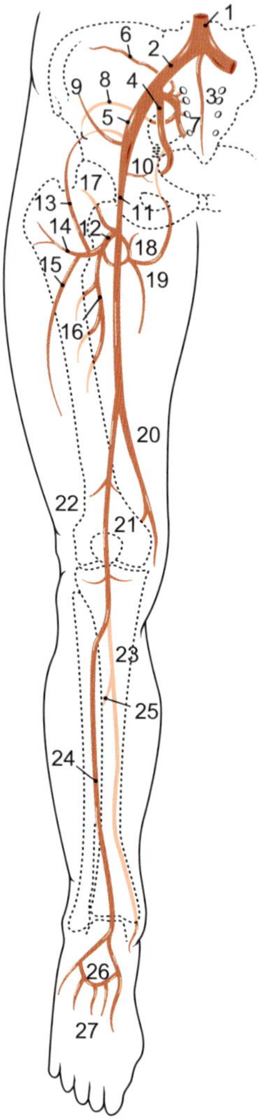

1 – Aorta
2 – A. iliaca communis
3 – A. sacralis mediana
4 – A. iliaca interna
5 – A. iliaca externa
6 – A. iliolumbalis
7 – Aa. sacrales laterales
8 – A. glutea superior
9 – A. circumflexa iliaca profunda
10 – A. epigastrica inferior
11 – A. femoralis
12 – A. profunda femoris
13 – R. ascendens der A. circumflexa femoris lateralis
14 – R. transversus der A. circumflexa femoris lateralis
15 – R. descendens der A. circumflexa femoris lateralis
16 – Aa. perforantes
17 – R. ascendens der A. circumflexa femoris medialis
18 – R. acetabularis der A. circumflexa medialis
19 – R. ascendens der A. circumflexa femoris medialis (geht in die A. obturatoria über)
20 – A. descendens genicularis
21 – A. poplitea
22 – A. superior lateralis genus
23 – A. tibialis posterior
24 – A. tibialis anterior
25 – A. fibularis
26 – A. dorsalis pedis (endet in der A. arcuata)
27 – A. metatarsales dorsales

Abb. 3.2 Arterien der unteren Extremität [L141, M581]

FRAGE

Wie verläuft der **N. ischiadicus**?

Antwort Der N. ischiadicus zieht auf der Faszie des M. adductor magnus (➤ Abb. 3.3) nach seinem Durchtritt aus dem Foramen ischiadicum infrapiriforme zwischen den Adduktoren und den Flexoren, oberhalb der Kniekehle zwischen den medialen und den lateralen Flexoren, distalwärts und teilt sich spätestens auf Höhe der Kniekehle in den **N. tibialis** und den **N. peroneus communis**. Beide Teile sind jedoch schon im Becken angelegt mit einer gemeinsamen Bindegewebshülle. Er innerviert die Mm. obturatorius internus, gemelli, quadratus femoris und die ischiokrurale Muskulatur sowie alle Muskeln an Unterschenkel und Fuß.

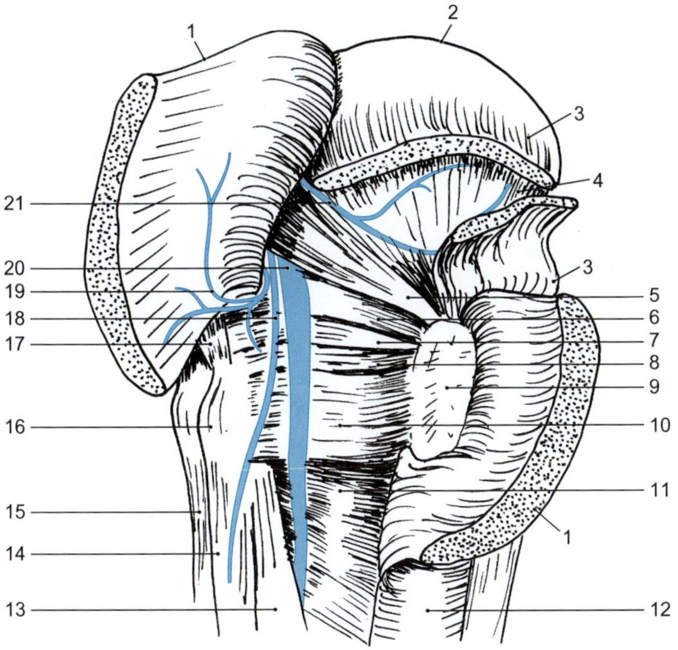

1 – M. gluteus maximus aufgeschnitten
2 – Crista iliaca
3 – M. gluteus medius aufgeschnitten
4 – M. gluteus minimus
5 – M. piriformis
6 – M. gemellus superior
7 – M. obturatorius internus
8 – M. gemellus inferior
9 – Trochanter major
10 – M. quadratus femoris
11 – M. adductor magnus
12 – Fascia lata
13 – M. biceps femoris
14 – M. semitendinosus
15 – M. adductor longus
16 – Tuber ischiadicum
17 – Lig. sacrotuberale
18 – N. cutaneus femoris posterior
19 – A. und N. gluteus inferior
20 – N. ischiadicus
21 – A. und N. gluteus superior

Abb. 3.3 Foramen piriformis [L141, M581]

3.3 Oberschenkel und Kniegelenk

FRAGE
Aus welchen Muskelansätzen wird der **Pes anserinus** gebildet?

Antwort Er entsteht durch die Sehnen der **Mm. sartorius** (oberflächliche Schicht), **gracilis** und **semitendinosus** (tiefe Schicht, ➤ Tab. 3.2). Oberflächliche Faserzüge setzen sich in die Fascia cruris fort.

Tab. 3.2 Extensoren- und Flexorengruppe des Oberschenkels (ischiokrurale Muskulatur)

Muskel	Ursprung	Ansatz	Innervation
M. quadriceps femoris (besteht aus vier Einzelmuskeln, M. rectus femoris und Mm. vasti)		gemeinsamer Ansatz: gemeinsame Endsehne mit der Patella als Sesambein, von dort zieht Lig. patellae zur Tuberositas tibiae	
M. rectus femoris	mit Caput rectum an Spina iliaca anterior inferior, mit Caput reflexum am Oberrand der Hüftpfanne	Lig. patellae	N. femoralis
M. vastus medialis	an den proximalen ⅔ der Linea aspera und den Endsehnen der Mm. adductor longus und magnus	Lig. patellae	N. femoralis
M. vastus lateralis	Trochanter major, Labium laterale der Linea aspera	Lig. patellae und Retinaculum laterale	N. femoralis
M. vastus intermedius	vordere und laterale Fläche des Os femoris	Lig. patellae	N. femoralis
M. sartorius	Spina iliaca anterior superior spiralig in Faszienscheide der Fascia lata, kreuzt Beugeseite des Kniegelenks dorsal	Pes anserinus medial der Tuberositas tibiae	N. femoralis
Flexorengruppe (ischiokrurale Muskulatur)			
M. biceps femoris	Caput longum: hintere Fläche des Sitzbeinhöckers, Caput breve: mittleres Drittel der lateralen Lippe der Linea aspera	gemeinsame Endsehne am Fibulaköpfchen, wenige Fasern zur lateralen Tibiafläche	Caput longum: Tibialisanteil des N. ischiadicus, Caput breve: Peroneusanteil des N. ischiadicus
M. semitendinosus	Tuber ischiadicum, medial des Caput longum des M. biceps femoris	Pes anserinus an der medialen Tibiafläche	Tibialisanteil des N. ischiadicus
M. semimembranosus	Tuber ischiadicum, lateral des Caput longum des M. biceps femoris	medialer Tibiakondylus, Faszie des M. popliteus	Tibialisanteil des N. ischiadicus

KLINIK

Der M. semitendinosus besitzt eine sehr lange Endsehne, die häufig zur Sehnenersatzplastik z. B. als Kreuzbandersatz verwendet wird.

FRAGE

Welches **Gefäß-Nerven-Bündel** kennen Sie am Oberschenkel?

Antwort In der Fossa iliopectinea kommen die **A.** und **V. femoralis** mit dem **N. saphenus**, der distalen Fortsetzung des N. femoralis, zusammen. Der Nerv tritt von lateral an die Arterie heran, zieht gemeinsam mit den Gefäßen durch den **Adduktorenkanal** und verlässt diesen durch die Membrana vasoadductoria zur Medialseite des Knies, von wo er gemeinsam mit der V. saphena magna bis zum medialen Fußrand verläuft. Die Leitstruktur für das Gefäß-Nerven-Bündel ist der **M. sartorius**, der dieses bedeckt. Auf der Beugeseite des Oberschenkels gibt es keine größeren Gefäße. Wichtigste Struktur hier ist der **N. ischiadicus**, der zwischen Adduktoren- und Flexorengruppe nach distal verläuft (s. a. ➤ Abb. 3.4).

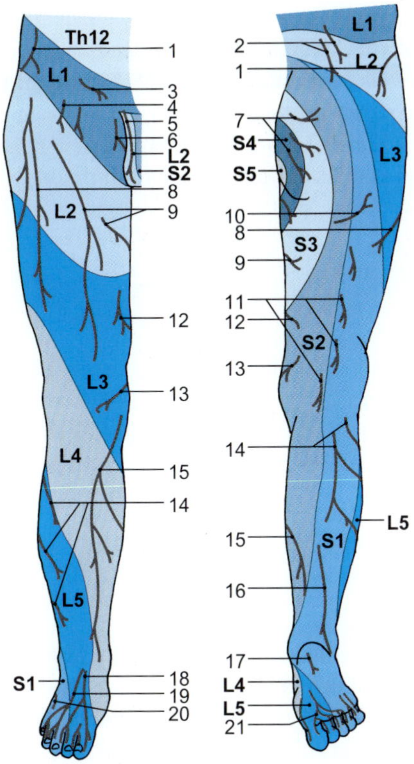

1 – R. cutaneus lateralis des N. iliohypogastricus
2 – Nn. clunium superiores
3 – R. cutaneus anterior des N. iliohypogastricus
4 – Rr. femorales des N. genitofemoralis
5 – R. genitalis des N. genitofemoralis
6 – N. scrotalis anterior des N. ilioinguinalis
7 – Nn. clunium medii
8 – N. cutaneus femoris lateralis
9 – N. cutaneus femoris anterior
10 – N. clunium inferior
11 – N. cutaneus femoris posterior
12 – R. cutaneus des N. obturatorius
13 – R. infrapatellaris des N. saphenus
14 – N. cutaneus surae lateralis
15 – Rr. cutanei cruris medialis des N. saphenus
16 – N. suralis
17 – Rr. calcanei mediales des N. tibialis
18 – N. cutaneus dorsalis medialis
19 – N. cutaneus dorsalis intermedius
20 – N. cutaneus dorsalis lateralis
21 – Nn. digitales plantares

Abb. 3.4 Hautnerven und Dermatome der unteren Extremität [L141, M581]

FRAGE
Welche Strukturen bilden den **Adduktorenkanal**?

Antwort Der Adduktorenkanal ist ein länglicher Spalt, der von den beiden Insertionen des M. adductor magnus und dem Os femoris begrenzt wird, sowie von dem M. vastus medialis und der Membrana vastoadductoria.

FRAGE
Wie ist das **Kniegelenk** aufgebaut?

PLUS Der mediale Meniskus reißt häufiger ein, da er am Lig. collaterale mediale angewachsen ist. Heute wird ein Meniskusriss meist arthroskopisch refixiert, um eine frühzeitige Arthrose zu vermeiden.

Antwort Das Kniegelenk (**Articulatio genus**) besteht knöchern aus den Strukturen: Condylus mediale und laterale mit der dazwischenliegenden Fossa intercondylaris mit ihrer Facies patellaris, der Facies articularis superior tibiae, bestehend aus dem Condylus lateralis und medialis tibiae sowie der Eminentia intercondylaris, und der Patella. Das Fibulaköpfchen hat keine

Verbindung zur Gelenkfläche, sondern besitzt medial eine kleine überknorpelte Fläche, die sich entsprechend am Condylus lateralis tibiae anlagert.

Die **Menisci medialis** und **lateralis** liegen als C-förmige Scheiben auf der tibialen Gelenkfläche. Ventral sind sie über das Lig. transversum genus miteinander verbunden, dorsal zieht das Lig. meniscofemorale posterius vom lateralen Meniskushinterhorn zur lateralen Fläche des medialen Femurkondylus.

FRAGE

Aus welchem Material ist der Meniskus aufgebaut?

Antwort Der Meniskus besteht aus straffem kollagenfaserigem Bindegewebe mit Faserknorpelanteilen. Der laterale Meniskus ist eher kreisförmig, Fasern strahlen in das vordere und hintere Kreuzband ein. Am medialen Meniskus gibt es an beiden Hörnern ein Lig. meniscotibiale anterius und posterius.

FRAGE

Welche **Bandstrukturen** stabilisieren das Kniegelenk?

Antwort Die **seitliche** Stabilität wird von den **Ligg. collateralia tibiale** und **fibulare** sichergestellt. Das laterale Seitenband zieht vom Epicondylus lateralis femoris zum Caput fibulae. Das mediale ist im Gegensatz zum lateralen fest mit der Gelenkkapsel verbunden und zieht vom Epicondylus medialis femoris zur Medialfläche der proximalen Tibia und mit wenigen dorsalen Fasern zum medialen Meniskus. Es ist ein breites flaches Band, wohingegen das laterale Kollateralband rund ist. Beide Bänder stabilisieren das Kniegelenk in Streckstellung und geben ein Kreiseln in Beugestellung frei.

Die **hintere** Kapselwand wird u. a. durch Sehnenbündel der Mm. semimembranosus, popliteus und gastrocnemius verstärkt, die die Stabilität unterstützen. Weitere Bänder sind das Lig. popliteum obliquum und das Lig. popliteum arcuatum, die die dorsale Kapselwand stabilisieren. Die Kreuzbänder als Binnenbänder des Kniegelenks sorgen für eine anteroposteriore Stabilität. Das **Lig. cruciatum anterius** zieht von der Area intercondylaris anterior der Tibia zum lateralen Femurkondylus, das **Lig. cruciatum posterius** zieht von der Area intercondylaris posterior zur lateralen Fläche des medialen Femurkondylus.

KLINIK

Beim Riss der Kreuzbänder kommt es zur **anteroposterioren Instabilität**. Klinisch ist dies im Schubladentest zu diagnostizieren. Die vordere Schublade zeigt den Riss des vorderen Kreuzbandes, die hintere Schublade den des hinteren Kreuzbandes an.

FRAGE

Welche **Bewegungsmöglichkeiten** bestehen im Kniegelenk?

Antwort Das Kniegelenk ist in erster Linie ein **Scharniergelenk**, es kann daher beugen und strecken. Bei gebeugtem Knie sind jedoch auch Rota-

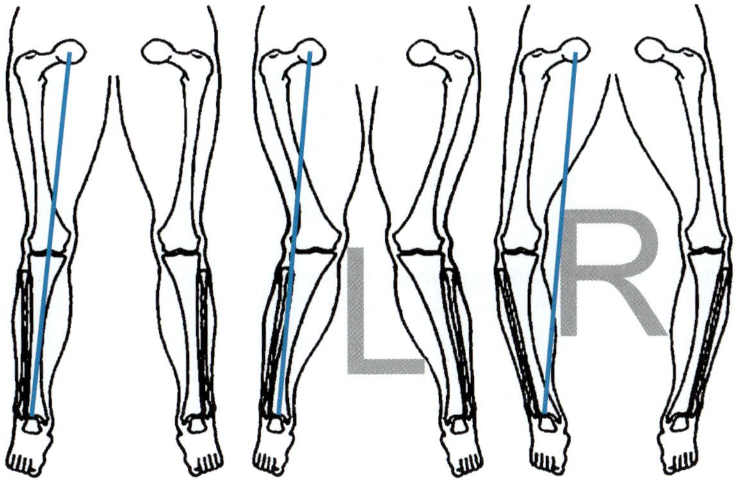

Abb. 3.5 Beinfehlstellung [L141, M581]

tionsbewegungen möglich. Die eigentliche Beugung besteht beim Kniegelenk nur bei den ersten 20° aus einer reinen Beugung, anschließend kommt ein Gleitvorgang der Femurkondylen auf der tibialen Gelenkfläche hinzu. Die Tragachse verläuft beim physiologischen Knie ungefähr durch die Eminentia intercondylaris. Beim Genu valgum liegt die Belastung auf dem äußeren Gelenkspalt, beim Genu varum eher auf dem inneren Gelenkspalt (➤ Abb. 3.5).

KLINIK

Durch die Rotationsmöglichkeit beim gebeugten Knie können in der Hockstellung die Menisken leicht zwischen den Gelenkflächen einklemmen und einreißen. Durch knöcherne Fehlbildungen oder aber auch durch Bandinstabilitäten kann es zu Achsabweichungen des Beines kommen. Hierzu zählen das Genu valgum (X-Bein) und Genu varum (O-Bein) sowie das Genu recurvatum. Physiologisch ist im Erwachsenenalter eine Valgusstellung von ca. 3–5°.

MERKE

Bei einem Genu valgum kann man ein „**L**" zwischen die Beine stellen, bei einem Genu varum passt ein „**R**" dazwischen (➤ Abb. 3.5).

3.4 Unterschenkel und Fuß

FRAGE

Welche **Gefäß-Nerven-Strukturen** sind am Knie und Unterschenkel besonders gefährdet?

Antwort In der Kniekehle läuft das Gefäß-Nerven-Bündel mit der **A.** und **V. poplitea** und dem **N. tibialis**, weiter lateral liegt der N. fibularis communis. Die Arterie liegt dabei am tiefsten und ist lediglich durch einen dünnen Fettkörper von der Femurkondyle getrennt. Bei Frakturen der Femurkondylen oder auch der proximalen Tibia kann die A. poplitea mitverletzt werden. Bei Verschluss der A. poplitea reicht ein Kollateralnetz über das Rete articulare genus meist nicht zur Versorgung des Unterschenkels aus.

Der **N. fibularis** (alt: peronaeus) **communis** trennt sich beim Eintritt in die Fossa poplitea vom N. tibialis und zieht an der Ansatzsehne des M. biceps femoris um das Fibulaköpfchen, wo er nur noch von Faszie und Haut bedeckt ist. Durch äußere und innere Einflüsse ist er an dieser Stelle besonders gefährdet, z. B. durch Druck von außen bei schlechter Lagerung, eine zu hohe Gipskante oder durch eine Fraktur der proximalen Fibula von innen. Er teilt sich im M. peroneus longus in seine beiden Äste, den N. fibularis superficialis und den N. fibularis profundus.

KLINIK

Die Nn. fibularis superficialis und profundus sind beim **Kompartmentsyndrom** besonders gefährdet. Durch eine Drucksteigerung in der entsprechenden Muskelloge kommt es zur ischämischen Muskelnekrose. Da der Nerv durch diese hindurchzieht, wird er übermäßig komprimiert und zeigt Lähmungserscheinungen, die langfristig bestehen bleiben können, wenn die Muskelloge nicht notfallmäßig gespalten wird.

MERKE

Leitungsbahn in der Kniekehle: NIVEA = **N**erv außen – weiter **i**nnen **Ve**ne – dann **A**rterie

FRAGE

Welche **Muskellogen** kennen Sie am Unterschenkel?

Antwort Am Unterschenkel werden drei Muskelkammern unterschieden (➤ Tab. 3.3). Umgeben sind sie alle von der Fascia cruris. Durch die Septa intermuscularia anterius und posterius cruris, die von der Faszie zur Fibula ziehen, sowie durch Fibula, Tibia und Membrana interossea cruris entstehen die folgenden Kammern (➤ Abb. 3.6):

- **Kammer der Peroneusgruppe** mit den Mm. peroneus longus und brevis
- **Flexorenkammer** mit den Mm. gastrocnemius, soleus und plantaris in der oberflächlichen Schicht und tiefer mit den Mm. flexor digitorum longus, tibialis posterior, flexor hallucis longus und popliteus
- **Extensorenkammer** mit den Mm. tibialis anterior, extensor hallucis longus, extensor digitorum longus und inkonstant mit dem M. peroneus tertius

MERKE

Die **Extensoren** des Unterschenkels werden durch den **N. fibularis profundus** versorgt, die **Flexoren** durch den **N. tibialis**.

KLINIK

Bei einer Schädigung des N. fibularis profundus mit Lähmung des M. tibialis anterius überwiegen die Beugemuskeln. Dadurch entsteht der **Steppergang**, da die Fußspitze herunterhängt und die Hüfte und das Knie stärker gebeugt werden muss.

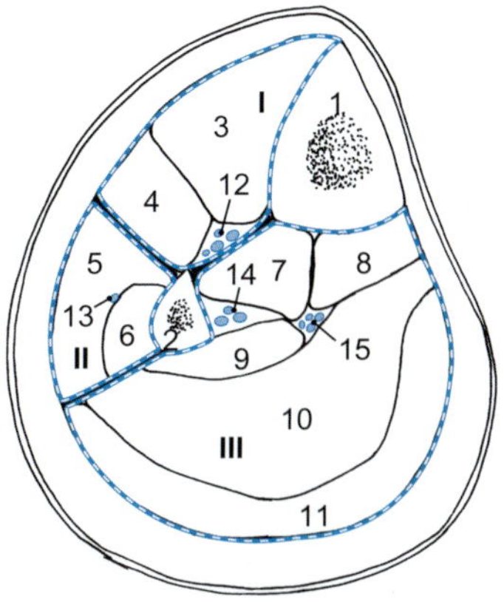

1 – Tibia
2 – Fibula
3 – M. tibialis anterior
4 – M. extensor digitorum longus
5 – M. peroneus longus
6 – M. peroneus brevis
7 – M. tibialis posterior
8 – M. flexor digitorum longus
9 – M. flexor hallucis longus
10 – M. soleus
11 – M. gastrocnemius
12 – A. und V. tibialis anterior und N. fibularis profundus
13 – N. fibularis superficialis
14 – A. und V. peronea
15 – A. und V. tibialis posterior und N. tibialis

I – Muskelloge der Extensoren
II – Muskelloge der Peroneusgruppe
III – Muskelloge der Flexoren

Abb. 3.6 Unterschenkelquerschnitt auf Höhe des proximalen Drittels [L141, M581]

Tab. 3.3 Extensorengruppe, Peroneusgruppe und Flexorengruppe des Unterschenkels

Muskel	Ursprung	Ansatz	Innervation
Extensorengruppe			
M. tibialis anterior	Condylus lateralis tibiae, laterale Fläche der proximalen ⅔ der Tibia, Membrana interossea, Fascia cruris	Plantarfläche des Os metatarsale I und Os cuneiforme I	N. fibularis profundus
M. extensor digitorum longus	Condylus lateralis tibiae, Margo anterior der Fibula, Membrana interossea	Dorsalaponeurose der 2.–5. Zehe	N. fibularis profundus
M. extensor hallucis longus	mediale Fläche der Fibula, Membrana interossea	Endphalanx der Großzehe	N. fibularis profundus
Peroneusgruppe			
M. peroneus longus	Caput fibulae, Septa intermuscularia anterius und posterius, Fascia cruris	plantare Seite des Os metatarsale I, Os cuneiforme mediale	N. fibularis superficialis
M. peroneus brevis	distale Hälfte der Fibula, Septa intermuscularia anterius und posterius	Tuberositas ossis metatarsalis V	N. fibularis superficialis
Flexorengruppe (oberflächliche Schicht)			
M. triceps surae (= M. gastrocnemius und M. soleus, entspricht der Wade)			
M. gastrocnemius	Facies poplitea, Caput mediale am Condylus medialis, Caput laterale am Condylus lateralis des Femurs	vereinigt sich mit M. soleus als Achillessehne am Tuber calcanei	N. tibialis
M. soleus	Caput fibulae und oberes Drittel der Fibula, Arcus tendineus m. solei, Linea m. solei der Tibia	Tuber calcanei (siehe M. gastrocnemius)	N. tibialis
M. plantaris	Condylus lateralis des Femurs	Tuber calcanei	N. tibialis

Tab. 3.3 Extensorengruppe, Peroneusgruppe und Flexorengruppe des Unterschenkels (Forts.)

Muskel	Ursprung	Ansatz	Innervation
Flexorengruppe (tiefe Schicht)			
M. tibialis posterior	Membrana interossea, dorsale Fläche der Tibia, mediale Fläche der Fibula	Tuberositas ossis naviculare, Os cuneiforme I und II, Mittelfußknochen	N. tibialis
M. flexor hallucis longus	distale ⅔ der Fibula, Membrana interossea, Sehne unterkreuzt an der Plantarfläche des Fußes am Chiasma plantae die Sehne des M. flexor digitorum longus	Endphalanx der Großzehe	N. tibialis
M. flexor digitorum longus	dorsale Fläche der Tibia	Endphalangen der 2.–5. Zehe	N. tibialis
M. popliteus	Condylus lateralis des Femur	dorsale Fläche der Tibia, proximal der Linea m. solei	N. tibialis

FRAGE
Welche **Gelenke** am **Fuß** kennen Sie?

Antwort Die Hauptgelenke des Fußes sind das **obere Sprunggelenk** und das **untere Sprunggelenk** mit der Aufteilung in vorderes und hinteres Sprunggelenk. Unterteilt wird das untere Sprunggelenk durch das im Sinus tarsi liegende Lig. talocalcaneum interosseum.

Die Gelenke im Fußwurzelbereich sind Amphiarthrosen, die eine Federung im Längs- und Quergewölbe zulassen. Die **Chopart**-Linie wird aus der Art. tarsi transversa gebildet (Art. calcaneocuboidea und Art. talonavicularis), die **Lisfranc**-Linie aus den Artt. tarsometatarsales.

FRAGE
Wie ist das obere Sprunggelenk aufgebaut?

PLUS Die Bandstrukturen am OSG sind klinisch sehr relevant, da sie bei Supinationstrauma leicht überdehnt werden oder reißen können (häufige Sportverletzung). Dabei soll man grundsätzlich auch die Syndesmose untersuchen, da sie ebenfalls dabei zerreißen kann, auch wenn knöchern keine Fraktur zu erkennen ist.

Antwort Das obere Sprunggelenk (**Articulatio talocruralis**) wird aus der distalen **Tibia** und **Fibula** sowie aus dem **Talus** gebildet. Der Talus ist über drei Gelenkflächen mit der Malleolengabel verbunden. Medial und lateral stabilisieren kräftige Bandstrukturen das obere Sprunggelenk. Dies sind im Einzelnen medial das Lig. deltoideum (= Lig. mediale) vom Innenknöchel fächerförmig zum Talus, Os naviculare und zum Sustentaculum tali am Kalkaneus. Lateral ziehen drei Bandstrukturen von der Fibulaspitze (Malleolus lateralis) als Ligg. talofibulare anterius und posterius zum Talus und als Lig. calcaneofibulare zum Kalkaneus. Damit bei Belastung Tibia und Fibula durch den Talus nicht auseinandergedrängt werden, werden sie durch die **Membrana interossea** stabilisiert. Diese dient zur Abfederung bei Druckbelastung, als Muskelansatz und als Trennwand zwischen Beuge- und Streckmuskeln. Distal wird sie durch die Ligg. tibiofibularia anterius und posterius zur **Syndesmosis tibiofibularis** verstärkt.

KLINIK

Die gebräuchlichste Einteilung von Außenknöchelfrakturen am Sprunggelenk erfolgt nach Weber.

- Bei einer **Weber-A-Fraktur** ist der Außenknöchel unterhalb der Syndesmose gebrochen.
- Frakturen auf Höhe der Syndesmose fallen in die Kategorie der **Weber-B-Frakturen**. Dabei ist die Syndesmose oft mit verletzt.
- Die **Weber-C-Fraktur** umfasst alle Frakturen oberhalb der Syndesmose, wobei hier die Syndesmose immer mit verletzt ist. Eine **Maissonneuve-Fraktur** ist eine hohe Weber-C-Fraktur, bei der die Fibula im oberen Drittel frakturiert sein kann und die Membrana interossea rupturiert ist. Diese wird häufig übersehen.

FRAGE

Welche **Bewegungsmöglichkeiten** gibt es in den Sprunggelenken?

Antwort Als Scharniergelenk kann das obere Sprunggelenk eine **Dorsalflexion** von ca. 20° und eine **Plantarflexion** von ca. 30° ausführen. Die Dorsalflexion, auch als Extension bezeichnet, wird durch die Mm. tibialis anterior, extensor hallucis longus und extensor digitorum longus erreicht, die Plantarflexion durch die Mm. soleus, gastrocnemius, tibialis posterior, flexor hallucis longus und flexor digitorum longus (➤ Tab. 3.4). Im unteren Sprunggelenk sind eine Supination (Heben des medialen Fußrandes) bis 50° und eine Pronation (Heben des lateralen Fußrandes) bis 30° möglich.

FRAGE

Welche **Fußfehlformen** kennen Sie und wodurch sind sie entstanden?

Antwort Am Fuß existiert ein **Längs-** und ein **Quergewölbe**. Das Längsgewölbe streckt sich vom Kalkaneus bis zu den Metatarsalköpfchen. Kommt es zu einer Insuffizienz der aktiven und/oder passiven Stabilisatoren, so entstehen Fußdeformitäten.

- Beim **Plattfuß** ist das Längsgewölbe abgeflacht,
- beim **Hohlfuß** ist es überhöht.
- Der **Spreizfuß** entsteht durch eine Abflachung des Quergewölbes insbesondere im Bereich der Mittelfußknochen.
- Der **Hackenfuß** entsteht durch eine starke Dorsalflexionsstellung aufgrund einer Lähmung der Unterschenkelflektoren (Ausfall des N. tibialis).
- Dahingegen liegt dem **Spitzfuß** eine Lähmung der Extensoren (N. fibularis profundus, ➤ Tab. 3.4) zugrunde. Dies kann jedoch auch durch eine lange Zeit der Bettlägerigkeit verursacht sein, da die Plantarflexoren funktionell überwiegen.
- Beim **Klumpfuß** ist der innere Fußrand angehoben und die laterale Fußkante steht nach plantar (Supinationsstellung).
- Der **Knickfuß** entsteht durch Verschiebung des Talus auf dem Kalkaneus nach medial (Valgusstellung).
- Ein **Senkfuß** ist eine Kombination aus Knick- und Plattfuß.

Tab. 3.4 Fußmuskeln

Muskel	Ursprung	Ansatz	Innervation
Muskeln des Fußrückens			
M. extensor hallucis brevis	Dorsalfläche des Kalkaneus	Grundphalanx der Großzehe	N. fibularis profundus
M. extensor digitorum brevis	Kalkaneus	Dorsalaponeurose der 2.–4. Zehe	N. fibularis profundus
Muskeln des Großzehenballens			
M. abductor hallucis	Tuber calcanei, Aponeurosis plantaris	Grundphalanx der Großzehe, mediales Sesambein	N. plantaris medialis
M. flexor hallucis brevis	Ossa cuneiformia, Lig. plantare longum, Sehne des M. tibialis posterior	Caput mediale am medialen Sesambein und Grundphalanx der Großzehe, Caput laterale am lateralen Sesambein und Grundphalanx der Großzehe	N. plantaris medialis und lateralis
M. adductor hallucis	Caput obliquum am Os cuboideum, Os cuneiforme und 2.–4. Mittelfußknochen, Caput transversum an Gelenkkapsel des 3.–5. Zehengrundgelenks	laterales Sesambein und Kapsel des Großzehengrundgelenks	N. plantaris lateralis
Muskeln der mittleren Fußsohle			
M. flexor digitorum brevis	Tuber calcanei, Aponeurosis plantaris	Basis der Mittelphalangen der 2.–5. Zehe	N. plantaris medialis
M. quadratus plantae	Kalkaneus	Sehne des M. flexor digitorum longus	N. plantaris lateralis
Mm. lumbricales	Sehne des M. flexor digitorum longus	Dorsalaponeurose der 2.–5. Zehe	N. plantaris medialis und lateralis
Mm. interossei dorsales und plantares	an den einander zugewandten Seiten der Metatarsalknochen	Grundphalangen der 2.–4. Zehe, Dorsalaponeurose	N. plantaris lateralis
Muskeln des Kleinzehenballens			
M. abductor digiti minimi	Tuber calcanei, Aponeurosis plantaris	Grundphalanx der Kleinzehe	N. plantaris lateralis
M. flexor digiti minimi brevis	Lig. plantare longum, Os metetarsale V	Grundphalanx der Kleinzehe	N. plantaris lateralis
M. opponens digiti minimi	Lig. plantare longum, Mittelfußknochen	Grundphalanx der Kleinzehe	N. plantaris lateralis

Meist sind die Fehlstellungen am Fuß Kombinationen aus all diesen Fehlstellungen.

MERKE Bei bettlägerigen Patienten ist es wichtig, den Fuß immer im rechten Winkel zu halten, z. B. durch eine Schaumstoffschiene oder Gipsschale, um der Entwicklung von Fußfehlformen vorzubeugen.

KLINIK

Zur Diagnostik der Durchblutung am Bein ist der Pulsstatus sehr entscheidend, da er leicht klinisch getestet werden kann. Der Tastbefund kann bei Durchblutungsstörungen, wie sie bei Rauchern oder Diabetikern auftreten können, ein wichtiger klinischer Hinweis sein. Die **A. femoralis** ist in der Leistenbeuge (Fossa iliopectinea) leicht tastbar. Im weiteren Verlauf kann die **A. poplitea** bei gebeugtem Knie in der Kniekehle getastet werden. Nach Aufspaltung in die Aa. tibialis anterior und posterior kann auf dem Fußrücken die **A. tibialis anterior** getastet werden. Die **A. tibialis posterior** zieht in der Flexorenloge mit dem N. tibialis um den Innenknöchel, wo sie ebenfalls gut tastbar liegt und sich anschließend in die Aa. plantaris medialis und lateralis aufspaltet.

KAPITEL

4 Rumpfwand

4.1 Wirbelsäule und Rücken

FRAGE
Erläutern Sie den **Aufbau** der Wirbelsäule!

Antwort Die Wirbelsäule unterteilt sich in die Halswirbelsäule (HWS) mit sieben Wirbelkörpern, die zwölf Brustwirbelkörper (BWK) und die Lendenwirbelsäule (LWS), die aus fünf Wirbelkörpern besteht. Das Os sacrum (Kreuzbein) sind die miteinander verschmolzenen fünf Kreuzwirbel, es bildet die Verbindung zum Becken über das Sakroiliakalgelenk. Das Steißbein (Os coccygeus) ist ein Rudiment des bei vielen Tieren vorkommenden Schwanzes.

FRAGE
Nennen Sie die **Unterschiede** zwischen den einzelnen Wirbeln!

Antwort Jeder Wirbel ist aus einem Wirbelkörper (Corpus vertebrae) und dem Wirbelbogen (Arcus vertebralis) aufgebaut. Der Wirbelbogen wiederum besteht aus den beiden Pediculi arcus vertebralis (Wurzel), die durch die Lamina arcus vertebralis und den Wirbelkörper das Foramen vertebrale bilden. Dorsal sitzt der Processus spinosus, lateral die beiden **Processus transversi** (➤ Abb. 4.1).

PLUS Ist der 5. Lendenwirbelkörper mit dem Sakrum verwachsen, spricht man von **Sakralisation**, anders handelt es sich bei einem losgelösten 1. Sakralwirbel um eine **Lumbalisation**.

Die **Halswirbel** haben, abgesehen vom ersten und zweiten Wirbel, einen kleinen Wirbelkörper und bilden ein großes Foramen vertebrale. Der Processus transversus umschließt das Foramen transversarium, in der die A. vertebralis verläuft. Die Dornfortsätze sind beim 2.–6. Wirbelkörper gespalten. Erkennungszeichen der **Brustwirbel** stellen die Gelenkflächen zu den Rippen dar (Fovea costalis inferior und superior sowie Processus transversi). Die **Lendenwirbel** sind die kräftigsten Wirbel. Der Processus transversus ist nur als rudimentärer Processus accessorius vorhanden. Stattdessen existieren hier ein Processus costalis, ein Rippenrudiment sowie ein Processus mamillaris.

Eine anatomische Sonderstellung nehmen erster und zweiter Halswirbel ein. Der **Atlas** (erster Halswirbel) besteht aus einem kleinen Arcus anterior und einem Arcus posterior. Beide Arci werden durch die Massa lateralis miteinander verbunden, die wiederum die Gelenkverbindung zum Kopf bilden. Der **Axis** (zweiter Halswirbel) besteht neben Körper und Bogen aus dem Dens axis, der über die Facies articularis anterior und posterior mit der Fovea dentis des Atlasbogens korrespondiert.

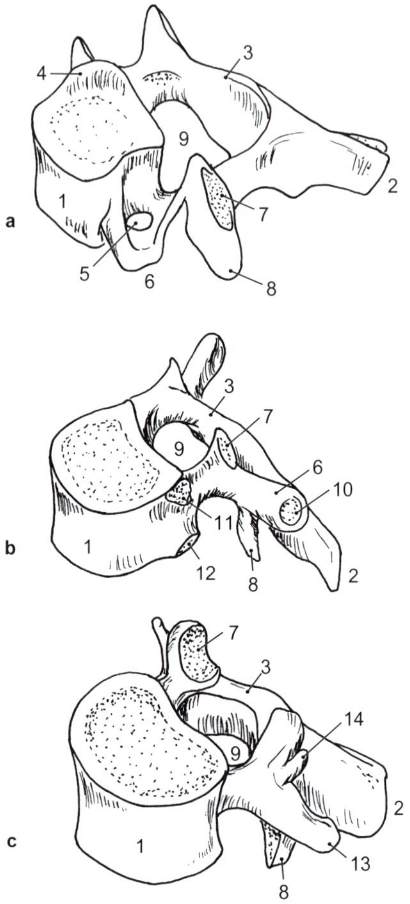

a – Halswirbelkörper
b – Brustwirbelkörper
c – Lendenwirbelkörper

1 – Corpus vertebrae
2 – Proc. spinosus
3 – Arcus vertebrae
4 – Uncus corporis
5 – Foramen proc. transversi
6 – Proc. transversus
7 – Proc. articularis superior
8 – Proc. articularis inferior
9 – Foramen vertebrale
10 – Fovea costalis transversalis
11 – Fovea costalis superior
12 – Fovea costalis inferior
13 – Proc. costalis
14 – Proc. accessorius

Abb. 4.1 Aufbau eines Wirbelkörpers [L141, M581]

KLINIK

Es gibt an der Wirbelsäule diverse Anlagevariationen. So können einzelne Wirbel miteinander als **Blockwirbel** verschmolzen oder einige Teile der Wirbel nicht entwickelt sein. Es kommt zur **Keilwirbelbildung** und damit möglicherweise zur Skoliose, bei fehlendem Bogenschluss kann eine **Spina bifida** resultieren, oder es kommt zum Wirbelgleiten aufgrund einer Spaltbildung im Wirbelbogen (**Spondylolisthese**).

FRAGE

Aus welchen Strukturen wird das **Foramen intervertebrale** gebildet?

Antwort Das Foramen intervertebrale wird durch die Wurzeln der Wirbelbögen begrenzt. Kranial liegt die Incisura vertebralis inferior, kaudal die Incisura vertebralis superior des darunterliegenden Wirbels. Durch das Foramen treten die Spinalnerven aus dem Canalis vertebralis aus.

FRAGE
Wie sind die **Wirbel** untereinander **verbunden**?

Antwort Verbunden sind die Wirbel miteinander zum einen über die **Bandscheiben** (Disci intervertebrales) und zum anderen über die **Processus articulares superior** und **inferior**. Zusätzlich stärken Bandstrukturen den Halt der Wirbelsäule. Die Bandscheibe besteht aus dem Anulus fibrosus aus Faserknorpel, in dessen Mitte der gallertige Nucleus pulposus sitzt.

Die Wirbelkörper werden durch die **Ligg. longitudinale anterius** und **posterius** stabilisiert, wobei das anteriore Band deutlich kräftiger ist. Sie gehen über in die **Ligg. sacrococcygeum anterius** und **posterius profundum**. An den Wirbelbögen laufen die **Ligg. flava** innerhalb des Foramen vertebrale, wo sie die dorsale Wand bilden. Sie besitzen überwiegend elastische Fasern. Die **Ligg. interspinalia** (zwischen den Dornfortsätzen verlaufend) gehen im Nackenbereich in die **Ligg. nuchae** über. Sie verhindern insbesondere im Nacken eine übermäßige Ventralflexion, wie sie z. B. bei einem Schleudertrauma auftritt, haben aber im Brustwirbelsäulenbereich nur eine untergeordnete Funktion. Das **Lig. supraspinale** zieht über die Dornfortsatzspitzen und ist im Lumbalbereich am kräftigsten ausgebildet. Zusätzlich verlaufen **Ligg. intertransversaria** zwischen den Processus transversi bzw. accessorii.

KLINIK
Mit zunehmendem Alter nimmt der kolloidosmotische Druck im Nucleus pulposus ab und es kommt zur Verformung, die bis zum Austritt des Gallertkerns über den Anulus fibrosus führen kann (**Bandscheibenvorfall**). Drängt die Masse aus fibrösem und gallertigem Gewebe in den Spinalkanal, kann es zur Kompression einer Nervenwurzel und damit zu neurologischen Schädigungen kommen.

FRAGE
Welche **Bewegungsmöglichkeiten** sind in den einzelnen Abschnitten der Wirbelsäule möglich?

Antwort Da die Processus articulares der einzelnen Wirbel sich in Form und Stellung unterscheiden, sind auch verschiedene Bewegungsmuster möglich:

- In der **Halswirbelsäule** liegen die Wirbelbogengelenke **fast horizontal** und erlauben damit ausgedehnte Bewegungen in der Rotation um die Längsachse aber auch in der Ventral- und Dorsalflexion sowie eine Seitwärtsneigung.
- Hingegen sind die Gelenkflächen der **Brustwirbel fast frontal** gestellt. Zudem reichen die Dornfortsätze weit nach kaudal, was zusammen eine Rückneigung kaum zulässt aber eine starke Vorbeugung ermöglicht. Ebenso ist eine Seitneigung möglich, eine Rotation nur im unteren Brustwirbelsäulenbereich.
- An der **Lendenwirbelsäule** stehen die Procc. articulares **sagittal**, wodurch eine Seitneigung gut möglich ist, jedoch eine Rotation um die Längsachse fast aufgehoben ist.

FRAGE

Wo würden Sie eine **Lumbalpunktion** zur Gewinnung von Liquor durchführen?

Antwort Der Liquor wird aus dem Rückenmark gewonnen. Dazu wird eine Nadel am besten zwischen den Dornfortsätzen des 3. und 4. oder des 4. und 5. Lumbalwirbels eingestochen. Nach Durchdringen der relativ harten Dura mater gelangt man in den Liquorraum.

FRAGE

Welche **Form** beschreibt die Wirbelsäule?

PLUS In der Frontalebene ist die Wirbelsäule orthograd. Bei Verbiegung spricht man von links- oder rechts-konvexer **Skoliose**. Übermäßige Kyphosierung oder Lordosierung, häufig durch Haltungsschwächen, führt zu Flach-, Rund- oder Hohlrundrücken.

Antwort Die Wirbelsäule besteht aus einer **doppelten S-Form**. Im Einzelnen sind dies die **Hals- und Lendenlordose** sowie die **Brust- und Steißbeinkyphose**. Die Brustkyphose erweitert den Thorax für die thorakalen Organe.

Mit zunehmendem Alter nimmt die Elastizität und damit auch die Höhe der Bandscheiben ab. Zudem kann es zu Sinterungen und keilförmiger Verformung einzelner Wirbelköper kommen. Dadurch verstärkt sich insbesondere die Brustkyphose (Witwenbuckel).

FRAGE

Welche **Funktionen** hat die Wirbelsäule?

Antwort Da der Mensch aufrecht geht, soll die Wirbelsäule eine **Stützfunktion** bewirken und als eine Art **federnder Stoßdämpfer** z. B. des Kopfes (insbesondere des Gehirns) dienen. Zusätzlich bietet sie durch den Canalis vertebralis einen **Schutz für das Rückenmark**. Viele Muskeln setzen an den Wirbelkörpern und den Bändern an. Außerdem trägt sie durch die Vielzahl der Gelenke zur guten Beweglichkeit des Rumpfes bei.

FRAGE

Beschreiben Sie die **autochthone Rückenmuskulatur**!

Antwort Die Rückenmuskulatur besteht aus einer oberflächlichen und aus einer tiefen Schicht (➤ Tab. 4.1). Als Gesamtmuskel wird die tiefe autochthone Schicht als **M. erector spinae** bezeichnet. Sie liegt dem Skelett direkt auf und wird von den Rr. posteriores der Spinalnerven innerviert. Durch diese Muskulatur sind alle Bewegungen der Wirbelsäule und die Sicherung der aufrechten Körperhaltung möglich. Die Fascia thoracolumbalis – im Nacken geht sie in die Fascia nuchae über – umhüllt die autochthone Muskulatur.

Eine weitere Unterteilung splittet die Muskeln in einen medialen Muskelstrang mit dem spinalen und dem transversospinalen System und in einen lateralen Strang mit einem sakrospinalen, einem spinotransversalen und einem intertransversalen System.

Tab. 4.1 Autochthone Rückenmuskulatur (M. erector spinae)

Muskel	Ursprung	Ansatz	Innervation
Medialer Strang			
spinales System (Mm. spinales, Mm. interspinales)	Procc. spinosi	Procc. spinosi, überspringen mindestens einen Wirbel	Rr. posteriores der Spinalnerven
transversospinales System (Mm. semispinales, Mm. multifidi, Mm. rotatores)	Os occipitale bzw. Querfortsätze	Dornfortsätze	Rr. posteriores der Spinalnerven
Lateraler Strang			
sakrospinales System (Mm. iliocostales, Mm. longissimi)	Os sacrum, Wirbel und Rippen	Wirbel und Rippen	Rr. posteriores der Spinalnerven
spinotransversales System (M. splenius capitis, M. splenius cervicis)	Dornfortsätze	Querfortsätze	Rr. posteriores der Spinalnerven
intertransversales System (Mm. intertransversarii)	Querfortsätze	Querfortsätze	Rr. posteriores der Spinalnerven
Kurze Nackenmuskulatur			
M. rectus capitis posterior major	Dorn des Axis	mittleres Drittel der Linea nuchae inferior	N. suboccipitalis
M. rectus capitis posterior minor	Tuberculum posterius des Atlas	mediales Drittel der Linea nuchae inferior	N. suboccipitalis
M. obliquus capitis superior	Atlasquerfortsatz	laterales Drittel der Linea nuchae inferior	N. suboccipitalis
M. obliquus capitis inferior	Dornfortsatz des Axis	Atlasquerfortsatz	N. suboccipitalis

FRAGE

Aus welchen Muskeln ist die **oberflächliche** Nackenschicht aufgebaut?

Antwort Der Nacken wird anatomisch von der Linea nuchae, dem 7. Halswirbel sowie lateral vom Akromion begrenzt. Dorsal fällt äußerlich der **M. trapezius** auf, der einen rautenförmigen Sehnenspiegel besitzt. Der **M. sternocleidomastoideus** hat seinen Ursprung am Mastoid und zieht dann nach ventrokaudal zum Sternum und zur medialen Klavikula. Darunter verläuft der **M. splenius capitis**.

4.2 Brustwand

FRAGE

Aus welchen **knöchernen Elementen** besteht der Brustkorb?

Antwort Der Thorax besteht aus dem **Sternum** ventral, den **zwölf Rippenpaaren** und den **zwölf Brustwirbeln**. Das Sternum ist ein platter Knochen, der wiederum unterteilt ist in das Manubrium sterni, das Corpus sterni und den Processus xiphoideus. Am Manubrium ist der Ansatz der Klavi-

PLUS Im Halsbereich verschmelzen die Querfortsätze manchmal nicht mit den Halswirbeln. So entstehen **Halsrippen**, die zu Gefäßengpässen oder auch neurologischen Störungen durch Druck auf den Plexus brachialis führen können.

kula und der obersten 1¾ Rippen. Am Übergang zum Corpus ist auch äußerlich der Angulus sterni (Brustbeinwinkel) tastbar, auf dessen Höhe die zweite Rippe ansetzt. Das Sternum steht mit der 1.–7. Rippe direkt in Verbindung (Costae verae). Die 8.–10. Rippe ist über den knorpeligen Rippenbogen (Arcus costalis) verbunden (Costae spuriae). Die 11. und 12. Rippe enden frei in der Brustwand (Costae fluctuantes). Am Unterrand jeder Rippe befindet sich der Sulcus costae, in dem die Interkostalgefäße und -nerven laufen.

FRAGE

Welche **Muskeln** sind zwischen den **Rippen** zu finden?

Antwort Zwischen den Rippen befinden sich die **Interkostalmuskeln** (➤ Tab. 4.2). Dazu gehören die Mm. intercostales externi, interni und intimi, die Mm. subcostales und der M. transversus thoracis.

Tab. 4.2 Interkostalmuskeln

Muskel	Ursprung	Ansatz	Innervation
Mm. intercostales externi	äußerer Unterrand einer Rippe schräg von hinten oben nach vorn unten (Inspiration)	Oberrand der darunterliegenden Rippe	Rr. ventrales der Nn. intercostales
Mm. intercostales interni	innerer Oberrand einer Rippe im rechten Winkel zu den Mm. externi (Exspiration)	Sulcus costae	Rr. ventrales der Nn. intercostales
Mm. intercostales intimi	innerer Oberrand einer Rippe, zwischen interni und intimi verlaufen Gefäße und Nerven	Sulcus costae	Rr. ventrales der Nn. intercostales
Mm. subcostales	sehnig am oberen Rand der unteren Rippe	dorsale Seite der übernächsten Rippe	Rr. ventrales der Nn. intercostales
M. transversus thoracis	Innenseite des Corpus sterni und Proc. xiphoideus	Unterrand des 2.–6. Rippenknorpels	Rr. ventrales der Nn. intercostales

FRAGE

Benennen Sie den **Verlauf der A. thoracica interna** mit ihren Ästen!

Antwort Die A. thoracica interna entspringt aus der **A. subclavia** und zieht etwa 1 cm lateral des Sternalrandes vor der Pleura costalis in der Fascia endothoracica abwärts. Sie teilt sich auf Höhe des 6. Interkostalraums in die **A. musculophrenica** und die **A. epigastrica superior**. Auf dem Weg durch den Thorax gibt sie die A. pericardiacophrenica ab, die Rr. intercostales anteriores, die Rr. thymici und mediastinales sowie die Rr. sternales und perforantes. Die A. epigastrica superior zieht in der **Rektusscheide** abwärts und anastomisiert mit der A. epigastrica inferior, mit der sie bei Verschluss der Aorta einen Kollateralkreislauf bilden kann.

FRAGE

Was wissen Sie über den Aufbau des **Zwerchfells**?

Antwort Das **Diaphragma** ist wie eine Halbkugel gestaltet. Es bildet den Boden des Thorax und das Dach des Abdomens. Es handelt sich um eine muskulös-sehnige Platte, die sich ringförmig von der unteren Thoraxapertur bis in die zentrale Sehnenplatte (Centrum tendineum) spannt. Es besteht aus der **Pars lumbalis** mit Crus dextrum und sinistrum, die sich jeweils noch in das Crus mediale und laterale aufteilen, sowie aus der **Pars costalis** und der **Pars sternalis**.

FRAGE
Können Sie die **Lücken** und die jeweils **hindurchtretenden Strukturen** aufzählen?

Antwort Es gibt folgende Öffnungen im Zwerchfell:
- den **Hiatus aorticus** zwischen den beiden Crura medialia der Pars lumbalis, der durch das Lig. arcuatum medianum verstärkt wird und die **Aorta descendens** und den **Ductus thoracicus** hindurchtreten lässt
- den **Hiatus oesophageus** in der Pars lumbalis, der den **Ösophagus** sowie die **Trunci vagales** anterior und posterior hindurchlässt
- das **Foramen v. cavae** im Centrum tendineum, durch das die **V. cava inferior** und der R. phrenicoabdominalis des rechten **N. phrenicus** hindurchtreten
- den **medialen Lumbalspalt** mit N. splanchnicus major und **V. azygos** (rechts) bzw. **V. hemiazygos** (links)
- den **lateralen Lumbalspalt** zwischen Crus mediale und laterale, der den **Truncus sympathicus** und den N. splanchnicus minor führt
- das **Bochdalek-Dreieck** als muskelschwache Stelle zwischen Pars lumbalis und Pars costalis
- die **Larrey-Spalte** (Trigonum sternocostale) zwischen Pars sternalis und Pars costalis, durch das die **A. und V. epigastrica superior** hindurchtreten

KLINIK
Gerade in den muskelschwachen Stellen des Zwerchfells wie dem Bochdalek-Dreieck können **Zwerchfellhernien** entstehen. Dies können angeborene Hernien sein, aber insbesondere im Hiatus oesophagus auch erworbene nichttraumatische Hernien. In allen Fällen können sich Baucheingeweide mit Peritoneum und Pleura in die Lunge vorwölben und diese z. T. stark komprimieren.

FRAGE
Wie wird das Zwerchfell **innerviert**?

Antwort Der **N. phrenicus** innerviert motorisch das Diaphragma. Er zieht rechts durch das Foramen v. cavae, links hinter der Herzspitze entlang. Sensible Fasern ziehen als Rr. phrenicoabdominales rechts durch das Foramen v. cavae zur Leber und Gallenblase, links durch den Hiatus oesophagus zur Bauchspeicheldrüse. Da die Muskulatur des Zwerchfells aus den zervikalen Myotomen entsteht, wachsen auch **Nervenfasern aus C3–5** in das Septum transversum ein, die sich dann zum N. phrenicus vereinigen.

PLUS Schmerzen im Bereich der Leber und Gallenblase können daher in die rechte Schulter ausstrahlen, Schmerzen der Bauchspeicheldrüse in die linke Schulter.

4.3 Bauchwand

FRAGE
Wie ist die Bauchwand **aufgebaut**?

Antwort Die Bauchwand kann man in drei Schichten einteilen. Die **oberflächliche Schicht** besteht aus der Haut, der Unterhaut mit z. T. starken Fetteinlagerungen und aus der oberflächlichen Bauchfaszie (Fascia abdominis superficialis). Die **mittlere Schicht** enthält die Muskel-Sehnen-Platte zwischen Thorax und Becken, die innere Bauchfaszie (Fascia transversalis) und die Lendenwirbelsäule. Die **tiefe Schicht** ist die Grenzschicht zur Peritonealhöhle mit dem parietalen Bauchfell und einem bisweilen kräftigen subserösen Bindegewebslager.

Muskeln der ventralen Bauchwand sind:

- der M. rectus abdominis, dessen Fasern vertikal verlaufen
- die Mm. obliquus externus und internus abdominis, deren Fasern schräg ziehen sowie
- der M. transversus abdominis mit horizontal verlaufenden Fasern (➤ Tab. 4.3).

Die **dorsale** Bauchwand wird vom M. quadratus lumborum gebildet.

Tab. 4.3 Bauchmuskeln

Muskel	Ursprung	Ansatz	Innervation
M. obliquus externus abdominis	Außenseite der 5.–12. Rippe, von hinten oben nach vorne unten (entspr. Mm. intercostales externi)	Linea alba, Crista iliaca und Lig. inguinale	Nn. intercostales V–XII
M. obliquus internus abdominis	Fascia thoracolumbalis, Linea intermedia der Crista iliaca, Spina iliaca anterior superior, laterale Hälfte des Lig. inguinale, verläuft z. T. senkrecht zum M. obliquus externus abdominis	9.–12. Rippe, Linea alba	Nn. intercostales VIII–XII, N. iliohypogastricus, N. Ilioinguinalis
M. transversus abdominis	Innenseite der 7.–12. Rippe, Fascia thoracolumbalis, Labium internum der Crista iliaca, laterales Drittel des Lig. inguinale	Transversus-Aponeurose geht mit Linea semilunaris in die Rektusscheide über	Nn. intercostales VII–XII, N. iliohypogastricus, N. ilioinguinalis
M. cremaster	entsteht durch Fasern der Mm. obliquus internus abdominis und transversus abdominis	begleitet beim Mann den Samenstrang bis zum Hoden	R. genitalis des N. genitofemoralis
M. rectus abdominis (ventraler Bauchmuskel)	sternale Enden der 5.–7. Rippe, Proc. xiphoideus	Symphyse, Tuberculum pubicum, wird durch 3–4 Intersectiones tendineae in unabhängige Abschnitte unterteilt	Nn. intercostales V–XII
M. pyramidalis (fehlt bei 20 % der Menschen)	Symphyse, Crista pubica	Linea alba	N. subcostalis
M. quadratus lumborum (hinterer Bauchmuskel)	Crista iliaca, Lig. iliolumbale	12. Rippe, Proc. costalis des 1.–4. Lendenwirbels	N. subcostalis, Plexus lumbalis

FRAGE

Welche **Schwachstellen** der Bauchwand kennen Sie, und welche Folgen können diese verursachen?

Antwort Die Bauchwand wird zum überwiegenden Teil von Muskelschichten gebildet. Im Bereich der **Linea alba**, insbesondere kranial des Bauchnabels und lateral des M. rectus abdominis, fehlt jedoch eine muskuläre Deckung. Hier ist eine **Rektusdiastase** möglich, die zu einer epigastrischen Hernie führen kann. Am **Nabel** wird die Durchtrittsstelle der Umbilikalgefäße postnatal durch einen Bindegewebspropf ausgefüllt, der durch hohen intraabdominellen Druck durch eine **Umbilikalhernie** verdrängt werden kann. Zeitlebens durchdringt der **Leistenkanal** die Bauchwand, der ebenfalls einen Loci minoris resistentiae darstellt, auch wenn er schräg über mehrere Zentimeter die Bauchwand passiert (➤ Kap. 3.2).

KLINIK

Bei einer **lateralen Leistenhernie** liegt die Bruchpforte in der lateralen Leistengrube (Fossa inguinalis lateralis), lateral von der A. epigastrica inferior. Der Bruchsack schiebt sich im Leistenkanal innerhalb des Samenstranges vor. Eine **mediale Leistenhernie** ist immer erworben. Der Bruchsack schiebt sich duch die Fossa inguinalis medialis und besteht aus Peritoneum und Fascia transversalis.

FRAGE

Durch welche Schichten schneiden Sie, wenn Sie im rechten Unterbauch, z. B. zur Appendektomie, den Darm darstellen möchten?

Antwort Nach Durchtrennung der Hautschichten und Darstellung des Unterhautfettgewebes (Cutis, Tela subcutanea) trifft man auf die oberflächliche **Bauchfaszie**. Medial liegt zwischen dieser Faszie und dem M. rectus abdominis die **Lamina anterior der Rektusscheide**, etwas weiter lateral trifft man auf die Muskelschichten der Mm. obliqui externus und internus sowie transversus abdominis mit jeweils dünnen Muskelfaszien, die man möglichst im Faserverlauf durchtrennt. Anschließend folgt die **Fascia transversalis**, die direkt auf dem **Peritoneum** liegt.

KLINIK

Bei einem Verschluss der Pfortader kann sich ein Kollateralkreislauf an der Bauchwand entwickeln. Das **Pfortadersystem** anastomisiert mit den oberflächlichen und tiefen Venen der Bauchwand in der Nabelregion durch die **Vv. paraumbilicales**. Diese verlaufen im Lig. teres hepatis. Bei einer Stauung der V. porta weiten sich die geschlängelten Bauchwandvenen zum **Caput medusae** und transportieren das Blut nach kranial in das Gebiet der V. cava superior oder nach kaudal in das der V. cava inferior.

4.4 Weibliche Brust

FRAGE
Beschreiben Sie den **Aufbau** der weiblichen Brust!

Antwort Die **Mamma** besteht aus Drüsen-, Fett- und Bindegewebe, das in der Subkutis liegt. Die **Glandula mammaria** besteht aus 15–20 Lobi. Zwischen diesen Lobi liegt Fettgewebe, das durch Bindegewebe zu einem Körper zusammengehalten wird. Das Fettgewebe bestimmt durch seine Fülle die Straffheit der Brust, das Bindegewebe durch seine Anordnung die Form. Weitere Faktoren wie Alter, Hauttyp, Körperhaltung und Stillperioden beeinflussen die Form zudem.

Die Brust liegt bei der jungen liegenden Frau auf Höhe der 3.–6. Rippe und liegt der Brustfaszie direkt an. Durch die **Ligg. suspensoria mammaria** ist die Dermisschicht der Mamma mit der Brustfaszie verbunden. Diese Faserzüge können sich nach mehreren Schwangerschaften und im Alter lockern. Die **Papilla mammaria** liegt im stärker pigmentierten Warzenhof (Areola mammae). Im Randbereich der Areola liegen kreisförmig angeordnet **apokrine Glandulae areolares** zur Befeuchtung der Papille beim Saugvorgang des Säuglings (➤ Abb. 4.2).

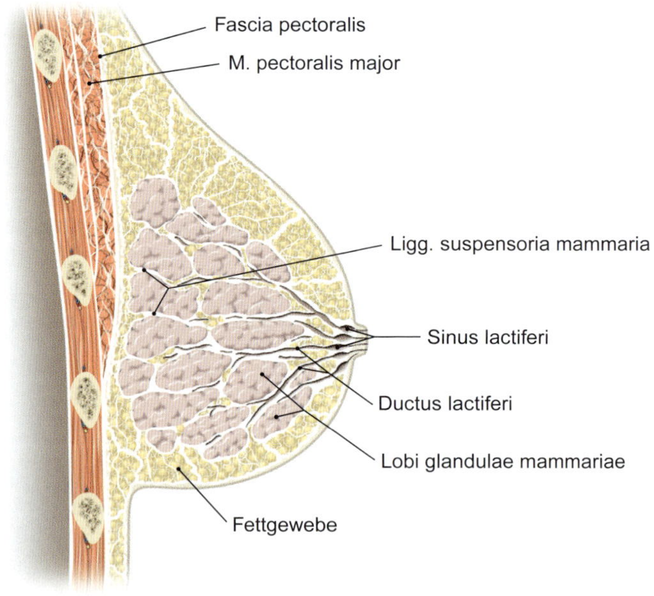

Abb. 4.2 Weibliche Brust mit Brustdrüse [L127]

FRAGE
Wie verändert sich eine ruhende in eine **laktierende** Glandula mammaria?

Antwort Die **Milchgänge** beginnen bereits ab dem 2. Schwangerschaftsmonat aufgrund des Östrogeneinflusses zu sprossen und sich weiter aufzuzweigen. In der Mitte der Schwangerschaft bilden sich zunehmend mehr **Alveolen** aus den seiten- und endständigen Knospen. Dies geschieht unter dem Einfluss von **Progesteron**. Ab dem 8. Schwangerschaftsmonat bewirkt **Prolaktin** die Bildung der Vormilch (Kolostrum). Wenige Tage nach der Geburt beginnt die eigentliche Milchsekretion.

FRAGE
Welche **Lymphknoten** sind bei einer Entzündung der Brustdrüse befallen?

Antwort Über ein oberflächliches und ein tiefes Lymphgefäßsystem, die miteinander korrespondieren, gelangt Lymphe aus der Mamma zur **Achselhöhle** (Nodi lymphatici axillares pectorales, centrales und apicales, und Nodi lymphatici cervicales laterales profundi), zum **M. pectoralis major** (Nodi lymphatici axillares interpectorales) oder durch die **Brustwand** zu den Nodi lymphatici parasternales und intercostales.

PLUS Besonders wichtig ist diese Ausbreitung auch bei einer möglichen Metastasierung eines Mammakarzinoms.

KAPITEL 5 Kopf

FRAGE
Aus welchen **embryonalen Strukturen** entsteht der Schädel?

Antwort Das Schädelskelett entwickelt sich aus dem Kopfmesoderm. Die vordere Schädelbasis und das Splanchnokranium werden aus der Prächordalplatte und der Neuralleiste gebildet. Das paraxiale Mesoderm wird zur hinteren Schädelbasis.

Die **Schlundbögen** (auch aus dem Kopfmesoderm) liefern das Material für die Entstehung des Gesichts und des Gesichtsschädels:

- Aus dem **1.** Schlundbogen werden Ober- und Unterkiefer gebildet. Der Unterkieferwulst enthält den **Meckel-Knorpel**, eine Knorpelspange, die sich mit dem Knorpel des 2. Schlundbogens (**Reichert-Knorpel**) verbindet und die Anlage für die Gehörknöchelchen liefert.
- Der **2.** Schlundbogen liefert zusätzlich die Anlagen für den Proc. styloideus und die mimische Muskulatur.
- Das Zungenbein und die Gaumen- und obere Pharynxmuskulatur entstehen aus dem **3.** Schlundbogen.
- **4.** und **6.** Schlundbogen liefern das Material für den Kehlkopfknorpel, die untere Pharynx- und die Larynxmuskulatur.

KLINIK
Wenn sich der mediale Nasenwulst nicht mit dem Oberkieferwulst verbindet, ensteht die laterale **Lippenspalte** oder „**Hasenscharte**". Bei fehlendem Verschluss der sekundären Gaumenfortsätze ensteht die **Gaumenspalte**.

FRAGE
Nennen Sie die Knochen des Gesichts- und Gehirnschädels!

Antwort Der Schädel (Cranium) wird in **Neurokranium** und **Viscerokranium** unterteilt.

Der **Gehirnschädel** mit dem Schädeldach (Calvaria) und der Schädelbasis (Basis cranii) besteht aus dem Os frontale (Stirnbein), den Ossa parietalia (Scheitelbeine), dem Os occipitale (Hinterhauptsbein), zwei Ossa temporalia (Schläfenbeine) und dem Os sphenoidale (Keilbein).

Der **Gesichtsschädel** setzt sich zusammen aus dem Os ethmoidale (Siebbein), den Ossa lacrimalia (Tränenbeine), den Ossa nasalia (Nasenbeine), dem Vomer (Pflugscharbein), zwei unteren Nasenmuscheln (Conchae nasales inferiores), zwei Ossa palatina (Gaumenbeine), den Maxillae (Oberkieferknochen) und der Mandibula (Unterkieferknochen).

Zusätzlich befinden sich im Schädel noch das Zungenbein (Os hyoideum) sowie die Gehörknöchelchen Hammer (Malleus), Amboss (Incus) und Steigbügel (Stapes).

5.1 Gehirnschädel

FRAGE
Können Sie die **Fontanellen** und **Suturen** des Wachstumsalters nennen?

Antwort Da die einzelnen Schädelknochen bei der Geburt noch nicht miteinander verbunden sind, kann sich der Kopf im Geburtskanal in geringem Maße verformen. Ab dem 5. Lebensjahr hat der Schädel seine endgültige Größe nahezu erreicht.

Am Schädel eines Neugeborenen kann man insbesondere die viereckige **Stirnfontanelle** (Fonticulus anterior) tasten sowie die **Hinterhauptfontanelle** (Fonticulus posterior), die dreieckig ist. Dadurch ist eine Lagebestimmung des Kopfes im Geburtskanal möglich. Zusätzlich existieren die **vordere Seitenfontanelle** (Fonticulus sphenoidalis) und die **hintere Seitenfontanelle** (Fonticulus mastoideus) jeweils paarig. Die Stirnfontanelle bleibt im Gegensatz zu den anderen bis zum 2. Lebensjahr offen tastbar.

Folgende **Suturen** sind am Kranium zu erkennen: die **Lambdanaht** (Sutura lambdoidea), die **Stirnnaht** (Sutura frontalis), die **Pfeilnaht** (Sutura sagittalis) und die **Kranznaht** (Sutura coronalis). Die Stirnnaht verknöchert bereits zwischen dem 1. und 2. Lebensjahr, wohingegen die anderen Suturen erst zwischen dem 20. und 50. Lebensjahr endgültig verknöchert sind (➤ Abb. 5.1).

FRAGE
Aus welchen **Schichten** besteht das **Schädeldach** und die **Kopfschwarte**?

Antwort Von außen nach innen besteht die Kopfschwarte aus der **Kutis** mit Epidermis und Dermis, der **Subkutis** und anschließend der **Galea aponeurotica**, einer Sehnenplatte, die als Ansatz der Kopfmuskeln (M. epicranius) dient. Darunter liegt der **subaponeurotische Verschiebespalt**, der die Galea aponeurotica vom Perikranium trennt.

Das **Perikranium** ist aufgeteilt in die Lamina externa und interna mit der dazwischenliegenden Diploë. Direkt der Lamina interna liegt die **Dura mater encephali** an und ist mit dieser flächenhaft verwachsen. Anschließend folgen die **Arachnoidea mater encephali** und die **Pia mater encephali**, die die Hirnoberfläche umkleidet.

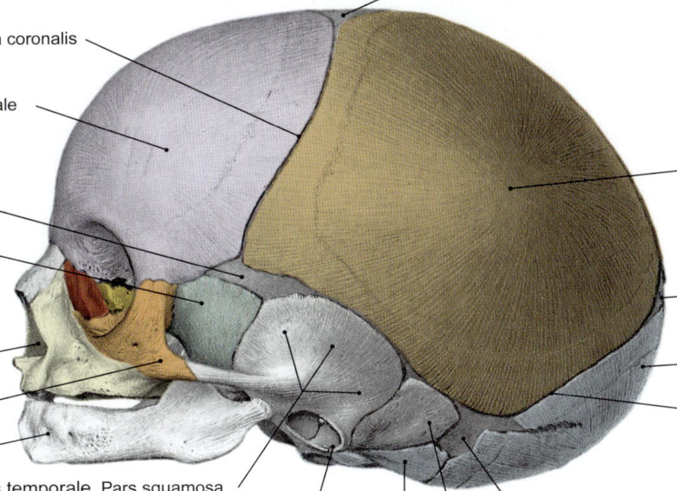

Abb. 5.1 Fontanellen und Suturen am Schädel eines Neugeborenen [S007-3-23]

KLINIK

Kopfplatzwunden oberhalb der Galea aponeurotica klaffen meist nicht, und Blutungen in diesem Bereich breiten sich nicht nennenswert aus. Verletzungen, die bis unterhalb der Galea reichen, können zu einer flächigen Ablösung der Kopfhaut führen (Skalpierungsverletzung), und Blutungen breiten sich meist rasch und großflächig aus. Sie können auch zu Ausbreitungen von Infektionen führen. Über die Vv. emissariae und die venösen Sinus des Gehirns können Infektionen der Kopfschwarte nach intrakraniell wandern.

FRAGE

An der Schädelbasis unterscheidet man das äußere von dem inneren Relief. Können Sie die **Öffnungen der äußeren Schädelbasis** mit den jeweils hindurchtretenden **Strukturen** nennen?

Antwort Das **Foramen magnum** liegt nahezu im Zentrum der äußeren Schädelbasis und stellt die Verbindung zwischen dem Gehirn und dem Rückenmark dar. Es befindet sich im hinteren Abschnitt des Os occipitale zusammen mit den **Foramina stylomastoideum** (N. facialis, A. stylomastoidea) und **jugulare** (Sinus petrosus inferior, Nn. glossopharyngeus, vagus und accessorius, A. meningea posterior und V. jugularis interna), dem **Canalis n. hypoglossi** (Plexus venosus und N. hypoglossus) und **Canalis condylaris** (V. emissaria condylaris) sowie dem **Porus acusticus externus**.

Der vordere Abschnitt der äußeren Schale wird vom Os palatinum, der Maxilla und dem Os zygomaticum gebildet. Er hat als Öffnungen das **Foramen incisivum** (N. nasopalatinus), **Foramen palatinum majus** (A. und N. palatinus major) und **Foramen palatinum minus** (N. palatinus minor).

Der mittlere Abschnitt der äußeren Schädelbasis wird aus dem Os occipitale, den Ossa temporalia und dem Os sphenoidale gebildet. Er reicht vom hinteren Gaumenrand bis zum Foramen magnum und enthält die meisten Öffnungen für Gefäße und Nerven. Im einzelnen sind dies die **Choanae** (hintere Nasenöffnung), das **Foramen spinosum** (A. meningea media, R. meningeus), das **Foramen ovale** (N. mandibularis und A. meningea accessoria) und das **Foramen lacerum** (N. petrosus major und minor), die **Fissura orbitalis inferior** (A. und N. infraorbitalis) und die **Fissura petrotympanica** (A. tympanica anterior, Chorda tympani), der **Canalis pterygoideus** (Nn. petrosus major und profundus), der **Canalis caroticus** (A. carotis interna, Plexus sympathicus caroticus, Plexus venosus caroticus internus), der **Canalis musculotubarius** (Tuba auditiva, M. tensor tympani) und der **Canaliculus tympanicus** (N. tympanicus, A. tympanica inferior).

MERKE

- Foramen **rot**undum — N. **max**illaris — **roter Max**
- Foramen **ovale** — N. **mand**ibularis — **ovale Mandel**

FRAGE

Welche Mulden und Löcher können Sie auf der **inneren Schädelbasis** zeigen?

Antwort Die innere Schädelbasis (Basis cranii interna) wird in die Fossae cranii anterior, media und posterior unterteilt (➤ Abb. 5.2).

Die **vordere Schädelgrube** wird vom Os frontale, der Lamina cribrosa des Os ethmoidale und dem Os sphenoidale gebildet. Sie bildet das Dach von Orbita und Nasenhöhle. Hier befinden sich:

- die Lamina cribrosa (Nn. olfactorii, N., A. und V. ethmoidalis anterior)
- das Foramen caecum (selten mit V. emissaria)

Aus den Alae majores des Os sphenoidale und den Partes petrosae und squamosae der Ossa temporalia wird die **mittlere Schädelgrube** gebildet. Hier befinden sich:

- der Canalis opticus (N. opticus, A. ophthalmica)
- die Fissura orbitalis superior (Nn. oculomotorius, trochlearis, lacrimalis, frontalis, nasociliaris und abducens, V. ophthalmica superior)
- das Foramen rotundum (N. maxillaris)
- das Foramen ovale (N. mandibularis und A. meningea accessoria)
- das Foramen spinosum (A. meningea media, R. meningeus)
- der Canalis caroticus (A. carotis interna, Plexus sympathicus caroticus, Plexus venosus caroticus internus)
- das Foramen lacerum (N. petrosus major und minor)
- die Hiati canalis n. petrosi majoris (N. petrosus major) und minoris (N. petrosus minor, A. tympanica superior)

Die **hintere Schädelgrube**, gebildet aus dem Os occipitale und den Partes petrosae der Ossa temporalia, enthält:

- das Foramen magnum (Medulla oblongata, Radices spinales des N. accessorius, Aa. vertebrales, A. spinalis anterior, Aa. spinales posteriores, V. spinalis)
- den Porus acusticus internus (N. facialis, N. vestibulocochlearis, A. und V. labyrinthi)

- das Foramen jugulare (Sinus petrosus inferior, Nn. glossopharyngeus, vagus und accessorius, A. meningea posterior und V. jugularis interna)
- den Canalis hypoglossi (N. hypoglossus)

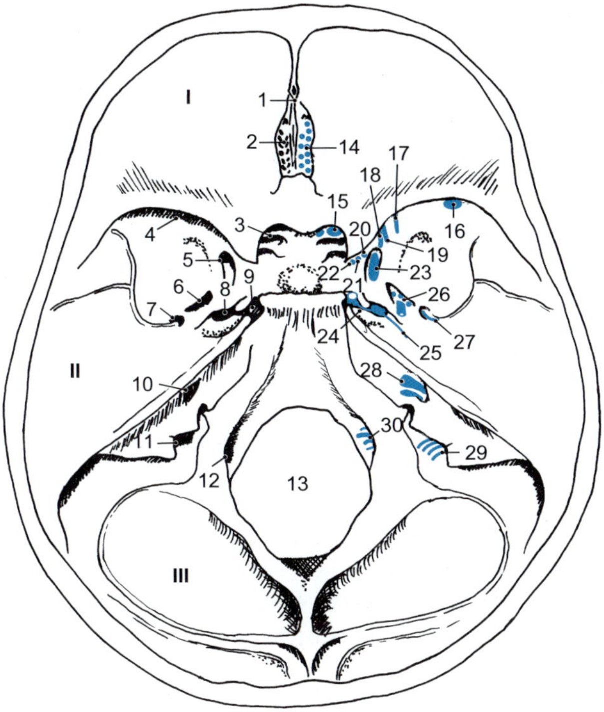

I – Fossa cranii anterior
II – Fossa cranii media
III – Fossa cranii posterior

1 – Foramen caecum
2 – Lamina cribrosa
3 – Canalis opticus
4 – Fissura orbitalis superior
5 – Foramen rotundum
6 – Foramen ovale
7 – Foramen spinosum
8 – Foramen lacerum mit Sulcus Nn. petrosi major und minor
9 – Canalis caroticus
10 – Porus acusticus internus
11 – Foramen jugulare
12 – Canalis hypoglossi
13 – Foramen magnum
14 – Nn. olfactorii N. opticus und A. ophthalmica
16 – V. ophthalmica superior
17 – N. lacrimalis
18 – N. trochlearis
19 – N. frontalis
20 – N. abducens
21 – N. oculomotorius
22 – N. nasociliaris
23 – N. maxillaris
24 – A. carotis interna und Plexus caroticus internus
25 – Nn. petrosi major und minor
26 – Plexus venosus foraminis ovalis und N. mandibularis
27 – A. meningea media
28 – N. facialis, N. vestibulocochlearis und A. und V. labyrinthi
29 – Sinus petrosus inferior, N. glossopharyngeus, N. vagus und N. accessorius, A. meningea posterior und V. jugularis interna
30 – N. hypoglossus und Plexus venosus canalis hypoglossi

Abb. 5.2 Innere Schädelbasis [L141, M581]

KLINIK

Frakturen bevorzugen die schwachen Stellen der Schädelbasis. In der vorderen Schädelgrube sind dies die **Lamina cribrosa** oder der **Orbitaboden**, bei dem der N. opticus besonders gefährdet ist. Dadurch kann es zu einer Verschiebung des Augapfels und Doppelbildern kommen. Ein Brillenhämatom durch Einblutungen in die Augenlider ist ein Hinweis darauf.
In der mittleren Schädelgrube verlaufen die Frakturlinien häufig entlang der **Nervenaustrittspunkte** und können entsprechende neurologische Störungen verursachen. Weitere Schwachstellen sind die **Sella turcica** oder die **Schläfenbeinpyramide**. Klinische Zeichen einer Schädelbasisfraktur können ferner ein Austritt von Liquor oder Hirnbrei aus Ohren, Nase oder Rachen sein.

FRAGE

Wie **verlaufen** die **Hirnnerven I–VI** im Schädel, und welche Äste geben sie ab?

PLUS Eine Lähmung des N. occulomotorius führt zum Herabhängen des Oberlides (**Ptosis**), das Auge sieht nach außen unten und die Pupille ist weit (**Mydriasis**).

Antwort Die Hirnnerven treten direkt aus dem Gehirn in den Subarachnoidalraum. Der N. trochlearis hat den längsten Verlauf im Subarachnoidalraum und tritt als einziger dorsal aus dem Gehirn aus, alle anderen an der Hirnbasis.

- Die **Nn. olfactorii** (**I**) treten durch die Lamina cribrosa in die Schädelhöhle und in den Bulbus olfactorius in der Cavitas subarachnoidea. Es ist ein sensorischer Nerv. Die Riechzellen liegen in der oberen Nasenmuschel und im oberen Teil des Nasenseptums.
- Der **N. opticus** (**II**) gelangt durch den Canalis opticus in die Schädelhöhle. Seine nasalen Fasern kreuzen sich im Chiasma opticum auf Höhe der Sella turcica und ziehen mit den ungekreuzten Fasern im Tractus opticus weiter zu den drei Sehzentren. Als sensorischer Nerv leitet er die Lichtreize weiter. Ihn umhüllen die drei Hirnhäute (Dura mater, Arachnoidea, Pia mater), da er entwicklungsgeschichtlich eine Ausstülpung des Zwischenhirns ist.
- Der **N. oculomotorius** (**III**) verläuft in der oberen seitlichen Wand des Sinus cavernosus und tritt durch die Fissura orbitalis superior in die Augenhöhle. In der Orbita teilt er sich in den R. superior und inferior. Der R. superior ist rein motorisch, aus dem R. inferior geht die parasympathische Radix oculomotoria zum Ganglion ciliare ab (M. ciliaris und M. sphincter pupillae). Motorisch werden die äußeren Augenmuskeln innerviert (außer M. obliquus superior und M. rectus lateralis).
- Hinter der Vierhügelplatte entspringt der **N. trochlearis** (**IV**). Er windet sich um den Hirnstamm und tritt hinter dem N. oculomotorius durch den Sinus cavernosus und durch die Fissura orbitalis superior. In der Orbita verläuft er oberhalb des M. levator palpebrae superioris. Er innerviert motorisch den M. obliquus superior.
- Der **N. trigeminus** (**V**) besitzt eine sensible und eine motorische Wurzel (Radix sensoria und Radix motoria). Beide ziehen zunächst gemeinsam durch die mittlere Schädelgrube, wo die Radix sensoria das Ganglion trigeminale (Gasseri) bildet. Es ist von der Arachnoidea umhüllt. Hieraus gehen die drei Nn. ophthalmicus, maxillaris und mandibularis hervor. Die motorische Wurzel zieht unterhalb des Ganglions entlang des N. mandibularis und innerviert die Kaumuskulatur. Die drei Hauptäste unterteilen sich jeweils erneut.

- Aus dem **N. ophthalmicus** (V/1) gehen hinter der Fissura orbitalis superior der N. frontalis, der N. lacrimalis und der N. nasociliaris hervor.
- Der **N. maxillaris** (V/2) teilt sich nach Durchtritt durch das Foramen rotundum in der Fossa pterygopalatina in die Nn. pterygopalatini, den N. zygomaticus und den N. infraorbitalis.
- Der **N. mandibularis** (V/3) gibt, nachdem er das Foramen ovale verlassen hat, in der Fossa infratemporalis den N. auriculotemporalis, den N. lingualis und den N. alveolaris inferior ab.

• Der **N. abducens** (VI) zieht hinter dem Dorsum sellae auf dem Clivus neben der A. carotis interna durch den Sinus cavernosus und die Fissura orbitalis superior in die Orbita. Er versorgt motorisch den M. rectus lateralis.

FRAGE
Und wie verlaufen die **Hirnnerven VII–XII**?

Antwort

• Der **N. facialis** (VII) ist gemeinsam mit dem N. intermedius und dem N. vestibulocochlearis von Arachnoidea und Dura umhüllt. Alle drei ziehen durch den Porus acusticus internus in den Meatus acusticus internus. Dort verlassen die Nn. facialis und intermedius den Meatus durch den Canalis facialis, wo sie das äußere Fazialisknie bilden, und ziehen zum Foramen stylomastoideum als N. intermediofacialis. Vor Durchtritt durch das Foramen gehen die Nn. petrosus major, stapedius und die Chorda tympani ab, direkt hinter dem Foramen der N. auricularis posterior und die Rr. stylohyoideus und digastricus.
• Der **N. vestibulocochlearis** (VIII) zieht gemeinsam mit dem N. facialis in den Meatus acusticus internus. Er besitzt die Radix vestibularis, die zum Ganglion vestibulare (Gleichgewichtsorgan) im inneren Gehörgang zieht, und die Radix cochlearis, die als Hörnerv zum Ganglion cochleare in der Schnecke zieht.
• Dorsal der Olive entspringt der **N. glossopharyngeus** (IX). Er verlässt gemeinsam mit dem N. vagus und dem N. accessorius die Schädelhöhle durch das Foramen jugulare und zieht zwischen A. carotis interna und V. jugularis interna zur Schlundwand und Zungenwurzel. Er gibt im Ganglion inferius direkt unterhalb des Foramen jugulare den N. tympanicus zur Paukenhöhle ab. Dort bildet er den Plexus tympanicus, aus dem wiederum der N. petrosus minor zur Parotis hervorgeht. Zusätzlich gibt er den R. sinus carotici ab, der über den Sinus caroticus den Blutdruck und die Herzfrequenz reguliert.
• Der **N. vagus** (X) verläuft gemeinsam mit dem N. glossopharyngeus und N. accessorius intrakraniell und durch das Foramen jugulare. Durch das Spatium parapharyngeum zieht er mit dem N. accessorius und dem N. hypoglossus in der Vagina carotica abwärts bis in den Bauchraum. Er besitzt sensible, motorische und parasympathische Fasern.
• Der **N. accessorius** (XI) besitzt die Radices spinales, die durch das Foramen magnum in die Schädelhöhle gelangen. Dort vereinigen sie sich mit den Radices craniales zum N. accessorius und ziehen durch das Foramen jugulare. Dahinter teilt sich der Nerv in den R. internus mit motorischen

Fasern für den N. vagus und in den R. externus, der motorische Spinalfasern zum M. trapezius und M. sternocleidomastoideus führt.

- Der **N. hypoglossus** (**XII**) zieht durch das Foramen magnum in den Canalis n. hypoglossi. Kaudal verläuft er mit dem N. vagus zwischen V. jugularis interna und A. carotis interna, überkreuzt die A. carotis externa und zieht zur inneren und äußeren Zungenmuskulatur.

KLINIK

Eine **zentrale Fazialislähmung** unterscheidet sich von einer **peripheren** Lähmung dadurch, dass die Stirn trotz halbseitiger Gesichtslähmung noch gerunzelt werden kann. Die Stirnmuskulatur wird doppelt versorgt von beiden Nuclei faciales. So innerviert bei Erkrankung die gesunde Gegenseite die Stirn motorisch mit.

MERKE

die zwölf Hirnnerven

• Nn. **o**lfactorii	**O**nkel
• N. **o**pticus	**O**tto
• N. **o**culomotorius	**o**rgelt
• N. **t**rochlearis	**t**ag-
• N. **t**rigeminus	**t**äglich,
• N. **ab**ducens	**ab**er
• N. **f**acialis	**f**reitags
• N. **ve**stibulocochlearis	**ve**rspeist
• N. **g**lossopharyngeus	er **g**erne
• N. **v**agus	**v**iele
• N. **a**ccessorius	**a**lte
• N. **h**ypoglossus	**H**amburger.

FRAGE

Können Sie den **Circulus arteriosus cerebri** (Willisi) beschreiben?

Antwort Der Circulus arteriosus cerebri ist ein Arterienring an der Hirnbasis (➤ Abb. 5.3). Er verbindet die arterielle Versorgung der rechten und linken Gehirnhälfte. Gespeist wird er aus den beiden **Aa. carotis internae** und den **Aa. vertebrales**.

Die **A. carotis interna** zieht durch den **Canalis caroticus** in die mittlere Schädelgrube. Im Kanal gibt sie feine Aa. caroticotympanicae ab. Durch das Foramen lacerum tritt sie S-förmig gekrümmt in den Sulcus caroticus, wo sie Äste zur Wand des Sinus cavernosus, zum Ganglion trigeminale und zur Hypophyse abgibt. Anschließend tritt sie durch die Dura, gibt die A. ophthalmica ab und teilt sich in die Aa. cerebri.

Die **A. vertebralis** gelangt hinter der Massa lateralis des Atlas in den Subarachnoidalraum und durch das Foramen magnum in die Schädelhöhle. Hier gehen die A. spinalis anterior zum Rückenmark ab, die Rr. meningei zur Dura der hinteren Schädelgrube und die A. inferior posterior cerebri zum hinteren Teil der Unterfläche des Kleinhirns. Die beiden Aa. vertebrales vereinigen sich auf dem Clivus zur **A. basilaris**. Von der A. basilaris gehen Äste zu Kleinhirn, Brücke und Innenohr ab, bevor sie sich in die Aa. cerebri posterior aufzweigt.

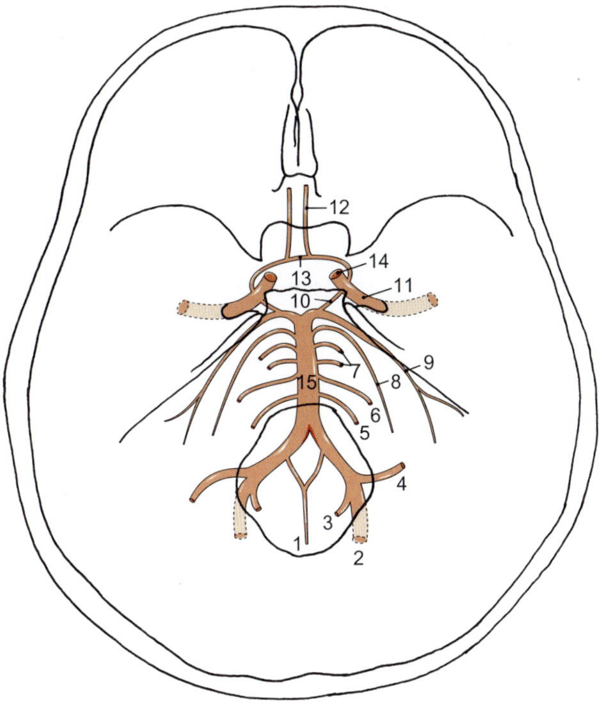

1 – A. spinalis anterior
2 – A. vertebralis
3 – A. spinalis posterior
4 – A. cerebelli inferior posterior
5 – A. cerebelli inferior anterior
6 – A. labyrinthi
7 – Aa. pontis
8 – A. cerebelli superior
9 – A. cerebri posterior
10 – A. communicans posterior
11 – A. carotis interna
12 – A. cerebri anterior
13 – A. communicans anterior
14 – A. cerebri media
15 – A. basilaris

Abb. 5.3 Circulus arteriosus cerebri [L141, M581]

Die Aa. communicantes posterior verbinden die beiden Aa. cerebri posterior mit den Aa. carotis internae. Ventral wird der Kreis durch die A. communicans anterior zwischen den Aa. cerebri anterior geschlossen.

5.2 Gesichtsschädel

FRAGE
Wie ist das **Kiefergelenk aufgebaut**?

Antwort Das Kiefergelenk (**Articulatio temporomandibularis**) setzt sich aus dem Caput mandibulae und der Fossa mandibularis der Pars squamosa des Schläfenbeins zusammen. Das Tuberculum articulare des Os temporale bildet den vorderen Anteil des Gelenks. Zwischen den Gelenkknochen liegt der **Discus articularis**, der das Gelenk in zwei Teilgelenke unterteilt. Zusätzlich gleicht er das Größenungleichgewicht beider Gelenkpartner aus. Die Gelenkkaspel ist relativ schlaff und wird außen vom **Lig. laterale temporomandibulare** verstärkt. Es hemmt die Verschiebung in Richtung äußeren Gehörgang. Innen liegen die **Ligg. stylomandibulare** und **sphenomandibulare**, die mit der Kapsel nicht verbunden sind.

FRAGE
Welche **Bewegungsmöglichkeiten** gibt es im Kiefergelenk?

PLUS Zum Druckausgleich bei Start oder Landung im Flugzeug hilft häufig das Öffnen des Mundes oder Gähnen. Dadurch wird der direkt hinter dem Kiefergelenk liegende äußere Gehörgang erweitert und man spürt ein erleichterndes Knacken.

Antwort Das Kiefergelenk kann sich in drei Richtungen bewegen. Zum einen kann der Mund geöffnet und geschlossen, zum anderen der Unterkiefer vor- und zurückgeschoben werden, und zum dritten findet eine Rotation beim Mahlvorgang der Nahrung statt. Das Kauen setzt sich aus allen drei Bewegungen gleichzeitig zusammen. Das **Öffnen** bewirken die Mm. mylohyoideus, geniohyoideus und der Venter anterior des M. digastricus. Die **Schließmuskeln** sind die Mm. temporalis, masseter und pterygoideus medialis (> Tab. 5.1). Der M. pterygoideus lateralis und der vordere Teil des M. masseter **schieben** den Unterkiefer **vor**, der hintere Teil des M. temporalis zieht ihn **zurück**. Die **Mahlbewegungen** werden durch die Mm. pterygoideus lateralis und masseter durchgeführt.

Tab. 5.1 Kaumuskulatur

Muskel	Ursprung	Ansatz	Innervation
M. temporalis	fächerförmig in Fossa temporalis und Fascia temporalis	Proc. coronoideus mandibulae	Nn. temporales profundi des N. mandibularis
M. masseter	Pars superficialis: vordere ⅔ des Jochbogens Pars profunda: hinterer Abschnitt des Jochbogens	Angulus mandibulae (superficialis) und Außenseite des Ramus mandibulae (profunda)	N. massetericus des N. mandibularis
M. pterygoideus medialis	Fossa pterygoidea	Innenseite des Angulus mandibulae	N. pterygoideus medialis des N. mandibularis
M. pterygoideus lateralis	oberer Kopf: Unterfläche des großen Keilbeinflügels unterer Kopf: Lamina lateralis des Proc. pterygoideus	Proc. condylaris mandibulae und Discus articularis	N. pterygoideus lateralis des N. mandibularis

FRAGE
Wie wird die **Kopfhaut nerval** versorgt?

PLUS Die drei Hauptäste des N. trigeminus treten im Gesicht aus ihren Foramina (druckempfindlich z. B. bei Entzündungen der Nasennebenhöhlen): Foramen supraorbitale (N. supraorbitalis), infraorbitale (N. infraorbitalis) und mentale (N. mentalis), unterhalb der Mundwinkel gelegen.

Antwort

- Das **Gesicht** und die **Stirn** werden vom **N. trigeminus** versorgt: Den Nasenrücken und die Stirn innervieren der N. ophthalmicus, die Nasenseitenwände und den Jochbogen bis zur Oberlippe der N. maxillaris. Der Unterkiefer über das Ohr bis zur Schläfe wird vom N. mandibularis versorgt.

- Die sensible Innervation des **seitlichen und vorderen Halsbereichs** bis zum Unterkieferunterrand und bis hinter das Ohr erfolgt durch Nerven des **Plexus cervicalis** (Nn. occipitalis major, occipitalis minor, auricularis magnus und transversus colli).
- Der **Nacken bis zum Hinterhaupt** wird durch die **2.–4. Zervikalnerven** versorgt.

MERKE

Wichtige **Trigeminus-Äste:**

- V/1: N. opthalmicus:
  N. **fr**ontalis/
  N. **lac**rimalis/
  N. **n**asociliaris — **Fr**itz **lac**ht **n**äselnd
- V/2: N. maxillaris:
  Nn. **p**terygopalatini/
  N. **z**ygomaticus/
  N. **i**nfraorbitalis — **P**eter **z**ieht **i**mmer
- V/3: N. mandibularis:
  N. **au**riculotemporalis/
  N. **li**ngualis/
  N. **al**veolaris **inferior** — **Au**gust **li**ebt **al**le **niederen**

FRAGE

Welche Muskeln gehören zur **Gesichtsmuskulatur**?

Antwort Im Kopfbereich gibt es die Kaumuskulatur, die Zungenbeinmuskulatur, die Zungenmuskeln, die Gaumenmuskeln und die mimische Muskulatur, die eigentliche Gesichtsmuskulatur (➤ Tab. 5.2). Zu ihr zählen in erster Linie die Mundmuskulatur und die Muskulatur um die Augenspalten, die jeweils ringförmig angeordnet sind. Zusätzlich gehören Muskelzüge um die Nasenöffnung und das Ohr dazu, die nur rudimentär ausgebildet sind.

Tab. 5.2 Gesichtsmuskeln

Muskel	Ursprung	Ansatz	Innervation
Muskeln um die Lidspalte			
M. orbicularis oculi	kreisförmig um Lidspalt mit Pars palpebralis, lacrimalis und orbitalis	siehe Ursprung	N. facialis
M. corrugator supercilii	Pars nasalis des Stirnbeins	lateral in der Haut der Augenbraue	N. facialis
M. depressor supercilii	Nasenrücken	Stirnhaut	N. facialis
Muskeln um die Mundöffnung			
M. orbicularis oris	umgrenzt Mundöffnung	unterteilt sich in vier Quadranten	N. facialis
M. buccinator	Alveolaransatz des Ober- und Unterkiefers, dazwischen die sehnige Raphe pterygomandibularis	M. orbicularis oris	N. facialis
M. depressor labii inferioris	Platysma	Unterlippe	N. facialis
M. depressor anguli oris	Unterrand der Mandibula	Mundwinkel	N. facialis

Tab. 5.2 Gesichtsmuskeln (Forts.)

Muskel	**Ursprung**	**Ansatz**	**Innervation**
M. transversus menti	zwischen Mm. depressor anguli	siehe Ursprung	N. facialis
M. risorius	Fascia parotide	Mundwinkel (verursacht „Lachgrübchen")	N. facialis
M. mentalis	Unterkiefer	Kinnhaut (verursacht „Kinngrübchen")	N. facialis
M. levator anguli oris	Fossa canina	Mundwinkel	N. facialis
M. levator labii superioris	Unterrand der Orbita	Oberlippe	N. facialis
M. levator labii superioris alaeque nasi	Stirnfortsatz der Maxilla	Oberlippe	N. facialis
M. zygomaticus major	Jochbein	Oberlippe und Mundwinkel	N. facialis
M. zygomaticus minor	medial des M. zygomaticus major	Oberlippe	N. facialis
Muskeln um die Nasenöffnung			
M. nasalis	Alveolenwand des oberen Eckzahnes	Nasenflügel und knorpeliger Nasenrücken	N. facialis
M. depressor septi	Alveolarfortsatz des mittleren Schneidezahns	Ende des knorpeligen Nasenseptums	N. facialis
M. procerus	Nasenwurzel	Haut oberhalb der Nase	N. facialis
Muskeln des äußeren Ohrs			
M. auricularis	anterior: Fascia temporalis, superior: Galea aponeurotica, posterior: Warzenfortsatz	Wurzel der Ohrmuschel	N. facialis

FRAGE

Welche Strukturen werden vom **N. facialis** innerviert?

PLUS Die mimische Muskulatur besitzt keine Muskelfaszie, sondern strahlt direkt in die Dermis der Gesichtshaut ein. Dadurch ist eine feinere Mimik möglich.

Antwort Nachdem der N. facialis das Gehirn verlassen hat, bildet er das Geniculum n. facialis. Dort zweigt der N. intermedius mit seinen Anteilen N. petrosus major und Chorda tympani ab. Der N. petrosus major enthält präganglionäre parasympathische Fasern zum Ganglion pterygopalatinum (**Geschmacksfasern der Gaumenschleimhaut**). Die Chorda tympani führt **Geschmacksfasern aus der Zungenschleimhaut**.

Der Hauptanteil des N. facialis zieht als Plexus intraparotideus zur **Gesichtsmuskulatur**. Von ihm gehen die Rr. temporales zu den mimischen Muskeln oberhalb der Lidspalten, Rr. zygomatici zu den mimischen Muskeln zwischen Lid- und Mundspalte, Rr. buccales zu den mimischen Muskeln im Mundbereich, der R. lingualis als inkonstanter Ast zum Foramen caecum der Zunge, der R. marginalis mandibulae zu den mimischen Muskeln unterhalb der Mundspalte und der R. colli zum Platysma ab.

Zusätzlich zweigen der N. stapedius zum M. stapedius, der R. communicans im Plexus tympanicus zum N. glossopharyngeus, ein R. communicans nach Abgang der Chorda tympani zum N. vagus, der N. auricularis posterior zu den hinteren Ohrmuskeln und dem Venter occipitalis des M. occipitofrontalis sowie der R. digastricus zum M. digastricus und der R. stylohyoideus zum M. stylohyoideus ab.

5.3 Nasen- und Mundhöhlen

FRAGE
Aus welchen **Strukturen** wird die **Nasenhöhle** gebildet?

Antwort Die beiden Nasenhöhlen (Cavitas nasi) werden geteilt durch die **Nasenscheidenwand** (Septum nasi), die aus der Lamina perpendicularis, dem Vomer und dem Scheidewandknorpel (Cartilago septi nasi) besteht. Sie besitzen je eine vordere Öffnung (Apertura piriformis) und eine innere Öffnung (Choanae). Der Hauptraum steht mit den Nasennebenhöhlen (Sinus paranasales) in Verbindung.

Das **Dach** der Nasenhöhle wird von der **Lamina cribrosa** gebildet. Nach vorne folgt die **Pars nasalis des Stirnbeins** und das **Nasenbein**. Hinten wird sie durch die Vorderfläche des **Keilbeinkörpers** begrenzt. Der Boden besteht aus dem **Proc. palatinus der Maxilla** und weiter dorsal aus der **Lamina horizontalis** des Gaumenbeins, die zugleich das Munddach (Gaumen) darstellen.

An der inneren Nasenseitenwand stellt die Limen nasi die Grenze zwischen Nasenvorhof und Nasenhöhle dar. Die Form des Nasenlochs wird von dem Cartilago alaris major gebildet. An der lateralen Wand ragen die Nasenmuscheln (Conchae nasi superior, media und inferior) in die Nasenhöhle. Der **Meatus nasi superior** liegt unterhalb der obersten Nasenmuschel. In ihm enden die hinteren Siebbeinzellen. Der **Meatus nasi medius** bildet den Hiatus semilunaris. Er verengt sich zum Infundibulum ethmoidale, in das die vorderen Siebbeinzellen und Stirn- und Kieferhöhle münden. In dem **Meatus nasi inferior** endet der Tränennasengang (Ductus nasolacrimalis).

FRAGE
Wie ist die Nase **mikroanatomisch** aufgebaut?

Antwort Die Nasenschleimhaut besteht in der **Regio olfactoria**, die die obere Nasenmuschel, das Dach und das Nasenseptum bekleidet, aus **mehrreihigem Zylinderepithel**. Dort findet man Riech-, Stütz- und Basal- oder Ersatzzellen.

Die **Regio respiratoria** umfasst den Bereich der unteren und mittleren Nasenmuschel. Hier kommt mehrreihiges Flimmerepithel mit Becherzellen vor. Der Flimmerschlag ist rachenwärts gerichtet. Zusätzlich existieren hier Glandulae nasales, deren Sekret die Nasenschleimhaut befeuchtet. Ausgedehnte Venengeflechte sorgen für eine Erwärmung der Atemluft und dienen als Schwellkörper.

PLUS Wenn im Venenplexus (**Locus Kiesselbachii**) Gefäße platzen, führt dies häufig zu starkem Nasenbluten.

FRAGE
Wie wird die Nase **nerval** versorgt?

Antwort Die Nase besitzt eine sensible, eine sekretorische und eine sensorische Innervation. Die **sensiblen** Fasern stammen aus dem N. ophthalmicus (N. ethmoidalis) und dem N. maxillaris (Nn. nasales aus dem Ganglion pterygopalatinum). **Parasympathische** Fasern kommen aus dem N. petrosus major, **sympathische** aus dem N. petrosus profundus. **Sensorisch** innervieren die Nn. olfactorii die Regio olfactoria.

FRAGE
Wie stehen die **Nasennebenhöhlen** miteinander in Verbindung?

Antwort Alle Nasennebenhöhlen stehen mit dem Hauptraum der Nasenhöhle in Verbindung. Die größte ist die Kieferhöhle (**Sinus maxillaris**). Sie endet trichterförmig als Infundibulum ethmoidale am Hiatus maxillaris unter der mittleren Nasenmuschel. Die tiefste Stelle liegt über den Wurzeln der zweiten Prämolaren und ersten Molaren. Der **Sinus frontalis** (Stirnhöhle) ist besonders variabel und oft asymmetrisch. Zwischen beiden Sinus liegt das Septum interfrontale. Ihre Mündungen liegen unter den mittleren Nasenmuscheln in direkter Nachbarschaft zum Ausgang der Sinus maxilllares. Der Boden grenzt an die Orbita.

Die Keilbeinhöhle (**Sinus sphenoidalis**) mündet in den Recessus sphenoethmoidalis hinter der oberen Nasenmuschel. Das Dach liegt nahe dem Canalis opticus und dem Chiasma opticum sowie zur Hypophyse. Die Gesamtheit der Siebbeinzellen (**Sinus ethmoidales**) ist nicht wie die anderen paarig angelegt. Meist liegen acht bis zehn Zellen im Os ethmoidale. Die hinteren Siebeinzellen münden in den oberen Nasengang, die vorderen in den mittleren Nasengang im Bereich des Infundibulum ethmoidale. Somit stehen alle Nasennebenhöhlen, abgesehen vom Sinus maxillaris, in engem Kontakt zur Orbita und auch zu den Hirnhäuten.

KLINIK
Infektionen der Zahnwurzeln können in den Sinus maxillaris einbrechen. Infektionen der Stirnhöhle können auf die Kieferhöhle übergreifen.

FRAGE
Wie ist die **Mundhöhle** aufgebaut?

Antwort Die Mundhöhle beginnt an den Lippen und Wangen ventral und erstreckt sich bis zur Schlundenge. Das Dach wird aus dem **weichen und harten Gaumen** gebildet, der Boden vom **muskulären Mundboden**. Die Mundhöhle beinhaltet auch die Zähne, die durch ihre Zahnreihen die Mundhöhle in Vorhof und in die eigentliche Mundhöhle unterteilen. Die Lippen (Labia oris) erhalten ihre Form durch den M. orbicularis oris und sind außen mit Gesichtshaut, innen mit Mundschleimhaut überzogen. In den Wangen liegt der M. buccinator, auf diesem befindet sich der Wangenfettpfropf (Corpus adiposum buccae).

KLINIK
Im Lippen-Kiefer-Bereich sind **Fehlbildungen** relativ häufig. Dies können die Hasenscharte (Cheiloschisis, Spaltbildung im seitlichen Abschnitt der Oberlippe), die Kieferspalte (Cheilognathoschisis) oder die Gaumenspalte (Palatoschisis, auch Wolfsrachen genannt) sein. Bei Letzterer liegt die Spalte hinter der Fossa incisiva. Ist sie mit einer Hasenscharte kombiniert, so spricht man von der Cheilognathopalatoschisis. Je nach Ausprägung können das Saugen oder auch die Lautbildung gestört sein.

FRAGE
Können Sie die **Muskeln** des **weichen Gaumens** nennen?

Antwort Harter und weicher Gaumen bilden das Dach des Mundbodens. Der **harte Gaumen** (Palatum durum) bietet der Zunge ein Widerlager. Im hinteren Bereich des harten und weichen Gaumens sitzen die **Glandulae palatinae**. Als **weichen Gaumen** (Palatum molle) bezeichnet man das **Gaumensegel**, das in das Zäpfchen (**Uvula**) mündet. Es besteht aus einer Sehnenplatte (Aponeurosis palatinae), die durch die Mm. tensor veli palatini und levator veli palatini gespannt wird (➤ Tab. 5.3).

FRAGE
Können Sie den **Zahnaufbau** beschreiben?

Antwort Der Zahn wird unterteilt in **Zahnkrone** (Corona dentis) mit Schneidekante bzw. Kaufläche, **Zahnhals** (Cervix dentis) mit der Verbindung zur Gingiva und **Zahnwurzel** (Radix dentis), die in die Zahnalveole eingepflanzt ist. Jeder Zahn besteht aus drei Hartsubstanzen: dem **Dentin** (Zahnbein), das die Hauptmasse bildet und die Pulpahöhle umschließt, dem **Zahnschmelz** (Enamelum), der das Dentin an der Zahnkrone umgibt, und dem **Zement** (Cementum), der zwischen Dentin und Gingiva liegt und Kollagenfasern der Wurzelhaut aufnimmt (➤ Abb. 5.4).

Der Zahnschmelz enthält mehr anorganisches Material und weniger Wasser als der Knochen und ist damit die härteste Struktur unseres Körpers. Er besitzt keine Nerven oder Gefäße. Die Wurzelhaut (Periodontium) besteht aus vielen Kollagenfasern (Sharpey-Fasern, Fibrae alveolodentales), die in den Zement ziehen und damit den Zahn federnd aufhängen. Hier verlaufen viele Gefäße und auch sensible Nerven für den Drucksinn. An der Spitze des Zahns (Apex radicis dentis) liegt das Foramen apicis radicis dentis, durch das Nerven und Gefäße in die Pulpa eintreten.

FRAGE
Wie sind die Zähne **angeordnet**?

Antwort Das **Erwachsenengebiss** besteht aus 32 Zähnen. Diese setzen sich je Gebisshälfte aus zwei Schneidezähnen, einem Eckzahn, zwei Backenzähnen und drei Mahlzähnen zusammen. Die internationale Nummerierung besteht aus einer zweistelligen Zahl. Die erste Zahl definiert den Quadranten (rechter Oberkiefer = 1, linker Oberkiefer = 2, linker Unterkiefer = 3, rechter Unterkiefer = 4), die zweite den Zahn von hinten nach vorne. Der rechte obere Eckzahn wird z. B. mit der Nummer 13 benannt (gesprochen: eins-drei).

PLUS Das Milchgebiss bei Kindern besteht aus 20 Zähnen. Die Molaren (Mahlzähne) kommen erst mit dem Erwachsenengebiss.

FRAGE
Wie werden die Zähne **versorgt**?

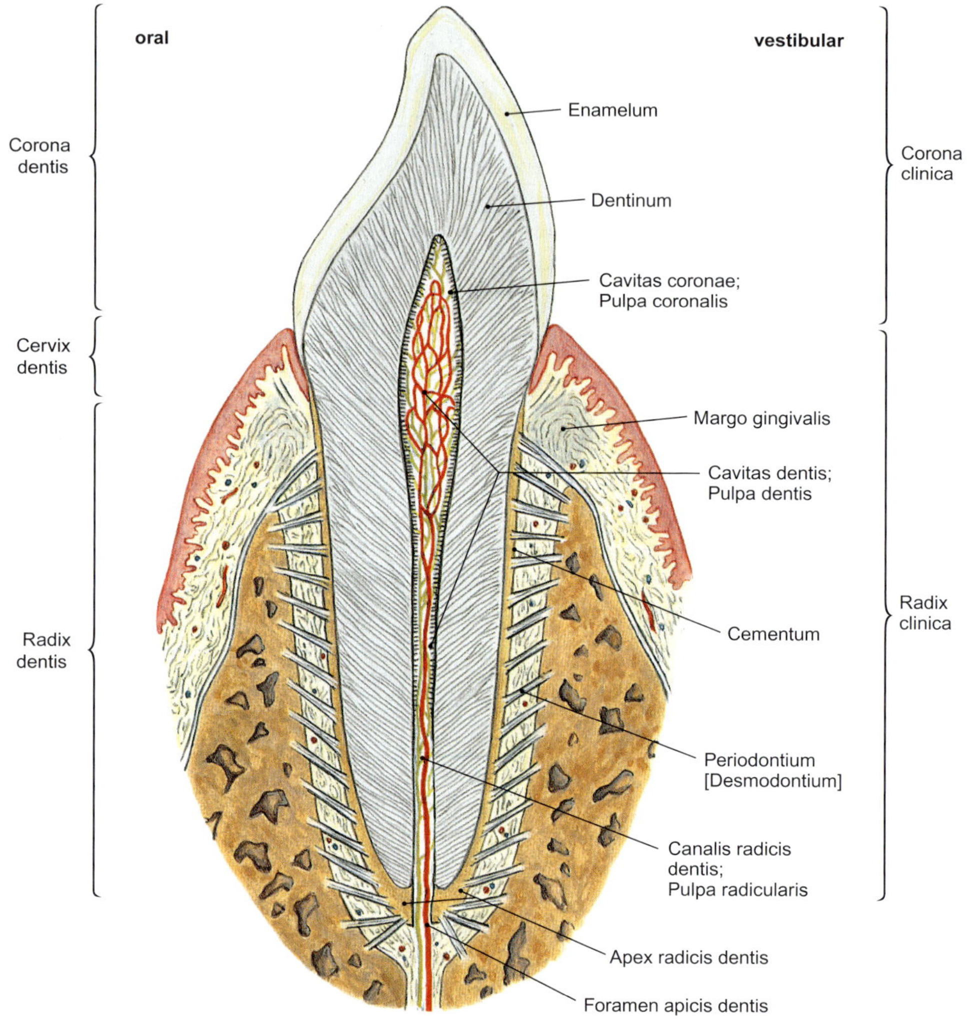

Abb. 5.4 Aufbau des Zahns [S007-3-23]

Antwort Die arterielle Versorgung der Zähne, des Zahnfleisches und der Alveolen erfolgt aus der A. maxillaris über die **Aa. alveolares superior posterior** (Oberkiefer) und **inferior** (Unterkiefer). Die Nerven zum Oberkiefer stammen aus dem **N. maxillaris**, die zum Unterkiefer aus dem **N. mandibularis**.

KLINIK

Die Lokalanästhesie der Zähne erfolgt am Oberkiefer direkt an der Zahnwurzel mit Umspritzung derselben. Am Unterkiefer wird eine Regionalanästhesie des N. alveolaris inferior am Foramen mandibulae sowie der Nn. buccalis und lingualis gesetzt.

FRAGE

Welche Muskeln gehören zur **Zungenmuskulatur**?

Tab. 5.3 Zungen- und Mundbodenmuskulatur

Muskel	Ursprung	Ansatz	Innervation
Außenmuskeln der Zunge			
M. genioglossus	Spina mentalis des Unterkiefers	Aponeurosis linguae	N. hypoglossus
M. hyoglossus	großes Zungenbeinhorn und -körper	seitlicher Rand der Aponeurosis linguae	N. hypoglossus
M. chondroglossus (variabler Muskel)	kleines Zungenbeinhorn	Aponeurosis linguae	N. hypoglossus
M. styloglossus	Proc. styloideus, Lig. stylomandibulare	Aponeurosis linguae	N. hypoglossus
Binnenmuskeln der Zunge			
M. verticalis linguae	Zungengrund	Aponeurosis linguae	N. hypoglossus
M. longitudinalis superior	Zungengrund	Aponeurosis linguae	N. hypoglossus
M longitudinalis inferior	Zungenwurzel	Zungenspitze	N. hypoglossus
M. transversus linguae	Zungenrücken und -seitenränder	Septum linguae	N. hypoglossus
Obere Zungenbeinmuskeln			
M. mylohyoideus (= Diaphragma oris)	Linea mylohyoidea an der Innenseite des Unterkiefers	Os hyoideum	N. mylohyoideus des N. mandibularis
M. geniohyoideus	Spina mentalis an der Innenfläche des Kinns	Os hyoideum	R. musculi geniohyoidei aus 1. und 2. Zervikalnerven
M. digastricus	Venter posterior an der Incisura mastoidea des Os temporale, Venter anterior an der Innenfläche des Unterkiefers	Os hyoideum, wo der M stylohyoideus ihn umfasst und mit dem Venter anterior vereinigt	Venter posterior: N. facialis, Venter anterior: N. mylohyoideus
M. stylohyoideus	Proc. styloideus des Schläfenbeins	Os hyoideum	N. facialis
Muskeln des Gaumensegels und des weichen Gaumens			
M. tensor veli palatini	Fossa scaphoidea, großer Keilbeinflügel und membranöse Außenwand der Tuba auditiva	als Sehne um Hamulus pterygoideus zur Gaumenaponeurose	N. musculi tensoris veli palatini
M. levator veli palatini	Unterfläche der Felsenbeinpyramide	Gaumensegel	Plexus pharyngeus
M. uvulae	Aponeurosis palatina	Uvula	Plexus pharyngeus
M. palatoglossus	Aponeurosis palatina	M. transversus linguae	N. glossopharyngeus
M. palatopharyngeus	Aponeurosis palatina, Hamulus pterygoideus	dorsale Pharynxwand, Hinterrand des Schildknorpels	N. glossopharyngeus

Antwort Man unterscheidet die obere Zungenbeinmuskulatur (**muskulöser Mundboden**) von der eigentlichen **Zungenmuskulatur** (➤ Tab. 5.3). Die Zungenmuskeln inserieren großteils an der Aponeurosis linguae unter der Schleimhaut des Zungenrückens. Sie wird zusätzlich in Außen- und Binnenmuskeln unterteilt, die in drei Richtungen im Raum verteilt sind und der Zunge damit eine hohe Beweglichkeit und Verformbarkeit verleihen. Die Zunge kann z. B. durch Kontraktion der beiden Mm. genioglossi, die longitudinal verlaufen, unter Zuhilfenahme der Binnenmuskeln herausgestreckt werden. Dabei bringen die Mm. geniohyoidei das Zungenbein nach vorne. Bei den Binnenmuskeln wirken meist zwei der drei als Antagonisten und erzwingen so die Dehnung des dritten. Bei Kontraktion der transversalen und vertikalen Faserzüge wird sie demnach schmal und lang.

FRAGE
Wie ist das **Geschmacksorgan** aufgebaut?

Antwort Das Organum gustus wird von den **Geschmacksknospen** gebildet. Es besitzt Sinnes- und Stützzellen. Die Sinneszellen sind sekundäre Zellen. Das dort angreifende 1. Neuron zieht zum Geschmackskern der Rautengrube. Die Geschmacksknospen sind bei den Geschmackspapillen im Epithelüberzug eingebettet. Es gibt die **Papillae vallatae**, Geschmackspapillen, die V-förmig in der Pars praesulcalis angeordnet sind. Davor liegt ein kleiner Graben, in den die **Ebner-Spüldrüsen** einmünden, um die Geschmacksstoffe fortzuspülen. Zusätzlich unterscheidet man die **Papillae foliatae** (Blätterpapillen), die ebenfalls als Geschmackspapillen am seitlichen Zungenrand liegen, und die **Papillae fungiformes** (Pilzpapillen) am Zungenrand und an der Zungenspitze, die im Säuglings- und Kleinstkindesalter Geschmacksknospen enthalten. Die **Papillae filiformes** sind Tastpapillen auf dem gesamten Zungenrücken, die zusätzlich als feine Raspeln wirken.

Die **Geschmacksqualitäten** werden ebenfalls in unterschiedlichen Regionen wahrgenommen: süß am Zungenrand vorne, salzig in der Mitte, sauer hinten-seitlich und bitter im Bereich der Papillae vallatae.

Außerdem besitzt die Zunge sowohl muköse als auch seröse Drüsen. Die **mukösen Drüsen** (Glandulae linguales posteriores) sitzen am Zungengrund und am hinteren Seitenrand der Zunge. Die **serösen Drüsen** sind die Papillae vallatae und foliatae. Zusätzlich existiert eine **gemischte Drüse**, die Glandula lingualis anterior (Blandin-Nuhn-Drüse), die an der Unterseite der Zungenspitze sitzt und ihre Mündungsgänge beidseits des Frenulum linguae hat.

FRAGE
Beschreiben Sie die **nervale** Versorgung der **Zunge**!

PLUS Bei einer Lähmung des N. hypoglossus weicht die herausgestreckte Zunge zur kranken Seite ab.

Antwort Die gesamte Muskulatur der Zunge wird vom **N. hypoglossus** versorgt. Sensible Fasern laufen von der Zungenschleimhaut über den **N. lingualis** aus der Pars praesulcalis, über den **N. glossopharyngeus** aus der Pars postsulcalis und über den **N. vagus** aus der Region zwischen Zungengrund und Kehlkopfeingang. Die Geschmacksfasern schließen sich den drei Nerven an.

FRAGE
Können Sie die großen **Speicheldrüsen** im Mund benennen?

Antwort Zu den großen Speicheldrüsen zählen die Glandula parotis, die Glandula submandibularis und die Glandula sublingualis. Sie sind paarig in der Mundhöhle angeordnet.

- Die Ohrspeicheldrüse (**Glandula parotis**) liegt in der **Fossa retromandibularis** und wird vom Meatus acusticus, der Mandibula und dem M. masseter, vom Proc. mastoideus, dem M. sternocleidomastoideus sowie vom Proc. styloideus und dem M. digastricus begrenzt. Außen liegt die Fascia parotidea fest verwachsen an, die mit ihrem derben oberflächlichen und tiefen Blatt die Parotisloge bildet, in der die Drüse liegt. Sie ist eine **rein seröse Drüse**, die Ptyalin produziert, ein stärkespaltendes Enzym. Der Ductus parotideus verläuft unterhalb vom Jochbogen über den M. masseter, durchbohrt den M. buccinator und mündet im Vorhof der Mundhöhle gegenüber dem zweiten oberen Molaren. Er wird sympathisch aus dem Ganglion cervicale superius und parasympathisch durch den N. glossopharyngeus versorgt.
- Die **Glandula sublingualis** liegt **zwischen Unterkiefer und Zunge** und wölbt die Mundbodenschleimhaut vor (Plica sublingualis). Sie reicht vom M. mylohyoideus bis zur Caruncula sublingualis, der Mündung des Ductus sublingualis major. Er fördert Sekret des vorderen Anteils der Drüse. Den hinteren Anteil bilden viele kleine Drüsen, die in vielen kleinen Ductus sublinguales minores ebenfalls an der Caruncula sublingualis münden. Sie ist eine **gemischte**, aber **überwiegend muköse Drüse**, die den schleimigen Gleitspeichel produziert.
- Unterhalb des Mundbodens im Trigonum submandibulare liegt die **Glandula submandibularis**. Sie wird begrenzt vom vorderen und hinteren Bauch des M. digastricus sowie der Mandibula. Der Ductus submandibularis zieht um den Hinterrand des M. mylohyoideus, auf dem Diaphragma oris und mündet neben dem Frenulum linguae, dem Zungenbändchen, auf der Caruncula sublingualis. Sie ist eine **gemischt seromuköse Drüse**, **überwiegend serös** (➤ Kap. 1.3).

Die Glandulae sublingualis und submandibularis werden sympathisch aus dem Ganglion cervicale superius und parasympathisch aus dem N. facialis versorgt.

KLINIK

Mumps oder andere Erkrankungen können zu einer Entzündung der Ohrspeicheldrüse führen. Daduch sind die Kaubewegungen sehr schmerzhaft. In den großen Ausführungsgängen können sich kalkhaltige Speichelsteine bilden, die den Abfluss behindern und ebenfalls zu starken Schmerzen führen (meist Gl. submandibularis).

FRAGE

Welche weiteren Strukturen liegen in der **Parotisloge**?

Antwort Die **A. carotis externa** teilt sich hier in die A. maxillaris und A. temporalis superficialis. Die **V. retromandibularis** und der **N. auriculotemporalis** ziehen hindurch, und der **N. facialis** teilt sich hier in den Plexus parotideus auf.

FRAGE
Wie wird die **Nahrung** aus der Mundhöhle in die Speiseröhre **transportiert**?

Antwort Die Schlundenge (**Isthmus faucium**) ist die Verbindung zwischen Mundhöhle und Rachenraum. Der vordere (Arcus palatoglossus) und der hintere Gaumenbogen (Arcus palatopharyngeus) können durch Kontraktion ihrer Muskeln diese Verbindung einengen bzw. vom Nahrungsbrei einzelne Bisse abtrennen. Zwischen beiden Bögen liegen in den lateralen dreieckigen Nischen die Tonsillae palatinae. Die Mm. palatoglossi bilden zusammen mit dem M. transversus linguae einen Muskelring (➤ Tab. 5.3).

Beim **Schluckakt** wird zunächst der Mundboden kontrahiert und die Zunge drängt den Bissen gegen den weichen Gaumen. Durch Erregung von Rezeptoren in der Gaumenschleimhaut wird dann zur Sicherung der Atemwege der Epipharynx durch Anheben des Gaumensegels verschlossen. Ebenso wird der Kehlkopfeingang verschlossen, indem der Kehlkopf und das Zungenbein angehoben werden und zugleich ein Fettkörper den Kehlkopfdeckel nach unten drückt. Hierdurch entfaltet sich auch der Pharynx, in den die Nahrung durch die Zunge hineingedrängt wird. Der untere Schlundschnürer bildet durch Verkürzung einen Sack im Pharynx, der die Nahrung aufnimmt und durch Kontraktion weiter in den Ösophagus befördert (➤ Tab. 5.4).

Tab. 5.4 Rachenmuskulatur

Muskel	Ursprung	Ansatz	Innervation
M. constrictor pharyngis superior	Hamulus pterygoideus des Os sphenoidale, Linea mylohyoidea der Mandibula, Pars petrosa des Os temporale	Raphe pharyngis	N. glossopharyngeus
M. constrictor pharyngis medius	Cornu minus und majus des Os hyoideum	Raphe pharyngis	N. glossopharyngeus, N. vagus
M. constrictor pharyngis inferior	Schild- und Ringknorpel	Raphe pharyngis	N. vagus
M. stylopharyngeus	Proc. styloideus des Os temporale	laterale Pharynxwand	N. glossopharyngeus
M. salpingopharyngeus	Tuba auditiva	laterale Pharynxwand	N. glossopharyngeus
M. palatopharyngeus	Aponeurosis palatina, Hamulus pterygoideus	dorsale Pharynxwand, Hinterrand des Schildknorpels	N. glossopharyngeus

FRAGE
Welche Strukturen gehören zum **lymphatischen Rachenring**?

PLUS Der Waldeyer-Rachenring gehört zum Mukosa-assoziierten lymphatischen Gewebe (**MALT**).

Antwort Als lymphatischen Rachenring (**Waldeyer-Rachenring**) bezeichnet man die paarige **Tonsilla palatina** (Gaumenmandel), die **Tonsilla pharyngealis** (Rachenmandel), die **Tonsilla tubaria** (Tubenmandel) und die **Tonsilla lingualis** (Zungentonsille).

Zwischen beiden Gaumenbögen liegt die Tonsilla palatina, die läppchenartig unterteilt ist und Krypten enthält. Die Tonsilla pharyngealis liegt paarig im Pharynxdach hinter den Choanen mit flachen Buchten, die Tonsilla tubaria am Rand der Tubenöffnung unter der Schleimhaut. Die Gesamtheit des lymphatischen Gewebes der Zunge wird als Tonsilla lingualis bezeichnet.

5.4 Auge

FRAGE
Können Sie die **embryologische Entwicklung** des Auges beschreiben?

Antwort Das Augenbläschen entsteht gegen Ende der 3. Woche im Dienzephalon. Durch Einstülpung des dem Ektoderm anliegenden Teils entsteht der zweiblättrige Augenbecher. Sein äußeres Blatt wird zum Stratum pigmentosum und zu den Irismuskeln, sein inneres Blatt zum Stratum nervosum. Während der Embryonalzeit erfolgt die Versorgung über die A. hyaloidea, die sich jedoch später zurückbildet. In der 7. Woche verschmelzen die Ränder der Augenbecherspalte zur Pupille. Der Augenbecherstiel wird zum N. opticus, der damit eine Ausstülpung des zentralen Nervensystems mit Durascheide und zentralnervöser Glia ist.

Die Linse entsteht durch Abschnürung vom Ektoderm. Die Zellen an der Hinterwand verlängern sich zu den Linsenfasern. Die Vorderseite bleibt immer einschichtig. Die äußeren Augenmuskeln entwickeln sich aus dem prächordalen Mesoderm.

FRAGE
Wie ist die **Orbita aufgebaut**?

Antwort Die Orbita liegt wie eine vierseitige Pyramide mit ihrer Spitze nach hinten zeigend im Gesichtsschädel. Die Basis bildet den äußeren Eingang zur Orbita. Begrenzt wird der Eingang oben durch das **Stirnbein**, unten durch **Maxilla** und **Jochbein**, medial durch den **Stirnfortsatz der Maxilla** und lateral durch das **Jochbein**. Das Dach bilden das **Stirnbein** und **Keilbein** (Ala minor), das dorsomedial den Canalis opticus münden lässt. Am Aufbau sind weiterhin beteiligt medial das Tränenbein, die Lamina orbitalis des Siebbeins und das Keilbein, am Boden die Maxilla, das Jochbein und das Gaumenbein und lateral der Processus zygomaticus des Stirnbeins und die Ala major des Keilbeins.

FRAGE
Welche **Strukturen** liegen in der Orbita?

Antwort Die Orbita beherbergt neben dem Augapfel fetthaltiges Bindegewebe, die Tränendrüse, den N. opticus sowie weitere Augennerven und -gefäße, die Augenmuskeln sowie den M. orbitalis. Letzterer ist beim Menschen nur rudimentär vorhanden, fällt jedoch der ihn innervierende Sympathikus aus, so kommt es zum Enophthalmus (Zurückfallen des Augapfels in die Orbita).

FRAGE
Welche **Räume** existieren im Augapfel?

Antwort Man unterscheidet die vordere Augenkammer zwischen Kornea und Iris, die hintere Augenkammer zwischen Iris, Corpus ciliare und Linse sowie den Glaskörper.

- Die **vordere Augenkammer** enthält das Kammerwasser. Es wird von den Epithelzellen des Ziliarkörpers gebildet und fließt im Kammerwinkel (Angulus iridocornealis) über den Schlemm-Kanal (Sinus venosus sclerae) ab, wo es resorbiert wird.
- An der Pupille steht die vordere mit der **hinteren Augenkammer** in Verbindung. Durch die hintere Kammer ziehen Zonulafasern als Aufhängung der Linse. Der **Glaskörper** (Corpus vitreum) nimmt den Hauptteil des Augapfels ein. Er besteht aus durchsichtiger gallertiger Masse und ist von kollagenen Fasern und Hyaluronsäuremolekülen durchsetzt.

KLINIK
Nimmt der Augeninnendruck durch eine Abflussbehinderung zu, so kommt es zu einer Trübung. Man spricht vom **Glaukom** oder „grünen Star".

FRAGE
Können Sie den **Schichtaufbau** des Augapfels beschreiben?

PLUS Man kann durch Berührung einen Fremdreflex auslösen, der beide Augenlider schließen lässt (Nn. ciliares des N. ophthalmicus – Pons – Kerngebiet des N. trigeminus – Fazialiskern – N. facialis – N. orbicularis oculi).

Antwort Der fast kugelförmige Augapfel liegt in der Orbita wie ein Kugelgelenk. An seinem hinteren Pol tritt der N. opticus ein, der S-förmig verläuft und damit dem Augapfel seine Bewegungsfreiheit lässt. Der Augapfel besteht aus **drei Häuten**: der Tunica fibrosa, der Tunica vasculosa und der Tunica interna bulbi (von außen nach innen). Die Tunica fibrosa ist vorne als Kornea (Hornhaut) durchsichtig, hinten als Sklera (Lederhaut) weiß erscheinend. Die **Kornea** ist etwas stärker gekrümmt und besitzt lediglich marklose sensible Nervenfasern, keine Gefäße.

Am Limbus corneae geht die Kornea in die **Sklera** über, die aus kollagenen Fasern besteht. Diese sind dreidimensional angeordnet und erhalten damit die Form des Augapfels aufrecht. An der Durchtrittsstelle des N. opticus ist sie siebartig durchbrochen.

PLUS Man unterscheidet den Orbiculus ciliaris mit niedrigen Plicae ciliares, der durch die Zonulafasern die Linse hält, von der davorliegenden Corona ciliaris mit ca. 80 kleinen Falten, die im Epithel das Kammerwasser produzieren.

Die **Tunica vasculosa** gliedert sich in die vorne liegende Iris, den folgenden Corpus ciliare und die Choroidea (Aderhaut). Die **Iris** (Regenbogenhaut) liegt hinter der Kornea und der Linse direkt auf (➤ Abb. 5.5). Mit ihrem Margo pupillaris bildet sie das Sehloch (Pupille). Abhängig vom Gehalt an Pigment und Melanozyten in der mittleren Schicht erscheint sie in unterschiedlichen Farben. Im vorderen Blatt der Iris liegen die Mm. sphincter pupillae (parasympathische Innervation) und dilatator pupillae (sympathische Innervation), die die Iris je nach Lichteinfall in der Größe verändern können. Im innersten Blatt verlaufen parasympathische und sympathische Nervenfasern.

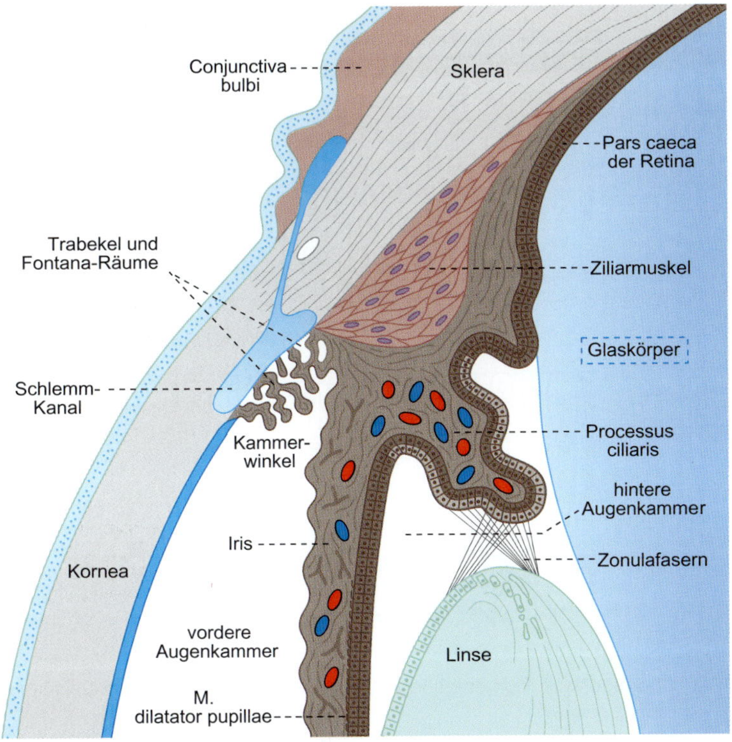

Abb. 5.5 Aufbau des vorderen Augenabschnitts [L107]

Das **Corpus ciliare** ist ringförmig am Übergang zum lichtempfindlichen Teil der Netzhaut und besitzt den M. ciliaris. Es dient zur Befestigung der Linse und beeinflusst die Linsenkrümmung. Der M. ciliaris bewirkt durch Kontraktion eine Entspannung der Linsenfasern. Dadurch wird diese kugelförmiger, die Linsenkrümmung nimmt zu, ebenso die Akkommodation. Er wird wie der M. sphincter pupillae parasympathisch innerviert.

Zwischen Lederhaut und Netzhaut liegt die Aderhaut (**Choroidea**). Sie enthält Pigmentzellen und erscheint daher braunrot. Ihre drei Schichten sind die Lamina choroidocapillaris mit dichtem Kapillarnetz, aber ohne Pigment, die Lamina vasculosa mit Arterien und Venen und noch weiter außen die Lamina suprachoroidea mit Lymphräumen im lockeren Bindegewebe (➤ Abb. 5.6).

Direkt auf der Aderhaut innen liegt die **Retina** (Netzhaut). In der Fläche unterscheidet man die Pars caeca, einschichtiges Epithel, die das Corpus ciliare und die Iris überkleidet, und die Pars optica, die aus zwei Blättern besteht und den gesamten Augenhintergrund auskleidet. Das äußerste Blatt ist die Pars pigmentosa, die Lichtreflexe verhindert. Die Pars nervosa besteht aus insgesamt neun Schichten und leitet die Reize der Sehzellen zum Gehirn. Je drei Zellschichten repräsentieren ein Neuron, die Schicht der Photorezeptoren (Stratum neuroepitheliale), die Schicht der Retinaganglienzellen (Stratum ganglionare retinae) und die Schicht der Optikusganglienzellen (Stratum ganglionare nervi optici). Im Stratum neuroepitheliale liegen die lichtempfindlichen Stäbchen und Zapfen.

PLUS Der Mensch besitzt ca. 120 Mio. Stäbchen zum Hell-Dunkel-Sehen und ca. 6 Mio. Zapfen zum Farbsehen.

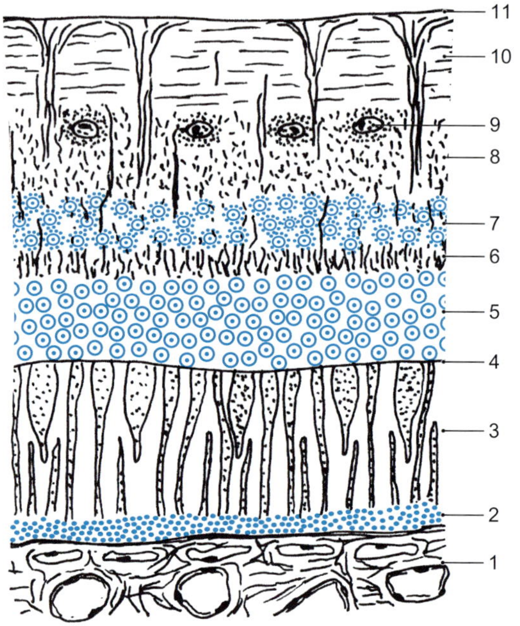

1 – Choroidea mit Pigmentzellen und Kapillaren
2 – Pigmentepithel
3 – Schicht der Stäbchen und Zapfen
4 – äußere Gliagrenzschicht
5 – äußere Körnerschicht
6 – äußere plexiforme Schicht
7 – innere Körnerschicht
8 – innere plexiforme Schicht
9 – Optikus-Ganglienzellschicht
10 – Optikus-Nervenfaserschicht
11 – innere Gliagrenzschicht

Abb. 5.6 Aufbau der Netz- und Aderhaut [L141, M581]

Etwa 4 mm temporal des Discus n. optici liegt die **Macula lutea** mit der **Fovea centralis**, der Stelle des schärfsten Sehens, da sie nur aus Zapfen besteht und alle weiteren Schichten nahezu fehlen. Im Gegensatz dazu gibt es am Discus n. optici keinerlei Sehzellen. Daher wird er auch als blinder Fleck bezeichnet.

KLINIK

Bei einer vollständigen Lähmung des N. oculomotorius ist die Pupille weit und reaktionslos (Mydriasis). Man kann nicht mehr akkommodieren. Durch Atropin kommt es ebenfalls zur Parasympathikuslähmung bzw. durch Adrenalin zur Sympathikusreizung. Umgekehrt führt eine Parasympathikusreizung bzw. Sympathikuslähmung zur Engstellung (Miosis) der Pupille.

FRAGE

Erklären Sie den Aufbau der **Sehbahn**!

Antwort Die **Axone** des **dritten Neurons** in der Retina vereinigen sich zunächst zum **N. opticus**, ziehen durch das **Chiasma opticum**, anschließend durch den **Tractus opticus** und enden im **Corpus geniculatum laterale**

(viertes Neuron). Im Chiasma opticum kreuzen die Nervenfasern aus den nasalen Netzhautarealen zur Gegenseite. Vom Corpus geniculatum laterale zieht die Sehstrahlung zur Area striata, wobei die Fasern aus den unteren Quadranten der Retina oberhalb des Sulcus calcarinus enden, die aus den oberen Quadranten unterhalb. Der N. opticus ist wie die Retina ein ausgelagerter Teil des Zwischenhirns. Er wird daher auch von den Hirnhäuten umgeben.

KLINIK

Je nach **Gesichtsfeldausfall** kann auf den Schädigungsort im Gehirn geschlossen werden. Ist der N. opticus verletzt, kommt es zur Erblindung eines Auges. Liegt die Schädigung hinter dem Chiasma opticum, so kommt es zum Ausfall der korrespondierenden Gesichtsfeldhälften beider Augen. Durch einen Hypophysentumor z. B. kann es zum Ausfall der beiden temporalen Gesichtsfeldhälften kommen (entsprechend der nasalen Retinahälften).

FRAGE

Wie erfolgt die **Bewegung** des Augapfels?

Antwort Insgesamt erfolgt die Bewegung durch **vier gerade** und **zwei schräge** Augenmuskeln (➤ Tab. 5.5). Sie entspringen mit Ausnahme des M. obliquus inferior alle am **Anulus tendineus communis**, einem Sehnenring um den N. opticus, und ziehen pyramidenartig um den Augapfel. Sie alle arbeiten extrem fein zusammen, damit keine Doppelbilder entstehen.

Der Augapfel wird abduziert durch den M. rectus lateralis, adduziert durch den M. rectus medialis. Gehoben wird er durch die Mm. rectus superior und obliquus inferior, gesenkt durch die Mm. rectus inferior und obliquus superi-

Tab. 5.5 Augenmuskeln und Muskeln der Augenlider

Muskel	Ursprung	Ansatz	Bewegung	Innervation
Äußere Augenmuskeln				
M. rectus superior	Anulus tendineus communis	Sklera oben vor dem Äquator	Hebung	N. oculomotorius
M. rectus inferior	Anulus tendineus communis	Sklera unten vor dem Äquator	Senkung	N. oculomotorius
M. rectus medialis	Anulus tendineus communis	Sklera nasal vor dem Äquator	Adduktion	N. oculomotorius
M. rectus lateralis	Anulus tendineus communis	Sklera temporal vor dem Äquator	Abduktion	N. abducens
M. obliquus superior	Anulus tendineus communis	Sklera oben hinter dem Äquator	Senkung	N. trochlearis
M. obliquus inferior	medialer Orbitarand	Sklera unten hinter dem Äquator	Hebung	N. oculomotorius
Muskeln der Augenlider				
M. levator palpebrae superioris	Anulus tendineus communis	Tarsus und Bindebewebe des Oberlids	Hebung des Oberlids	N. oculomotorius
M. orbicularis oculi	kreisförmig um Lidspalt mit Pars palpebralis, lacrimalis, orbitalis	siehe Ursprung	Lidschlag Lidschluss	N. facialis
M. tarsalis superior	M. levator palpebrae superioris	Tarsus des Oberlids	Hebung des Oberlids	Ganglion stellatum (sympathisch)
M. tarsalis inferior	M. orbicularis oculi	Unterlid	Lidschlag Lidschluss	Ganglion stellatum (sympathisch)

or, einwärts gedreht durch die Mm. rectus superior und obliquus superior und auswärts gedreht durch die Mm. rectus inferior und obliquus inferior.

KLINIK

Bei einer Lähmung des M. levator palpebrae superior durch Schädigung des N. oculomotorius hängt das Lid herab. Man spricht von **Ptosis**. Gleiches kann durch eine Sympathikus-Lähmug des M. tarsalis superior passieren.

FRAGE

Welche **Drüsen** kennen Sie am Auge?

Antwort Die Augenlider sind zur Befeuchtung der Kornea und der Konjunktiva und zum Schutz vor Fremdkörpern da. Im Augenlid findet man unterschiedliche Drüsen. Die **Meibom-Drüsen** (Gll. tarsales) sind Talgdrüsen, die im Tarsus liegen. An den Wimpern münden die apokrinen Talgdrüsen Gll. ciliares (**Moll-Drüsen**) und die holokrinen Gll. sebaceae (**Zeiss-Drüsen**). Zusätzlich existieren die Tränendrüsen (**Gll. lacrimales**), die auf beiden Seiten seitlich oben in der Fossa glandulae lacrimalis des Os frontale liegen. Sie wird durch den M. levator palpebrae superioris in die Pars orbitalis (oberhalb) und die Pars palpebralis (unterhalb) unterteilt.

Das Sekret wird über etwa zehn Ausführungsgänge in den Konjunktivalsack abgegeben. Über die Kornea fließt es zur Caruncula lacrimalis (Tränenwärzchen). Dort beginnt jeweils am Ober- und am Unterlid der Canaliculus lacrimalis, der in den Tränensack (Saccus lacrimalis) mündet und weiter zum Ductus nasolacrimalis in die Nasenhöhle führt.

5.5 Hör- und Gleichgewichtsorgan

FRAGE

Wie ist das **äußere Ohr** aufgebaut?

PLUS Zur klinischen Inspektion des Gehörgangs wird er durch Zug an der Ohrmuschel nach hinten oben gerade gerichtet.

Antwort Zum äußeren Ohr gehört die Ohrmuschel, der äußere Gehörgang und das Trommelfell, das die Begrenzung zum Mittelohr darstellt. Die **Ohrmuschel** besteht aus einer Knorpelplatte, die einen Schalltrichter formt. Außen verläuft die Helix, innen eine zweite parallele Falte, die Anthelix. Vor der äußeren Gehörgangsöffnung liegt der Tragus, kaudal davon der Antitragus.

Der **äußere Gehörgang** besteht aus einem äußeren knorpeligen und einem inneren knöchernen Anteil. Von der Ohrmuschel verläuft er schräg nach vorne innen mit einem leichten Knick. Die Haut besitzt Haare mit Talgdrüsen und apokrinen Drüsen (Glandulae ceruminosae). Das **Trommelfell** (Membrana tympani) spannt sich trichterförmig auf dem Grund des äußeren Gehörganges auf. Der Rand wird vom Anulus fibrocartilagineus gebildet, einem Knorpelring, der fest mit dem Felsenbein verwachsen ist. Der überwiegende Teil ist straff gespannt (Pars tensa), ein kleiner Teil kranial des Hammers ist schlaff (Pars flaccida = Shrapnell-Membran), da hier die Lamina propria fehlt, eine derbe Bindegewebsmembran. Gespannt wird das Trommelfell durch den M. tensor tympani. Es ist mit dem Handgriff des Hammers verwachsen. Zentral liegt der Umbo, von dem bei der Ohrspiegelung ein dreieckiger Lichtreflex nach vorne unten zeigt.

Die Innervation erfolgt über die Nn. tympanicus (Innenseite), auriculotemporalis (äußerer Teil) und den R. auricularis des N. vagus (äußerer Gehörgang und äußeres Trommelfell).

FRAGE

Welche **Strukturen** gehören zum **Mittelohr**?

Antwort Das Mittelohr besteht aus der Paukenhöhle, den Gehörknöchelchen (> Abb. 5.7), der Ohrtrompete und pneumatischen Nebenräumen.

Die **Cavitas tympani** wird von sechs Wänden umgeben. Die laterale Wand wird vom Trommelfell gebildet, medial wird sie zum Innenohr abgegrenzt. Hier liegen das Promontorium und die Fenestra vestibuli und cochleae. Das Dach ist eine dünne Knochenlamelle zur mittleren Schädelgrube (Paries tegmentalis). Die vordere Wand grenzt an den Canalis caroticus, die hintere an den Processus mastoideus. Der Boden ist von einer dünnen Knochenlamelle von der Fossa jugularis getrennt.

Als pneumatische Nebenräume bezeichnet man die **Cellulae mastoideae** und das **Antrum mastoideum**. Sie sind mit Schleimhaut ausgekleidet und dienen als Resonanzräume.

Die Gehörknöchelchen sind der Hammer (**Malleus**), der Amboss (**Incus**) und der Steigbügel (von außen nach innen). Sie dienen der Schallübertragung vom Trommelfell (> Abb. 5.7) auf die Perilymphe des Innenohrs. Sie sind gelenkig verbunden und mit Schleimhaut überzogen. Der **Stapes** (Steigbügel) verschließt das Fenestra vestibuli der medialen Wand der Paukenhöhle. Die Tuba auditiva (Ohrtrompete) ist eine ca. 3–4 cm lange teils knorpelige, teils knöcherne Röhre. Sie zieht von lateral oben nach medial vorne unten und mündet mit dem Ostium pharyngeum hinter der unteren Nasenmuschel. Ihre Funktion ist die gleichmäßige Belüftung und Luftdruckausgleich auf beiden Seiten des Trommelfells.

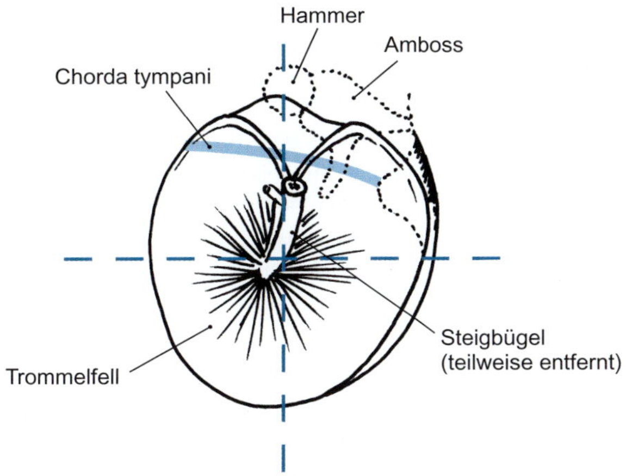

Abb. 5.7 Trommelfell und Gehörknöchelchen [L141, M581]

KLINIK

Entzündungen des Mittelohrs können leicht auf benachbarte Strukturen übergreifen. Der Eiter sammelt sich häufig auf dem Boden unterhalb der Tuba auditiva. Durch die dünne Wand der Prominentia canalis facialis breiten sich die Entzündungen leicht auf den N. facialis oder auch auf die Schleimhaut der Cellulae mastoideae und damit bis zu den Hirnhäuten aus.

FRAGE

Welche **Muskeln** finden sich im **Mittelohr**?

Antwort Der **M. tensor tympani** reguliert die Spannung des Trommelfells. Er zieht vom Semicanalis m. tensoris tympani um den Processus cochleariformis zur Basis des Manubrium mallei. Innerviert wird er vom N. pterygoideus medialis. Der **M. stapedius** zieht von der Eminentia pyramidalis zum Caput des Stapes. Als kleinster Muskel des Menschen hebt er den Steigbügel aus der Fenestra vestibuli und schwächt damit sehr laute Geräusche ab (Innervation: N. facialis).

FRAGE

Wo sollte man zur **Parazentese** (Entlastung von Eiter) das Trommelfell punktieren?

Antwort Die Chorda tympani zieht nach Abgang aus dem N. facialis rückläufig in die Paukenhöhle und zieht im Bereich der beiden oberen äußeren Quadranten entlang (➤ Abb. 5.7). Zusätzlich liegen hinter dem hinteren oberen Quadranten der lange Fortsatz des Amboss und der Steigbügel. Eine relativ sichere Punktion ist daher in den beiden unteren Quadranten möglich.

FRAGE

Welche **Organe** findet man im **Innenohr**?

Antwort Das Innenohr beherbergt sowohl das **Hör-** als auch das **Gleichgewichtsorgan**. Es wird auch als Labyrinth bezeichnet und besteht aus dem Vorhof, der über das Fenestra vestibuli und das Fenestra cochleae mit dem Mittelohr in Verbindung steht. Das Fenestra cochleae ist durch die Membrana tympani secundaria („zweites Trommelfell") verschlossen. Man unterscheidet das **häutige Labyrinth** (Labyrinthus membranaceus) mit Endolymphe und das **knöcherne Labyrinth** (Labyrinthus osseus), das das häutige umschließt. Dazwischen liegt das Spatium perilymphaticum.

FRAGE

Wie funktioniert das **Gleichgewichtsorgan**?

Antwort Das Gleichgewichtsorgan besteht aus den drei Bogengängen und deren Ampullen, dem Sacculus und Utriculus sowie auch dem Ductus endolymphaticus. Im **Sacculus** und **Utriculus** liegen die Maculae sacculi, die die Stütz- und Sinneszellen enthalten. Bedeckt sind diese wiederum von der **gallertigen Otolithenmembran**. Die **Sinneshärchen** (Kinozilien und Stereozilien) werden von den schwereren Otolithen bei einer Bewegung verbogen, was als Beschleunigung in die entsprechende Richtung wahrgenommen wird. Die **Maculae** registrieren **Translationsbeschleunigungen**, die **Bogengänge** hingegen **Drehbeschleunigungen**. Die Bogengänge liegen jeweils im rechten Winkel zueinander. Am Ende besitzen sie jeweils eine Crista ampullaris, die wie die Maculae Stütz- und Sinneszellen enthält. Die gallertige Deckschicht wird hier Cupula ampullaris genannt. Sie besitzt keine Otolithen. Die Erregung der Sinneszellen wird über die Pars vestibularis des N. vestibulocochlearis an das Gehirn geleitet.

FRAGE

Wie werden die Schallwellen zur **Geräuschempfindung** umgesetzt?

Antwort Die Schallwellen gelangen durch den äußeren Gehörgang auf das Trommelfell und die Gehörknöchelchen. Sie verringern die Vibration der Welle, verstärken aber durch ihre Hebelwirkung ihre Kraft um das 20-Fache. Die **Schwingungen** der Steigbügelplatte übertragen sich weiter durch die Fenestra vestibuli auf die **Perilymphe** im Vorhof des Innenohrs. Über die **Scala vestibuli** (Vorhoftreppe) wird die Vibration in die **Kochlea** fortgeleitet. Die Länge der Fortleitung ist von der Tonfrequenz abhängig. Hohe Töne enden kurz nach Beginn der Skala, tiefe Töne werden bis zum Helikotrema fortgeleitet. Am Ort des größten Ausschlags wird die **Membrana vestibularis** (Reissner-Membran), die den Ductus cochlearis von der Scala vestibuli trennt (➤ Abb. 5.8), eingedrückt. Jetzt ist eine Endolymphbewegung entstanden,

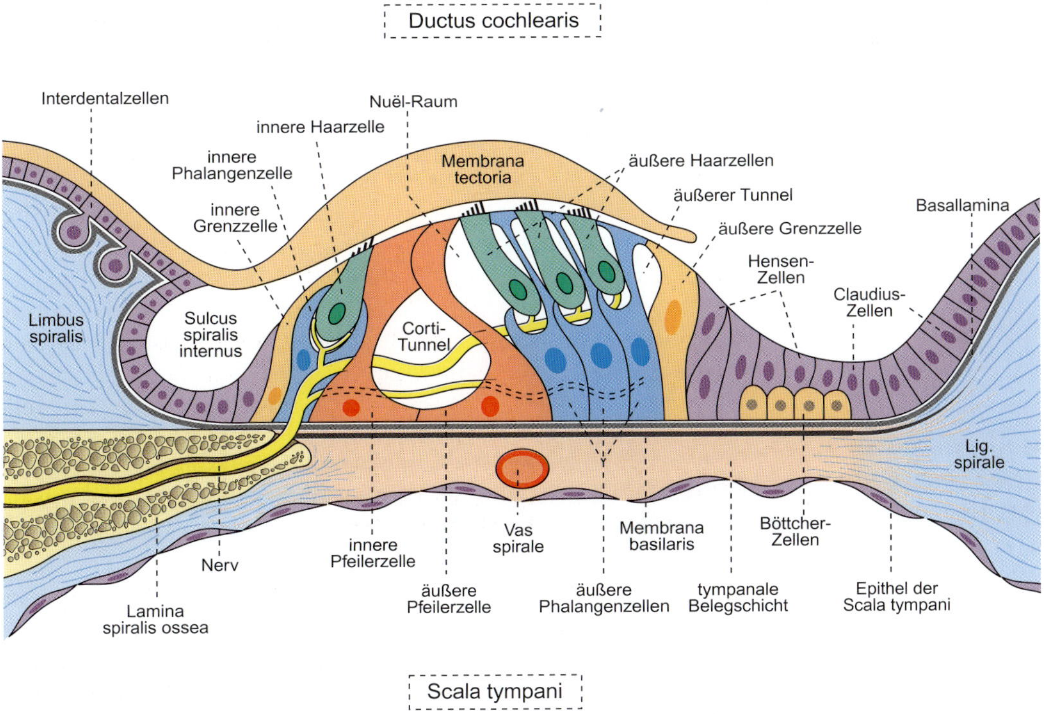

Abb. 5.8 Ductus cochlearis [L107]

die die Stütz- und Sinneszellen des **Corti-Organs** über die Membrana tectoria erregt. Hier erfolgt die Umwandlung von mechanischer Energie zu elektrischer Energie. Dieser Reiz wird über die Nervenfasern der Nn. spirales zum **Ganglion spirale cochleae** (**erstes Neuron**) und anschließend über die Pars cochleae des N. vestibulocochlearis zum **Nucleus cochlearis** (**zweites Neuron**) im Rautenhirn weitergeleitet.

Der Druckausgleich erfolgt über die Lamina basalis zwischen Ductus cochlearis und Scala tympani. Die Schwingungen werden über die Perilymphe bis zur Fenestra cochleae und damit zum Mittelohr fortgetragen.

KAPITEL

6 Hals

FRAGE
Welche **Knochen** kennen Sie am Hals außer der Halswirbelsäule?

Antwort Hier gibt es lediglich noch das **Os hyoideum**, das Zungenbein. Dieses liegt auf Höhe des 4. Halswirbelkörpers. Mit seinem Corpus und den beiden Cornu majus ähnelt es einem Hufeisen. Es ist in die von Mundboden und unterer Zungenbeinmuskulatur gebildete Muskelschlinge eingebettet und damit beim Schluckakt oder bei Halsbewegung verschieblich. Über das Cornu minus ist das Zungenbein durch das Lig. stylohyoideum mit dem **Processus styloideus** des Os temporale verbunden. Es kann vollständig oder aber auch nur z. T. verknöchern. Zusätzlich verbindet die Membrana thyrohyoidea das Os hyoideum mit dem Kehlkopf.

FRAGE
Nennen Sie mir die **unteren Zungenbeinmuskeln**!

Antwort Zu den unteren Zungenbeinmuskeln gehören die Mm. sternohyoideus, sternothyroideus, thyrohyoideus und omohyoideus (➢ Tab. 6.1).

Tab. 6.1 Untere Zungenbeinmuskeln (infrahyale Muskulatur). Obere Zungenbeinmuskulatur ➢ Tab. 5.3.

Muskel	Ursprung	Ansatz	Innervation
M. sternohyoideus	Manubrium sterni, sternales Ende der Klavikula, Sternoklavikulargelenk	Os hyoideum	Ansa cervicalis
M. sternothyroideus	Manubrium sterni, 1. Rippe	Linea obliqua des Schildknorpels	Ansa cervicalis
M. thyreohyoideus	Linea obliqua des Schildknorpels	Os hyoideum	Ansa cervicalis
M. omohyoideus	Margo superior der Skapula, Lig. transversum scapulae	Os hyoideum	Ansa cervicalis

KLINIK
Bei einer Verkürzung des M. sternocleidomastoideus (z. B. angeborener Torticollis) wird durch den Zug des Muskels – bzw. in diesem Fall durch verminderte Dehnung – der Kopf zur kranken Seite geneigt und zur gesunden Seite gedreht.

FRAGE
Welche **Muskeln** verlaufen am **Hals**?

Tab. 6.2 Halsmuskeln

Muskel	Ursprung	Ansatz	Innervation
Oberflächliche Schicht			
Platysma	Mandibula, Fascia parotidea	Subkutis der Brustwand	R. colli n. facialis
M. sternocleidomastoideus	Klavikula und Manubrium sterni	Proc. mastoideus des Schläfenbeins, Linea nuchae superior	N. accessorius und Nn. cervicales II–IV
M. trapezius	Linea nuchae suprema und Protuberantia occipitalis externa, Dornfortsätze der Brustwirbel	laterales Drittel der Klavikula, Akromion, Spina scapulae	N. accessorius und Nn. cervicales III u. IV
Tiefe Schicht			
M. scalenus anterior	Tuberculum anterius des 3.–6. Halswirbelquerfortsatzes	1. Rippe	Rr. ventrales der Nn. cervicales IV–VIII
M. scalenus medius	Tuberculum anterius des 1.–7. Halswirbelquerfortsatzes	1. (–2.) Rippe	Rr. ventrales der Nn. cervicales IV–VIII
M. scalenus posterior	Tuberculum posterius des 5. und 6. Halswirbelquerfortsatzes	2. (–3.) Rippe	Rr. ventrales der Nn. cervicales IV–VIII
Prävertebrale Schicht			
M. rectus capitis anterior u. lateralis	Massa lateralis des Atlas	Os occipitale	R. ventralis des N. cervicalis I
M. longus capitis	Tuberculum anterius des 3.–6. Halswirbelquerfortsatzes	Pars basilaris des Os occipitale	Rr. ventrales der Nn. cervicales I–VI
M. longus colli	die drei unteren Hals- und drei oberen BWK, Querfortsätze der 2.–5. Halswirbels	Querfortsätze der 5.–7. Halswirbel, 2.–4. HWK, Tuberculum anterius des Atlas	Rr. ventrales der Nn. cervicales II–VI

Antwort Es gibt die oberflächlichen, die tiefen und die prävertebralen Halsmuskeln (➤ Tab. 6.2).

FRAGE
Welche Strukturen laufen durch die **Skalenuslücke**?

Antwort Durch die durch den M. scalenus anterior und M. scalenus medius gebildete Skalenuslücke ziehen die **A. subclavia** und der **Plexus brachialis**. Die V. subclavia zieht hingegen ventral des M. scalenus anterior über die 1. Rippe.

MERKE

Nervenäste des Plexus cervicalis:

• N. occipitalis **minor**	Onkel**chen**
• N. **au**ricularis ma**g**nus	**Au**gust
• N. **t**ransversus colli	**t**anzt
• Nn. **supra**claviculares	**sup**er mit
• **Ansa** cervicalis	**Ansa**gerin
• N. **phreni**cus	**Phreni**

FRAGE
Welche Möglichkeiten an **venösen oder arteriellen Zugängen** gibt es im Halsbereich?

Antwort Oberflächlich verläuft am Hals die **V. jugularis externa**, die aus der V. auricularis posterior und der V. occipitalis hervorgeht. Sie liegt unter dem Platysma, zieht über den M. sternocleidomastoideus und mündet hinter dem Trigonum omoclaviculare in die V. subclavia. Eine weitere oberflächliche Vene ist die **V. jugularis anterior** am Vorderrand des M. sternocleidomastoideus aus den Venen des Mundbodens. Sie verbindet sich oberhalb des Manubrium sterni über den Arcus venosus jugularis mit der Vene der Gegenseite, zieht um den Muskel herum und mündet in die V. jugularis externa oder direkt in die V. subclavia. Eine weitere venöse Punktionsstelle ist die **V. subclavia**, die Fortsetzung der V. axillaris, die unterhalb der Klavikula von der ersten Rippe bis zur Mündung in die V. jugularis interna zieht. Da sie sehr kräftig ist, kann auch über sie ein zentraler Venenkatheter gelegt werden. Ebenso ist die **V. jugularis interna** geeignet. Diese leitet Blut aus den venösen Sinus der Schädelbasis, aus dem Gesicht und den Halsorganen zum Herzen. Die rechte ist meist kräftiger als die linke und beginnt im Foramen jugulare. Sie verläuft zunächst dorsal, später lateral der A. carotis interna und tritt im unteren Halsbereich vor die A. carotis communis. Hier kann sie medial des M. sternocleidomastoideus punktiert werden. Sie vereinigt sich im Venenwinkel mit der V. subclavia zur V. brachiocephalica.

Als arterieller Zugang kann die **A. subclavia** gewählt werden, die rechts aus dem Truncus brachiocephalicus, links aus dem Aortenbogen hervorgeht. Sie überkreuzt die erste Rippe in der Skalenuslücke und kann am Übergang des mittleren zum lateralen Drittel der Klavikula unter dieser punktiert werden. Zum Hals zieht die **A. carotis communis**, die wie die A. subclavia rechts aus dem Truncus brachiocephalicus, links aus dem Aortenbogen hervorgeht. In Höhe des vierten Halswirbels gabelt sie sich im Trigonum caroticum in die Aa. carotis externa und interna. Die **A. carotis externa** verläuft medial vorne und versorgt Halsorgane, das Gesicht und die Kopfschwarte. Die **A. carotis interna** verläuft, ohne weitere Gefäße abzugeben, dorsolateral bis in den Canalis caroticus der Schädelbasis zu den Hirnarterien (➤ Abb. 6.1).

MERKE

Äste der A. carotis externa:

• A. **thy**roidea superior	**Th**eo
• A. **lin**gualis	**Lin**gen
• A. **fa**cialis	**fa**briziert
• A. **pha**ryngea ascendens	**pha**ntastisch
• R. **st**ernocleidomastoideus	**st**arke
• A. **oc**cipitalis	**Oc**hsenschwanzsuppe
• A. **au**ricularis posterior	**au**s
• A. **t**emporalis superficialis	**t**oten
• A. **m**axillaris	**M**äusen.

FRAGE

Bitte beschreiben Sie den Verlauf des **N.** vagus und nennen Sie seine **Äste**!

Antwort Der N. vagus verlässt die Schädelbasis durch das Foramen jugulare, verläuft mit der V. jugularis interna und der A. carotis interna (später

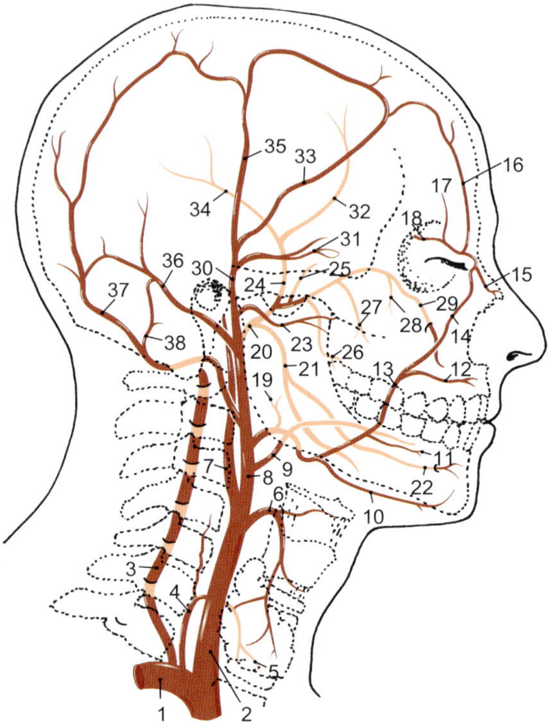

1 – A. subclavia
2 – A. carotis communis
3 – A. vertebralis
4 – Truncus thyrocervicalis
5 – A. thyroidea inferior
6 – A. thyroidea superior mit R. sternocleidomastoideus
7 – A. carotis interna
8 – A. carotis externa
9 – A. lingualis
10 – A. submentalis
11 – A. labialis inferior
12 – A. labialis superior
13 – A. facialis
14 – A. angularis
15 – A. dorsalis nasi
16 – A. supratrochlearis
17 – A. supraorbitalis
18 – A. ophthalmica
19 – A. pharyngea ascendens
20 – A. maxillaris
21 – A. alveolaris inferior
22 – A. mentalis
23 – A. transversa facialis
24 – A. meningea media
25 – A. temporalis profunda
26 – A. buccalis
27 – A. alveolaris superior posterior
28 – A. alveolaris superior anterior
29 – A. infraorbitalis
30 – A. temporalis superficialis
31 – A. zygomaticoorbitalis
32 – R. frontalis der A. meningea media
33 – R. frontalis der A. temporalis superficialis
34 – R. parietalis der A. meningea media
35 – R. parietalis der A. temporalis superficialis
36 – A. auricularis posterior
37 – A. occipitalis
38 – R. auricularis der A. occipitalis

Abb. 6.1 Arterien am Hals [L141, M581]

communis) gemeinsam durch die **Apertura thoracis superior** und zieht links vor dem Aortenbogen hinter dem jeweiligen Hauptbronchus zum **Zwerchfell**. Durch den **Hiatus oesophagus** ziehen beide Äste in den Bauchraum. Der N. vagus innerviert die quergestreifte Muskulatur an Ösophagus, Larynx und Pharynx, die glatte Muskulatur der Atmungsorgane und des Darmkanals sowie das Herz. Zusätzlich führt er **sensible Fasern** und **sekretorische Fasern** der Drüsen der Atemwege und des Darms sowie **afferente Fasern** der Eingeweide.

Im Einzelnen sind seine **Äste**:

- im Kopf-Hals-Bereich der R. meningeus, der R. auricularis, die Rr. pharyngei, der N. laryngeus superior, die Rr. cardiaci cervicales superiores, die Rr. cardiaci cervicales inferiores und der N. laryngeus recurrens
- im Brustbereich die Rr. cardiaci thoracici und Rr. bronchiales
- im Bauchbereich aus dem Truncus vagalis anterior die Rr. gastrici anteriores und Rr. hepatici, aus dem Truncus vagalis posterior die Rr. gastrici posteriores, Rr. coeliaci und Rr. renales

FRAGE

Wie entsteht die **Stimme**?

Antwort Die Töne werden durch den **Larynx** (Kehlkopf) gebildet. Durch Artikulation in der Mundhöhle und der Mundöffnung entsteht dadurch unsere Sprache. Der Kehlkopf besteht aus vier großen Knorpeln, dem Schildknorpel (Cartilago thyroidea), dem Ringknorpel (Cartilago cricoidea), dem Stellknorpel (Cartilago arytenoidea) und dem Kehldeckel (Cartilago epiglottica = Epiglottis). Zusätzlich spannen sich diverse Bänder auf wie die Membrana thyrohyoidea zwischen Zungenbein und oberem Rand des Schildknorpels, das Lig. cricothyroideum zwischen Schild- und Ringknorpel, das Lig. cricotracheale zwischen Ringknorpel und Trachea, das Lig. vestibulare zwischen Epiglottis und Stellknorpel sowie das Lig. vocale zwischen Stellknorpel und Schildknorpel.

Die Stimme bildenden Weichteile werden **Glottis** genannt. Die Rima glottidis (Stimmritze) wird in den vorderen zwei Dritteln als **Pars intermembranacea** von der Plica vocalis gebildet, im hinteren Drittel als **Pars intercartilaginea** von den Stellknorpeln begrenzt.

Die **Höhe der Stimme** hängt von der Größe des Kehlkopfs und dem Winkel zwischen den Schildknorpelplatten ab. Beim Mann beträgt dieser Winkel ca. 90°, bei der Frau ca. 120°.

Zur **Phonation** wird die Stimmritze einleitend verschlossen. Dies erfolgt über die Mm. cricoarytenoideus lateralis, thyroarytenoideus, arytenoideus transversus und arytenoideus obliquus, die den Schildknorpel kippen (➤ Tab. 6.3). Durch einen Luftstoß aus der Lunge werden die Stimmbänder in Schwingung gebracht. Über die Mm. cricothyroideus und vocalis werden die Stimmbänder gespannt, der M. cricoarytenoideus öffnet die Stimmritze. Beim Flüstern bleiben die Stimmritzen geschlossen. Lediglich ein kleines Flüsterdreieck ist geöffnet.

Tab. 6.3 Kehlkopfmuskulatur

Muskel	Ursprung	Ansatz	Innervation
M. cricoarytenoideus posterior	Ringknorpelplatte	Proc. muscularis des Stellknorpels	N. laryngeus inferior
M. cricoarytenoideus lateralis	Ringknorpelspange	Proc. muscularis des Stellknorpels	N. laryngeus inferior
M. thyroarytenoideus	laterale Schildknorpelplatte	vordere Seitenfläche des Stellknorpels	N. laryngeus inferior
M. thyroepiglotticus	laterale Schildknorpelplatte	Cartilago epiglottica	N. laryngeus inferior
M. arytenoideus transversus	seitlicher Stellknorpel	gegenüberliegender Stellknorpel	N. laryngeus inferior
M. arytenoideus obliquus	Proc. muscularis des Stellknorpels	Spitze des gegenüberliegender Stellknorpels	N. laryngeus inferior
M. aryepiglotticus	seitlicher Stellknorpel	Plica aryepiglottica	N. laryngeus inferior
M. cricothyroideus	Ringknorpelspange (außen verlaufend)	Unterrand des Schildknorpels	N. laryngeus **superior** (Cave!)
M. vocalis	Rückfläche des Schildknorpels	Proc. vocalis des Stellknorpels	N. laryngeus inferior

KLINIK

Bei einem lebensbedrohlichen Verschluss des Larynx kann eine **Koniotomie** durchgeführt werden. Dabei wird das Lig. cricothyroideum quer durchtrennt, das unterhalb der Stimmritze liegt. Im Krankenhaus wird die Trachea auf Höhe des 2.–7. Trachealknorpels eröffnet. Man spricht von einer **Tracheotomie**, die weniger bleibende Schäden verursacht als eine Koniotomie.

FRAGE

Wie ist die **Schilddrüse** aufgebaut?

Antwort Die Schilddrüse (**Glandula thyroidea**) ist eine Drüse bestehend aus zwei Teilen, die über einen **Isthmus** miteinander verbunden sind. Sie liegt unterhalb des Schildknorpels. Nach oben reichen die Lappen bis zum Trigonum caroticum. Hinten liegen sie dem Ösophagus an. Sie ist von einer doppelten Bindegewebskapsel umgeben, in deren Blättern die Epithelkörperchen eingebettet sind – meist je Lappen eines oben und eines unten.

KLINIK

- In der Rinne zwischen Schilddrüse und Ösophagus verläuft der **N. laryngeus recurrens**, der bei einer Schilddrüsenoperation besonders gefährdet ist. Eine einseitige Schädigung führt zu Heiserkeit und Atemnot, eine beidseitige Schädigung kann eine akute Erstickung auslösen.
- Bei einer **Hyperthyreose** wird zu viel Schilddrüsenhormon (Thyroxin, Trijodthyronin) gebildet. Dadurch kommt es zur krankhaften Steigerung des Zellstoffwechsels, Abmagerung, Temperaturerhöhung und Zeichen eines gesteigerten Sympathikotonus. Bei einer Unterfunktion (**Hypothyreose**) sind geistige Regsamkeit, Wachstum und Stoffwechsel verlangsamt. Liegt ein nahrungsbedingter Jodmangel vor, kommt es zu einem gutartigen Wachstum der Schilddrüse, der Struma oder dem Kropf.

FRAGE

Was wissen Sie über die **Nebenschilddrüsen**?

Antwort Es gibt vier **Gll. parathyroideae**. Sie liegen dorsal zwischen den beiden Blättern der Schilddrüsenkapsel. Es handelt sich um endokrine Drüsen, die zur Regulierung des Kalziumspiegels im Blut Parathormon produzieren. Überwiegend findet man histologisch Hauptzellen (Produktion von Parathormon), daneben aber auch die größeren oxyphilen Zellen mit unklarer Aufgabe.

KLINIK

Bei fehlenden Nebenschilddrüsen, z. B. nach Schilddrüsenoperation mit versehentlicher Resektion der Gll. parathyroideae, kommt es zum Kalziummangel und damit zu vermehrten Krämpfen (**Tetanie**). Eine Überproduktion von Parathormon z. B. beim **primären Hyperparathyreoidismus**, führt zur Erhöhung des Kalziumspiegels im Blut und zur Osteoporose.

KAPITEL

7 Brusteingeweide

FRAGE
Was versteht man unter dem **Mediastinum**?

Antwort Das Mediastinum ist das mittelständige Bindegewebelager des Thorax. Es erstreckt sich von der Rückseite des Sternums bis zur Vorderfläche der Brustwirbelkörper und wird von der Pleura mediastinalis und dem Zwerchfell begrenzt. Man unterscheidet:

- **oberes und hinteres Mediastinum**, das hauptsächlich die Gefäß-Nerven-Straße in Brust- und Bauchraum und den Thymus enthält
- **mittleres Mediastinum** mit Herz und Herzbeutel
- **vorderes Mediastinum** als ein Bindegewebsraum

Die Trachea und der Ösophagus ziehen ebenfalls durch das obere Mediastinum, wobei sich die Trachea auf Höhe des 5. Brustwirbelkörpers in ihre beiden Hauptbronchien aufgabelt. Der Ösophagus zieht hinter und etwas links der Trachea entlang, durch das hintere Mediastinum rechts hinter dem linken Vorhof des Herzens und bis zum Hiatus oesophagus des Zwerchfells etwa auf Höhe des 10.–11. Brustwirbels.

7.1 Trachea und Lunge

FRAGE
Beschreiben Sie den **Aufbau der Atemwege**!

Antwort Die **Trachea** ist die Fortsetzung des Kehlkopfs. Sie ist wegen des etwas stärkeren Zugs der größeren rechten Lunge leicht nach rechts gebogen. Dadurch ist auch der rechte Hauptbronchus kräftiger und steiler verlaufend als der linke (➤ Abb. 7.1). Entsprechend der Aufteilung der Lunge teilen sich auch die **Hauptbronchien** (Bronchi principales) rechts in drei, links in zwei **Lappenbronchien** (Bronchi lobares), anschließend rechts in zehn und links in neun **Segmentbronchien** (Bronchi segmentales). Weiter folgen die **Bronchi lobulares**, die **Bronchioli terminales** und die **Bronchioli respiratorii**. Diese zweigen sich wiederum in die Ductus alveolares auf, von denen dann die Alveolen in Gruppen (Sacculus alveolares) abgehen. Parallel zum Bronchialbaum verästelt sich auch die Lungenarterie.

PLUS Bei einer Aspiration z. B. eines Fremdkörpers ist der rechte Hauptbronchus wegen seines steileren Verlaufs häufiger gefährdet.

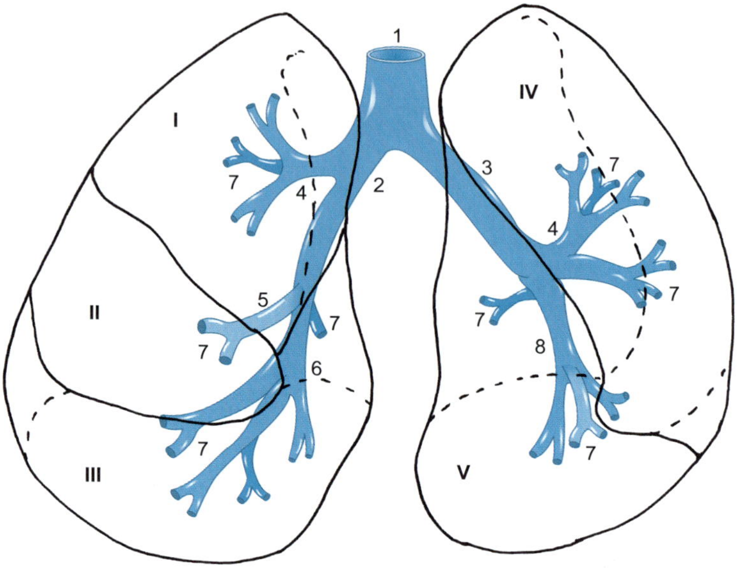

I – Lobus superior dexter
II – Lobus medius dexter
III – Lobus inferior dexter
IV – Lobus superior sinister
V – Lobus inferior sinister

1 – Trachea
2 – Bronchus principalis dexter
3 – Bronchus principalis sinister
4 – Bronchus lobaris superior
5 – Bronchus lobaris medius
6 – Bronchus lobaris inferior
7 – Bronchi segmentales

Abb. 7.1 Lungenlappen und Bronchialbaum [L141, M581]

FRAGE

Wie kann ein **Pneumothorax** entstehen?

Antwort Normalerweise ist eine geringe Menge an Flüssigkeit im Pleuraspalt (Cavitas pleuralis) zwischen **Pleura parietalis** und Lungenfell (**Pleura pulmonalis**), die am Lungenhilus und am Lig. pulmonale ineinander übergehen. Durch die Adhäsionskräfte der Flüssigkeit haften beide Blätter fest aufeinander. Es entsteht ein Unterdruck (Donders-Druck), der beim Einatmen verstärkt wird. Gelangt durch eine äußere Verletzung oder ein Zerreißen des Lungengewebes Luft in den Pleuraspalt, so fällt aufgrund der elastischen Fasern in der Lunge dieser zusammen (Pneumothorax).

KLINIK

Der sicherste Zugang für eine **Pleuradrainage** zur Entlastung eines Pneumothorax ist im 5.–7. Interkostalraum dorsal der mittleren Axillarlinie, da bis hier die Interkostalgefäße im Sulkus verlaufen. Die Hautinzision erfolgt auf Höhe der Rippe, die Präparation durch den M. serratus anterior und die Interkostalmuskulatur orientiert sich am Oberrand der Rippe, um auch hier die Gefäß-Nerven-Straße zu schonen. Anschließend müssen die Fascia endothoracica und die darauf fest haftende Pleura parietalis durchstoßen werden. Die Drainage soll im Pleuraspalt (Cavitas pleuralis) zwischen Pleura parietalis und Lungenfell (Pleura pulmonalis) liegen, um hier den natürlich vorhandenen Unterdruck wiederherzustellen.

FRAGE
Wann und woraus entsteht in der **Embryonalphase** das Lungengewebe?

Antwort Aus dem Endoderm der **Vorderdarmbucht** bildet sich in der 4. Woche das Lungendivertikel, das sich bald darauf durch das Septum oesophagotracheale vom Vorderdarm abschnürt. In der 5. Woche wachsen die **Lungenknospen** in die Perikard- und Peritonealhöhle ein. Aus dem viszeralen Mesoderm ensteht die viszerale Pleura auf der Oberfläche der Lunge, aus dem parietalen Mesoderm entsteht die parietale Pleura auf der Innenseite der Leibeswand.

FRAGE
Welche Strukturen liegen an der **Lungenspitze** und sind durch Verletzungen bzw. Erkrankungen besonders gefährdet?

Antwort Die Lungenspitze (Apex pulmonalis) wird durch die **Mm. scaleni** zeltartig überspannt. Bei einer Punktion der **A.** oder **V. subclavia** oder aber durch eine stark dislozierte Klavikulafraktur kann die Lunge perforiert werden und damit zu einem Pneumothorax führen. Ein Tumor in der Lungenspitze (Pancoast-Tumor) kann durch verdrängendes Wachstum insbesondere die ventral der Lungenspitze liegenden **A. und V. thoracica interna** sowie den **N. phrenicus** bzw. den **Plexus brachialis** bedrängen.

FRAGE
Was ist der **Surfactant**?

Antwort Der Surfactant wird auch als Antiatelektasefaktor bezeichnet. Eine Lungenatelektase ist ein Kollaps der Alveolarwände. Durch den Surfactant, einen feinen Phospholipidfilm im Lumen der Alveolen, wird deren **Oberflächenspannung herabgesetzt**.

7.2 Thymus und Ösophagus

FRAGE
Was ist der **Thymus**?

Antwort Der Thymus (Bries) ist ein Steuerorgan des spezifischen lymphoepithelialen Abwehrsystems. Er ist beim Kind und Jugendlichen stark ausgebildet und nach der Pubertät nur noch als Rest vorhanden. Er liegt hinter dem Manubrium sterni und kann beim Kind bis zur Schilddrüse reichen. Bei einem Thymusmangel entsteht eine immunologische Insuffizienz durch mangelhafte Füllung der lymphatischen Organe mit Lymphozyten.

FRAGE
Kennen Sie die **Engstellen** im Verlauf des **Ösophagus**?

Antwort Der Ösophagus zieht mit einer Länge von 25–30 cm durch das obere und hintere Mediastinum. Er besitzt insgesamt drei Engstellen:

- In der Pars cervicalis wird er am Übergang vom Pharynx zum Ösophagus durch die Cartilago cricoidea des Kehlkopfs bzw. den Tonus der Ringmuskulatur eingeengt (**Ösophagusmund**).
- Auf Höhe des vierten Brustwirbelkörpers, ca. 25 cm von den Schneidezähnen aus gemessen, wird die Pars thoracica durch den Aortenbogen und den Hauptbronchus eingeengt (**Aortenenge**).
- Am Übergang zur Pars abdominalis tritt der Ösophagus durch das Zwerchfell im Hiatus oesophageus, der die **Hiatusenge** bildet.

Die Wand des Ösophagus enthält eine Muskelschicht (Tunica muscularis) aus längs- und ringförmig angeordneten Muskeln, die die Nahrung zum Magen transportiert. So ist ein Schlucken auch im Kopfstand möglich.

Der unterste Ösophagusabschnitt wird neben einer kräftigen Ringmuskulatur auch von einem Venengeflecht aus submukösen und mukösen Venen abgedichtet. Sie stellen eine **portokavale Anastomose** zwischen den Magenvenen (Abfluss zur V. portae) und den oberen Ösophagusvenen (Abfluss zur V. azygos) her.

KLINIK
Bei portalem Bluthochdruck kann dieses Venengeflecht als Krampfadern (**Ösophagusvarizen**) erweitert werden, was bei Ruptur derselben zu starken, oft lebensbedrohlichen Blutungen führt.

7.3 Herz

FRAGE
Beschreiben Sie den **Aufbau** des Herzens!

Antwort Das Herz (Cor) besteht als Hohlorgan aus vier Kammern (➤ Abb. 7.2). Das Blut aus dem Körperkreislauf fließt in den **rechten Vorhof** (Atrium dextrum) und von dort in die **rechte Kammer** (Ventriculus dexter), aus dem Lungenkreislauf gelangt das Blut über den **linken Vorhof** (Atrium sinsitrum) in die **linke Kammer** (Ventriculus sinister). Es hat die Form eines auf der Seite liegenden Kegels. Die Kegelspitze zeigt nach vorne links unten. Auf dem Zwerchfell liegt überwiegend der linke Ventrikel auf. An der Herzbasis treten die Gefäße ein und aus.

Zwischen den Vorhöfen und den Kammern liegen die **Segelklappen**, zwischen den Kammern und deren Ausflussbahn liegen die **Taschenklappen**. Als Herzohren (Auriculae cordis) werden sackartige Ausstülpungen der Vorhöfe bezeichnet. Zwischen den Ventrikeln liegt das **Septum interventricula-**

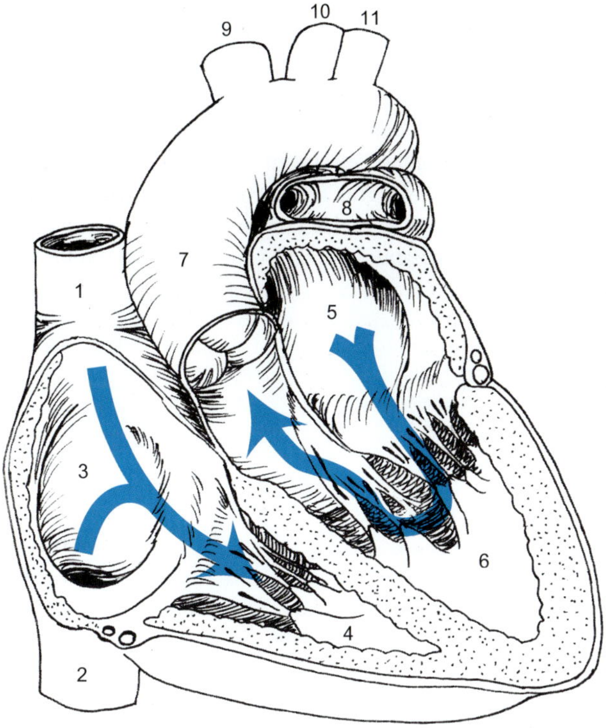

1 – V. cava superior
2 – V. cava inferior
3 – Atrium dextrum
4 – Ventriculus dexter mit Mm. papillares
5 – Atrium sinistrum
6 – Ventriculus sinister mit Mm. papillares
7 – Aorta ascendens mit Aortenklappe
8 – Truncus pulmonalis
9 – Truncus brachiocephalicus
10 – A. carotis communis sinistra
11 – A. subclavia sinistra

Abb. 7.2 Herz eines Erwachsenen, aufgeschnitten, mit Flussrichtung des Blutes [L141, M581]

re (Kammerscheidewand) mit einer Pars muscularis und einer nahe der Klappen liegenden dünneren Pars membranacea. Das **Septum atrioventriculare** bildet die Grenze zwischen rechtem Vorhof und linker Kammer und ist die Fortsetzung der Pars membranacea. Zwischen den Vorhöfen liegt das **Septum interatriale** (Vorhofscheidewand). Hier liegt die **Fossa ovalis**, das ehemalige Foramen ovale.

FRAGE
Wie sieht der **fetale Blutkreislauf** des Herzens aus?

Antwort Im Fetalalter bilden sich die Segelklappen erst spät. Der rechte und linke Vorhof sind über das Foramen primum im Septum primum verbunden. Das Foramen primum wächst zu und es bildet sich das Foramen secundum oberhalb davon, das durch das Septum secundum bis auf das Foramen ovale verschlossen wird. Über das **Foramen ovale** strömt das Blut direkt aus dem rechten in den linken Vorhof, umgeht somit den Lungenkreislauf (➤ Abb. 7.3). Nach der Geburt steigt der Druck im linken Vorhof und drückt die Valvula foraminis ovalis auf das Foramen. In 75 % der Fälle verwächst sie mit dem Limbus. Im arteriellen Teil strömt Blut aus dem Truncus pulmonalis und der Aorta, die über den **Ductus arteriosus** (Botalli) miteinander verbunden sind. Auch so wird zunächst der Lungenkreislauf umgangen. Nach der Geburt wird er durch Kontraktion seiner Wandmuskeln verschlossen.

KLINIK

Die bekannteste kombinierte Herzfehlbildung ist die **Fallot-Tetralogie**. Sie besteht aus einer Pulmonalstenose, einem Vorhofseptumdefekt, einer auf dem Ventrikelseptum „reitenden" Aorta und einer Hypertrophie der rechten Kammer.

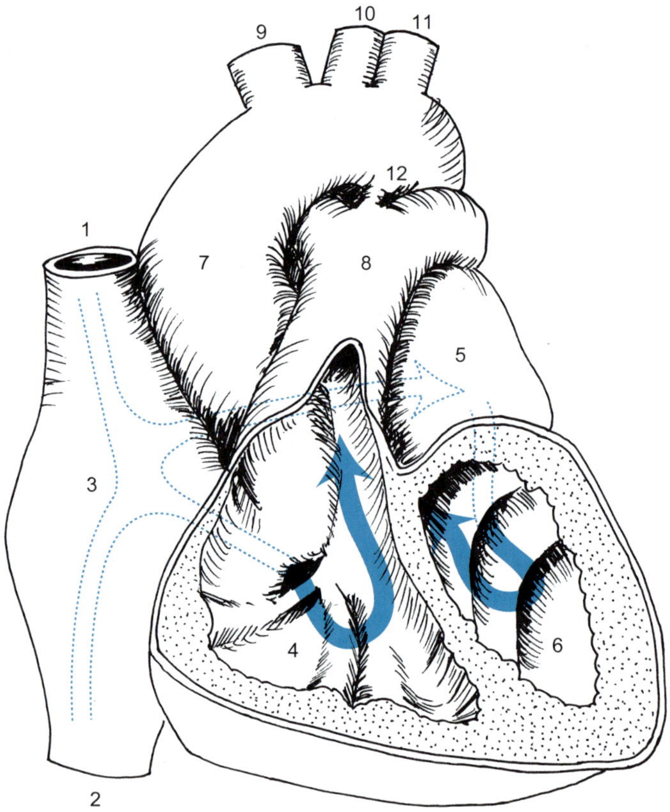

1 – V. cava superior
2 – V. cava inferior
3 – Atrium dextrum
4 – Ventriculus dexter
5 – Atrium sinistrum
6 – Ventriculus sinister
7 – Aorta ascendens
8 – Truncus pulmonalis
9 – Truncus brachiocephalicus
10 – A. carotis communis sinistra
11 – A. subclavia sinistra
12 – Ductus arteriosus

Abb. 7.3 Herz eines Fetus, aufgeschnitten, der gestrichelte Pfeil zeigt den Fluss durch das noch offene Foramen ovale [L141, M581]

FRAGE
Wie sind die **Herzklappen** aufgebaut und angeordnet?

Antwort Zwischen dem rechten Vorhof und der rechten Kammer liegt die **Trikuspidalklappe** mit drei Segeln (Cuspes posterior, anterior und septalis), zwischen rechter Kammer und Truncus pulmonalis liegt die ebenfalls dreiflügelige **Pulmonalklappe** (Valvulae semilunares anterior, dextra und sinistra). Durch Füllung der Taschen mit Blut werden diese aneinandergedrückt und verschließen die Ausstrohmbahn. Zwischen linkem Vorhof und linkem Ventrikel liegt die **Mitralklappe**, die als einzige Herzklappe zweiflügelig ist (Cuspes anterior und posterior). Ein Rückfluss aus der Aorta in den linken Ventrikel wird von der **Aortenklappe** verhindert, die wie die Pulmonalklappe eine Taschenklappe ist.

Die Segelklappen (Mitral- und Trikuspidalklappe) sind an ihrem freien Rand über die Chordae tendineae mit den **Papillarmuskeln** (Mm. papillares) verbunden. Jedes Segel besitzt zwei Papillarmuskeln, die durch ihre Kontraktion ein Umschlagen in den Vorhof verhindern.

FRAGE
Was kann aus **fehlerhaften Herzklappen** resultieren?

Antwort Bei Herzklappenfehlern kann es sich um Stenosen handeln, die durch geringeres Klappenlumen weniger Blut hindurchlassen, oder um Insuffizienzen, bei denen Blut zurückströmt. Bei der **Mitralklappeninsuffizienz** wird das Blut während der Systole vom linken Ventrikel in den linken Vorhof zurückgepumpt, was zu einer Vorhof- und Kammerhypertrophie links führt. Bei der **Mitralklappenstenose** kommt es wegen des stärkeren Kraftaufwands zur Hypertrophie (Verdickung) des linken Vorhofs, das Blut staut sich in den Pulmonalkreislauf (Linksherzinsuffizienz). Eine **Trikuspidalinsuffizenz** hat eine Dilatation des rechten Ventrikels und konsekutiv eine Rechtsherzinsuffizienz mit venösem Rückstau des Körperkreislaufs zur Folge. Die **Stenose** der Klappe führt ebenfalls zu einem venösen Rückstau des Körperkreislaufs. Sowohl die **Aortenklappeninsuffizienz** als auch die **-stenose** bewirken eine Vergrößerung der linken Herzkammer durch die entstehende Mehrarbeit.

KLINIK
Die **Auskultation** der Herzklappen erfolgt nicht über der Projektionsstelle auf der Thoraxwand, sondern dort, wo sich der Blutstrom, der sie fortleitet, der Brustwand am meisten nähert. Die Trikuspidalklappe hört man daher am besten am rechten Sternalrand in Höhe des 5. Interkostalraums, die Pulmonalklappe im 2. Interkostalraum links, die Mitralklappe an der Herzspitze im 5. Interkostalraum links und die Aortenklappe im 2. Interkostalraum rechts nahe dem Sternalrand.

FRAGE
Wie ist die **Muskelwand** des Herzens aufgebaut?

Antwort Die Herzwand ist ähnlich wie ein Gefäß aus drei Schichten aufgebaut, aus Endokard, Myokard und Epikard. Das **Endokard** kleidet das Lumen aller Räume im Herzen aus. Die Segel der Segelklappen sind **Endokardduplikaturen**. Das **Epikard** überzieht als viszerales Blatt des Herzbeutels den Herzmuskel und die ihm anliegenden Gefäße. Das **Myokard** besteht aus Herzmuskelgewebe. Es wird durch das Herzskelett, Bindegewebszüge auf Ventilebene, in Vorhof- und Ventrikelmuskulatur getrennt.

Das Myokard passt sich in seiner Stärke seiner geforderten Leistung an. Am dicksten ist beim gesunden Herzen das Myokard des linken Ventrikels, der das Blut in den großen Körperkreislauf pumpt. Die Muskulatur der Kammern ist dreischichtig aufgebaut und zieht außen spiralförmig vom Herzskelett zur Spitze, von dort als mittlere Ringschicht um die Kammern. Die innere Muskelschicht führt als Mm. papillares und Trabeculae carnae wieder zum Herzskelett. In den Vorhöfen gibt es eine äußere, querverlaufende und eine innere Muskelschicht.

FRAGE
Wie werden die einzelnen **Kammern** des Herzens **erregt**?

Antwort Das Herz besitzt spezielle Herzmuskelzellen zur Weiterleitung der Erregung. Sie besitzen mehr Sarkoplasma und Glykogen, aber weniger Mitochondrien und weniger Myofibrillen, als der normale Herzmuskel. Das gesamte System setzt sich zusammen aus dem Sinusknoten, dem Atrioventrikularknoten (AV-Knoten), dem His-Bündel mit zwei Kammerschenkeln sowie den Purkinje-Fasern. Die Erregungsbildung kommt aus dem vegetativen Plexus cardiacus, der den Aortenbogen und Truncus pulmonalis bedeckt und sowohl die Herzkranzgefäße als auch das Erregungsleitungssystem innerviert.

Der **Sinusknoten** (Nodus sinuatrialis = Keith-Flack-Knoten) liegt in der Wand des rechten Vorhofs neben der Einmündungsstelle der V. cava superior. Über Gap Junctions wird die Erregung direkt an die Vorhofmuskulatur und auch an den AV-Knoten übertragen. Der **AV-Knoten** (Nodus atrioventricularis = Aschoff-Tawara-Knoten) liegt am Übergang zwischen Vorhof und Kammer und leitet die Erregung zum Fasciculus atrioventricularis weiter, der aus His-Bündel und Kammerschenkeln besteht. Dabei erfolgt eine Verzögerung von 1/10 s zur Herzkammer. Das **His-Bündel** (Truncus fasciculi atrioventricularis) durchbricht das Herzskelett am Trigonum fibrosum dextrum, teilt sich im oberen Teil der Pars muscularis und zieht mit einem rechten **Kammerschenkel** zur rechten Ventrikelwand sowie mit einem linken zur linken Ventrikelwand. Als **Purkinje-Fasern** werden die Ausläufer der Kammerschenkel in die Arbeitsmuskulatur und die Mm. papillares bezeichnet.

FRAGE
Wie erfolgt die **Blutversorgung** der Herzmuskulatur?

Antwort Das Herz wird über die Herzkranzgefäße versorgt (➤ Abb. 7.4). Es gibt die **A. coronaria sinistra** und die **A. coronaria dextra**. Die rechte

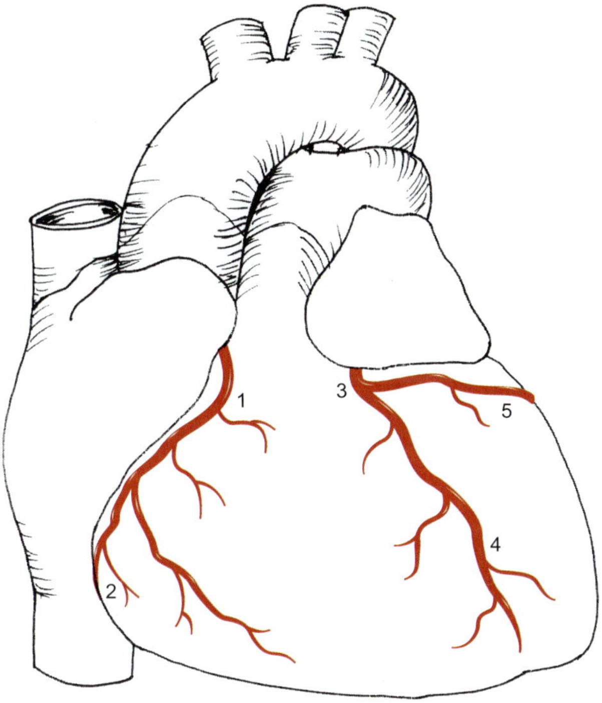

1 – A. coronaria dextra
2 – R. interventricularis posterior
3 – A. coronaria sinistra
4 – R. interventricularis anterior
5 – R. circumflexus

Abb. 7.4 Herzkranzgefäße von ventral [L141, M581]

Kranzarterie geht im rechten Winkel aus der Aorta ab, verläuft im Sulcus coronarius zur Zwerchfellfläche um den rechten Herzrand herum. Dort verläuft sie als **R. interventricularis posterior** im Sulcus interventricularis posterior zur Herzspitze. Die linke Arterie zieht eher spitzwinklig aus der Aorta heraus und teilt sich schnell in den **R. circumflexus**, der im Sulcus coronarius sinister um den linken Herzrand zur Zwerchfellfläche zieht, und in den **R. interventricularius anterior**, der im gleichnamigen Sulkus zur Herzspitze zieht.

KLINIK

Bei einem Verschluss eines oder mehrerer Herzkranzgefäße kommt es zum Herzinfarkt. Ist der R. interventricularis anterior verschlossen, so kommt es zum **Vorderwandinfarkt**, beim Verschluss des R. interventricularis posterior folgt ein **Hinterwandinfarkt**. Ein **Seitenwandinfarkt** entsteht aus einem verschlossenen R. circumflexus. Häufig geht einem Infarktgeschehen ein **Angina-pectoris-Anfall** voraus. Dieser dumpfe Schmerz im Herzen mit Angstgefühl tritt bei einer Einengung des Arterienlumens um mehr als 60 % auf.

FRAGE

Welche Wirkungen haben **Sympathikus** und **Parasympathikus** auf das Herz?

Antwort Der Plexus cardiacus, der die Herzmuskulatur innerviert, erhält sympathische Fasern über die Nn. cardiaci aus den Grenzstrangganglien des Halssympathikus und des thorakalen Sympathikus. Präganglionäre parasympathische Fasern stammen aus dem N. vagus und den Nn. laryngei recurrentes.

Der **Sympathikus** bewirkt eine **gesteigerte Kontraktionskraft** (positiv inotrop), eine **erhöhte Schlagfrequenz** (positiv chronotrop) und eine **beschleunigte Erregungsleitung** (positiv dromotrop). Als **Antagonist** verhält sich der **Parasympathikus** genau entgegengesetzt (negativ inotrop, chronotrop und dromotrop). Zusätzlich enthalten die Nn. cardiaci afferente Fasern als Spannungs- und Dehnungsrezeptoren und auch Schmerzrezeptoren (Nozizeptoren).

7.4 Gefäße des Mediastinums

FRAGE
Welche Gefäße gehen aus der **Aorta** ab?

PLUS Bei erhöhtem Druck oder einer Bindegewebsschwäche wie dem Marfan-Syndrom kann es zu einem Aortenaneurysma kommen. Dieses kann klinisch im Röngenbild des Thorax durch Vergrößerung des Aortenschattens diagnostiziert werden.

Antwort Nach Abgang der Aorta aus dem linken Herzen kommt zunächst die **Aorta ascendens**, eine ca. 6 cm lange Strecke, die noch im Bulbus aortae die Aa. coronariae dextra und sinistra abgibt. Im Anschluss geht sie auf Höhe der zweiten Rippe in den **Arcus aortae** über. Hier gehen der Truncus brachiocephalicus, die A. carotis communis sinistra und die A. subclavia sinistra ab. Gegenüber der A. subclavia sinistra liegt das Lig. arteriosum, der obliterierte Ductus arteriosus (Botalli), was zu einer Enge der Aorta (Isthmus aortae) führt.

Der Aortenbogen zieht ventral von Trachea und Ösophagus über die rechte A. pulmonalis und den linken Hauptbronchus zur linken Körperhälfte und geht über in die **Aorta descendens**, die zuerst als Aorta thoracica vor der Brustwirbelsäule zum Hiatus aorticus des Zwerchfells zieht, anschließend als Aorta abdominalis bis zur Aufteilung in die Aa. iliacae communes. Aus der **Aorta thoracica** gehen ab die Rr. bronchiales, Rr. oesophagei, Rr. pericardiaci, Rr. mediastinales und als parietale Äste die Aa. intercostales posteriores III–XI und die A. subcostalis.

FRAGE
Aus welchen Venen strömt Blut in das Herz zurück?

Antwort Der Rückstrom erfolgt aus sechs Venen. Dies sind die vier **Pulmonalvenen** (Vv. pulmonales) und die **Vv. cavae superior und inferior**. Die V. cava superior entsteht durch Vereinigung der beiden Vv. brachiocephalicae.

FRAGE
Kennen Sie den **Ductus thoracicus**?

Antwort Der Ductus thoracicus ist ein **Lymphgefäß**, das die Lymphe des Körpers aufnimmt und in die Blutbahn im **linken Venenwinkel** abgibt. Er sammelt Lymphe aus den unteren Extremitäten, dem Beckenorganen und der Bauchwand über den **Truncus lumbalis**, aus Baucheingeweiden über den **Truncus intestinalis**, aus Lunge, Ösophagus, Perikard, Zwerchfell und Leber über den **Truncus bronchomediastinalis**, aus Herz, Herzbeutel und Thymus über den **Truncus mediastinalis**, aus Brustdrüse und vorderer Brustwand über den **Truncus parasternalis**, aus der linken oberen Extremität und linken seitlichen Brustwand über den **Truncus subclavius** und aus Kopf und Halsbereich über den **Truncus jugularis**. Er beginnt mit der **Cisterna chyli**, in die die Trunci lumbales und intestinales münden. Dann zieht er mit der Aorta abdominalis durch den Hiatus aorticus, zwischen Aorta thoracica und Wirbelsäule weiter nach kranial bis er zwischen A. subclavia sinister und A. carotis communis in den linken Venenwinkel mündet. Aus der oberen rechten Körperhälfte und der oberen rechten Extremität wird die Lymphe über die Trunci jugularis dexter bis bronchomediastinalis dexter in den **Ductus lymphaticus dexter** abgegeben, der in den rechten Venenwinkel mündet.

KAPITEL

8 Baucheingeweide

FRAGE
Wie kann man die Bauchhöhle weiter **unterteilen**?

Antwort Die **Bauchhöhle** (Cavitas abdominalis) wird nach kranial durch das Zwerchfell begrenzt und geht kaudal in den Beckenraum über. In der **Peritonealhöhle**, die vollständig vom Bauchfell (Peritoneum viscerale) ausgekleidet wird, liegen die Leber und Gallenblase, Milz, Magen und Pars superior des Duodenums. Die anderen Organe wie Niere und Nebenniere, Ureter, Ductus thoracicus, Aorta abdominalis, V. cava inferior, Ductus thoracicus und der Grenzstrang liegen primär **retroperitoneal**. Die unteren Teile des Duodenums, Pankreas, Colon ascendens und descendens und Teile des Rektums liegen sekundär retroperitoneal, d. h. sie liegen der Bauchwand an und sind nicht von allen Seiten mit Peritoneum umgeben. Hier liegt auch das retroperitoneale Bindegewebslager.

Eine weitere mögliche Unterteilung ist die in Ober- und Unterbauchsitus. Der **Oberbauch** reicht vom zweiten Lendenwirbelkörper bis zum neunten Brustwirbel. In ihm findet man Leber und Gallenblase, den Magen, das kleine und große Netz, die Milz und das Duodenum mit dem Pankreas. Der **Unterbauchsitus** fasst alle Organe zwischen der Wurzel des Mesocolon transversum (zweiter Lendenwirbel) bis zur Linea terminalis (Beckeneingangsebene) ein. Dies sind der Dünn- und Dickdarm.

FRAGE
Wie entsteht in der **Embryonalphase** die Lage der Verdauungsorgane?

Antwort Ab der 5. Embryonalwoche wird der Magen als spindelförmige Erweiterung des Vorderdarms sichtbar. In den nächsten Wochen macht er durch unterschiedliche Wachstumsraten eine **90°-Drehung im Uhrzeigersinn**, wobei er sich sowohl um seine longitudinale als auch seine dorsoventrale Achse dreht. Die Befestigung des Magens an der vorderen und hinteren Körperwand bildet damit dorsal des Magens die **Bursa omentalis**. Der Mitteldarm wächst sehr schnell und bildet dadurch eine Nabelschleife, die an der Spitze durch den **Dottergang** (Ductus omphaloentericus) mit dem Dottersack verbunden bleibt. Durch das Längenwachstum erfolgt eine **Drehung von 270° gegen den Uhrzeigersinn**. Der Drehpunkt ist die A. mesenterica superior bzw. der Nabel.

8.1 Magen

FRAGE
Wo kann man den Magen von außen **tasten**?

Antwort Der Magen (Ventriculus) lässt sich unterhalb des linken Rippenbogens in der **Regio epigastrica** tasten. Der größte Teil liegt jedoch hinter dem linken Rippenbogen und senkt sich bei tiefer Inspiration. Beim stehenden Menschen kann sich die große Kurvatur am Antrum pyloricum bis unterhalb des Nabels auf Höhe des vierten Lendenwirbelkörpers senken.

FRAGE
Welche **Magenabschnitte** gibt es?

Antwort Der Ösophagus mündet am **Ostium cardiacum** in den Magen. Es erhebt sich jetzt der **Magenfundus** (Fundus gastricus) nach links, die höchste Stelle des Magens. Zwischen Fundus und Ösophagus liegt die **Incisura cardiaca**. Von hier beginnt außen die große Kurvatur (**Curvatura major**) bis zur **Pars pylorica**, dem Übergang zum Duodenum. Sie umfasst neben dem Fundus auch den **Corpus gastricum** und das **Antrum pyloricum**. Innen zieht die kleine Kurvatur (**Curvatura minor**) entlang, die an der **Incisura angularis** am Beginn des Antrum einen Knick aufweist.

FRAGE
Wie ist die **Magenwand** aufgebaut?

Antwort Wie der gesamte Rumpfdarm besteht auch die Magenwand aus Tunica mucosa, Tela submucosa und Tunica muscularis (➤ Abb. 8.1), die über die Tela subserosa mit der Tunica serosa verbunden ist. In der **Tunica muscularis**, die wiederum in drei Schichten (Stratum obliquum, Stratum circulare, Stratum longitudinale) unterteilt wird, liegt der Auerbach-Plexus (Plexus myentericus), der die motorische Funktion steuert. Am Pylorus verdickt sich die Ringmuskelschicht zum M. sphincter pylori. Die Längsmuskulatur ist insbesondere im Bereich der Kurvaturen zur Längenregulierung ausgebildet.

Zwischen der Schleimhaut und der Muskelschicht liegt die locker gebaute **Tela submucosa** als Verschiebeschicht. In der **Tunica mucosa**, der Schleimhaut des Magen- und Darmtrakts, liegen diverse Drüsen. Auch sie wird weiter unterteilt in die Lamina epithelialis mucosae, Lamina propria mucosae und Lamina muscularis mucosae. Am Ostium cardiacum geht das mehrschichtige unverhornte Epithel des Ösophagus in einschichtiges hochprismatisches Epithel über. Die Grenze zum Duodenum ist eher unscharf.

Die Magenschleimhaut besitzt die meist längsverlaufenden Plicae gastricae, die im Bereich der kleinen Kurvatur die Magenstraße bilden, und kurze quergestellte Falten, die zusammen mit den Längsfalten kleine Kammern bilden. Auf deren Oberfläche liegen die Magenfelder (Areae gastricae), in die die

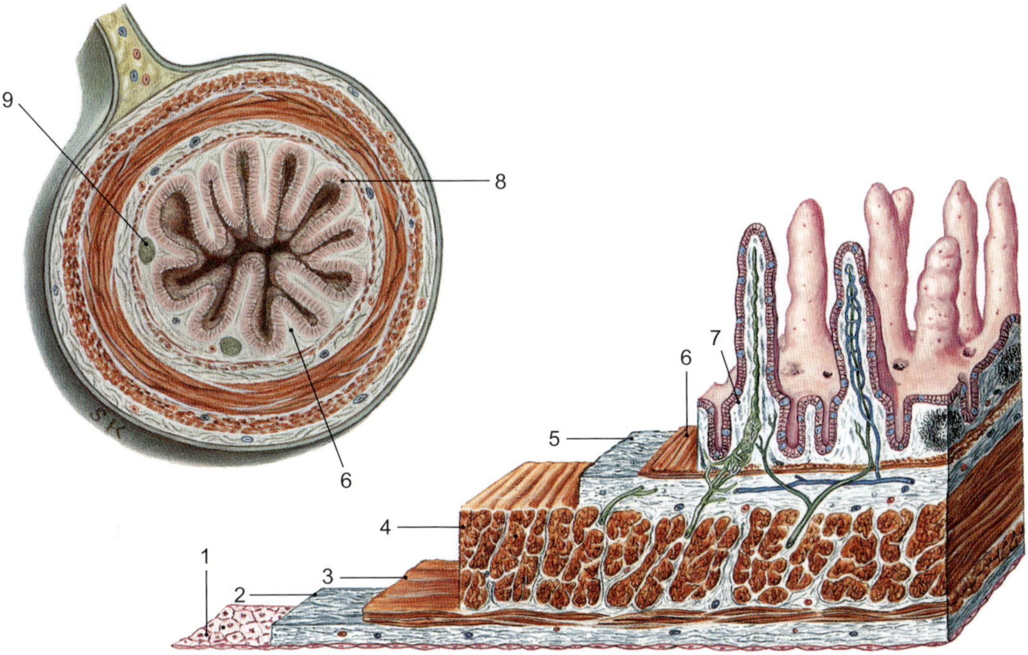

1 – Tela subserosa
2 – Tunica serosa
3 – Tunica muscularis, Stratum longitudinale
4 – Tunica muscularis, Stratum circulare
5 – Tunica submucosa
6 – Lamina muscularis mucosae
7 – Lamina propria
8 – Tunica mucosa
9 – Nodulus lymphoideus

Abb. 8.1 Querschnitt durch Magen-Darm-Kanal [S002-8]

Foveolae gastricae (Magengrübchen) münden. Dies sind die Ausführungsgänge der Gll. gastricae, die in den Hauptzellen Pepsinogen, in den Belegzellen Salzsäure, und in den Nebenzellen Schleim produzieren.

FRAGE

Beschreiben Sie die **Blutversorgung** des Magens!

Antwort Die **Arterien** zur Magenversorgung stammen alle aus dem **Truncus coeliacus** (➤ Abb. 8.2). Dieser geht von der Aorta abdominalis ab und teilt sich nach kurzem Verlauf in die **A. gastrica sinistra**, die **A. splenica** und die **A. hepatica communis**. Die A. gastrica sinistra versorgt die kleine Kurvatur, aus der A. splenica gehen die Aa. gastricae breves zum Fundus und die A. gastroomentalis sinistra zur großen Kurvatur ab. Vom Duodenum her kommt die A. gastrica dextra aus der A. hepatica propria, die in der kleinen Kurvatur mit der A. gastrica sinistra anastomisiert, und die A. gastroduodenalis, die in die A. gastroomentalis dextra übergeht und mit der A. gastroomentalis sinistra eine Anastomose bildet.

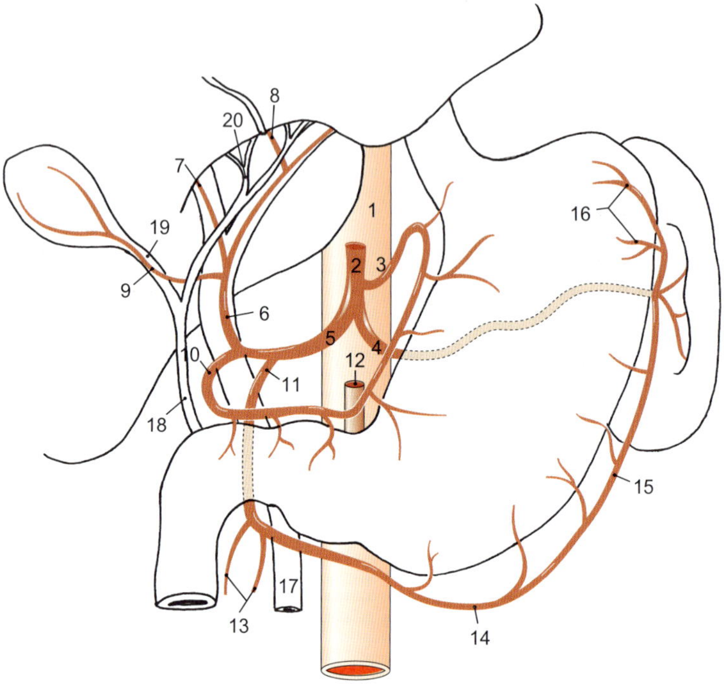

1 – Aorta abdominalis
2 – Truncus coeliacus
3 – A. gastrica sinistra
4 – A. splenica
5 – A. hepatica communis
6 – A. hepatica propria
7 – R. dexter der A. hepatica propria
8 – A. lobus caudatus
9 – A. cystica
10 – A. gastrica dextra
11 – A. gastroduodenalis
12 – A. mesenterica superior
13 – Aa. pancreaticoduodenales superiores
14 – A. gastroomentalis dextra
15 – A. gastroomentalis sinistra
16 – Aa. gastricae breves
17 – V. portae
18 – Ductus choledochus
19 – Ductus cysticus
20 – Ductus hepaticus dexter und sinister

Abb. 8.2 Arterielle Versorgung des Magens [L141, M581]

Die **Venen** leiten das Blut aus der kleinen Kurvatur direkt zur **V. portae** ab. Aus der Curvatura major gelangt das Blut über die Vv. mesenterica superior und splenica ebenfalls in die Pfortader.

8.2 Duodenum, Dünndarm, Dickdarm und Rektum

FRAGE
Welche **Funktion** hat der **Dünndarm**?

Antwort Der Dünndarm (**Intestinum tenue**) transportiert den Chymus (Nahrungsbrei) zum Dickdarm. Dabei wird er in seine molekularen Bestandteile gespalten und über die Darmwand aufgenommen. Dazu werden Sekrete aus den Lieberkühn-Krypten der Darmwand, aus dem Pankreas und aus der Leber hinzugesetzt. Um eine große Resorptionsfläche zu erhalten, liegt die Schleimhaut in Falten (**Kerckring-Falten**), die wiederum mit vielen **Darmzotten** (Villi intestinales) bedeckt sind. Diese bestehen aus der Lamina propria mucosae. Darauf liegt einschichtiges Plattenepithel mit einem Bürstensaum, den **Mikrovilli**. Die Höhe und Anzahl der Zotten nimmt zum Kolon hin ab. Zwischen den Zotten liegen die **Gll. intestinales** (Lieberkühn-Krypten).

Der Transport des Chymus geschieht erstens durch die Peristaltik (Muskelkontraktionen in der Tunica muscularis), zweitens durch Pendelbewegungen zur Durchmischung und drittens durch die Zottenbewegungen zur besseren Resorption.

FRAGE
Können Sie den **Aufbau** des **Duodenums** beschreiben?

Antwort Man unterteilt die Dünndarmabschnitte in das Duodenum (Zwölffingerdarm), Jejunum (Leerdarm) und Ileum (Krummdarm).

Das **Duodenum** beginnt ungefähr auf Höhe des ersten Lendenwirbels mit der Ampulla (Bulbus) duodeni und verläuft dann **C-förmig** mit der Pars superior, Pars descendens, Pars horizontalis und Pars ascendens um den Pankreaskopf herum. Lediglich die Pars superior liegt intraperitoneal, alle anderen retroperitoneal. Hinter der Pars superior kreuzt der große Gallengang (**Ductus choledochus**) im Lig. hepatoduodenale und zieht am Pankreaskopf entlang bis zur Hinterwand der Pars descendens. Dort mündet er am Unterrand der Plica longitudinalis duodeni in der Papilla duodeni major, häufig zusammen mit dem **Ductus pancreaticus**. Gelegentlich existiert ein weiterer Ductus, der Ductus pancreaticus accessorius, welcher weiter kranial an der Papilla duodeni minor mündet. Ventral der Pars horizontalis verlaufen die A. und V. mesenterica superior, dorsal verläuft die Aorta und V. cava inferior.

Das **Jejunum** schließt sich an die Pars ascendens duodeni nach der Flexura duodenojejunalis an und bildet etwa $\frac{2}{5}$ des gesamten Dünndarms. Dieses liegt intraperitoneal im linken Oberbauch und geht ohne Grenze in das Ileum im rechten Unterbauch über. Das **Ileum** mündet an der Valva ileocaecalis (Bauhin-Klappe) in das Kolon. Jejunum und Ileum sind über das Mesenterium an der Hinterwand befestigt, um größere Bewegungen zu verhindern. In ihm verlaufen auch die Gefäße (A. mesenterica superior, die sich in Aa. jejunales und ilei aufteilt).

FRAGE
Was ist das **Meckel-Divertikel**?

Antwort Das Meckel-Divertikel ist ein Rest des **Ductus omphaloentericus** (Dottergang), der sich bei ca. 3 % der Menschen nicht vollständig zurückbildet und 60–90 cm proximal der Bauhin-Klappe als Ausstülpung der Darmschleimhaut zu finden ist. Selten ist er noch mit dem Nabel verbunden und kann dann eine Fistel zwischen Darm und Bauchwand darstellen. Das Meckel-Divertikel kann bei einer Entzündung ähnliche Symptome bereiten wie bei einer Appendizitis und sollte daher bei einer Appendektomie mit untersucht werden.

KLINIK

Kommt es zu einem Verschluss der Darmschlinge durch eine Stenose oder Kompression, z. B. durch einen Tumor oder durch eine Abschnürung aufgrund einer Durchblutungsstörung, so spricht man von einem **mechanischen Ileus**. Ein **paralytischer Ileus** hingegen ist eine nervale Störung.

FRAGE

Was unterscheidet den Dickdarm von dem Dünndarm?

Antwort Der Dickdarm (**Colon**) ist charakterisiert durch Längsmuskelstreifen (**Taeniae coli**), Einschnürungen durch halbmondförmige Kontraktionsfalten (**Plicae semilunares coli**), die Aussackungen (**Haustra coli**) produzieren, und **Fettanhängsel** (Appendices epiploicae). Er enthält besonders viele Becherzellen, die Krypten sind besonders tief. Zusätzlich gibt es im Dickdarm kleine Lymphknötchen (Folliculi lymphatici solitarii). Im Dünndarm sind Ansammlungen vieler Lymphfollikel (Peyer-Plaques). Es fehlen jedoch im Kolon die Schleimhautfalten und Zotten.

FRAGE

Wie unterscheiden sich die einzelnen **Dickdarmabschnitte** voneinander?

Antwort Das Kolon wird unterteilt in das Caecum mit der Appendix vermiformis, in das Kolon ascendens, transversum, descendens und sigmoideum. Der Blinddarm (**Caecum**) zieht hinter der Dickdarmklappe ca. 6–8 cm nach unten. Von ihm geht der Wurmfortsatz (**Appendix vermiformis**) über das Ostium appendicis vermiformis ab. Dieser hat eine mit Lymphfollikeln durchsetzte Schleimhaut und ist ein Teil des spezifischen Abwehrsystems. An der Wurzel der Appendix laufen die drei Tänien des Dickdarms zusammen. Im Mesoappendix, das sich zwischen Appendix und Dünndarmmesenterium aufspannt, verlaufen die A. und V. appendicularis.

Colon ascendens und **descendens** liegen retroperitoneal, das **Colon transversum** hingegen intraperitoneal. Der Aufbau ist in allen Bereichen gleich. Sie weisen alle die drei Tänien, Taenia libera, mesocolica und omentalis auf. Am Querkolon sind die letzteren beiden jedoch durch das Omentum majus bedeckt, an Colon ascendens und descendens sind sie gegen das Bindegewebslager gerichtet und daher nicht sichtbar. Im rechten Oberbauch geht das Colon ascendens in der Flexura coli dextra in das Querkolon über. Das Querkolon ist an der Taenia mesocolica mit dem Mesocolon verwachsen, an der Taenia omentalis mit dem Omentum majus. Zwischen Magen und Colon transversum spannt sich das große Netz als Lig. gastrocolicum auf. Im linken Oberbauch geht es in der Flexura coli sinistra in das Colon descendens über. Es hängt mit seinem oberen Teil über das Lig. phrenicocolicum an dem Zwerchfell. Ab der linken Crista iliaca verläuft das Kolon wieder intraperitoneal, man spricht hier vom **Colon sigmoideum**, das letztendlich in das **Rektum** (Mastdarm) übergeht.

Das **Rektum** weist in seinem ca. 12–15 cm langen Verlauf drei Krümmungen auf. In der Sagittalebene sind dies die Flexura sacralis (Kreuzbeinkrümmung), die nach vorn konkav gekrümmt ist wie das Sakrum, weiter distal die Flexura perinealis (Dammkrümmung), die nach vorn konvex gekrümmt ist. Ab hier verläuft das Rektum extraperitoneal. Zwischen beiden Krümmungen macht das Rektum einen Knick nach links, innen entspricht dies der Plica transversalis recti (**Kohlrausch-Falte**). Sie liegt auf Höhe des Douglas-Raums, dem tiefsten Punkt im Becken. Distal der Plica transversalis recti öffnet sich die Ampulla recti, ein stark erweiterbarer Hohlraum.

Abgeschlossen wird der Darmausgang durch den **Canalis analis** (Analkanal). Den Eingang bildet die Levatorschlinge (M. puborectalis) mit der Linea anorectalis. Von hier wölben sich 6–10 Längsfalten (Columnae anales) in das Lumen, die aus glatten Muskeln und Gefäßen aus der A. rectalis superior bestehen. Zusätzlich liegen hier Venengeflechte als Corpus cavernosum recti, die Anastomosen mit den Ästen der A. rectalis superior bilden. Distal davon geht die Schleimhaut in verhorntes Plattenepithel über.

KLINIK

- Wenn sich die Corpora cavernosa recti knotenartig ausweiten, entstehen **Hämorrhoiden**. Es handelt sich um innere Hämorrhoiden, die oberhalb des M. sphincter ani liegen und hellrotes arterielles Blut führen. Im Gegensatz dazu liegen äußere Hämorrhoiden unter der Perianalhaut als Hämatome der Vv. rectales inferiores mit dunklem Blut.
- Als **Analfissur** wird ein Einriss der Wand des Analkanals bezeichnet, der z. B. durch harten Stuhl oder kräftiges Wischen mit rauem Toilettenpapier entstehen kann.

FRAGE

Wie wird der **Analkanal verschlossen**?

Antwort Neben dem passiven luftdichten Verschluss durch die Corpora cavernosa recti gibt es zusätzlich den muskulären Verschluss. Dieser wird durch den inneren glatten M. sphincter ani internus sowie durch den äußeren quergestreiften M. sphincter ani externus bewirkt. Der **M. sphincter ani internus** ist eine Verdickung der Ringmuskelschicht des Dickdarms. Außen liegt der **M. sphincter ani externus** manschettenförmig an und kann über den N. pudendus willentlich kontrahiert werden. Seine Fasern kommen vom Lig. anococcygeum und ziehen zum Centrum tendineum des Darms. Zusätzlich verschließen die **Mm. puborectales** schlingenartig das Rektum. Es sind die vorderen Anteile des M. levator ani, der damit die Flexura perinealis nach vorne zieht. Innerviert wird der Analkanal durch den Plexus sacralis.

FRAGE
Beschreiben Sie die **Gefäßversorgung** des Kolons!

Antwort Das Caecum, Colon ascendens und transversum werden bis zum Cannon-Böhm-Punkt in der linken Kolonflexur von der A. mesenterica superior arteriell versorgt. Weiter analwärts erfolgt die Versorgung über die A. mesenterica inferior. Zum Rektum ziehen zusätzlich Äste der A. iliaca interna (➤ Abb. 8.3).

Aus der **A. mesenterica superior** entspringen die A. ileocolica mit den Aa. caecalis anterior und posterior zum Caecum, die A. colica dextra zum Colon

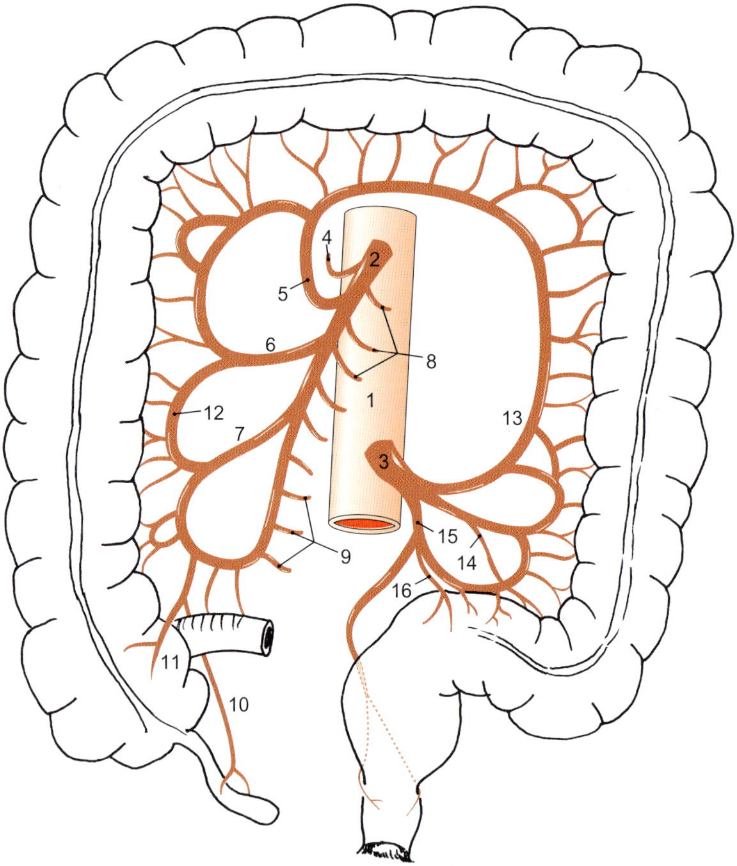

1 – Aorta abdominalis
2 – A. mesenterica superior
3 – A. mesenterica inferior
4 – A. pancreaticoduodenalis
5 – A. colica media
6 – A. colica dextra
7 – A. ileocolica
8 – Aa. jejunales
9 – Aa. ileales
10 – A. appendicularis
11 – A. caecalis anterior
12 – R. colicus
13 – A. colica sinistra
14 – Aa. sigmoideae
15 – A. rectalis superior
16 – A. sigmoidea ima

Abb. 8.3 Arterielle Versorgung des Kolons [L141, M581]

ascendens und die A. colica media zum Querkolon. Die **A. mesenterica inferior** gibt die A. colica sinsitra zum Colon descendens ab, die Aa. sigmoideae und die A. rectalis superior, die über die A. sigmoidea ima mit der A. sigmoidea anastomosiert. Zum Rektum ziehen noch die **A. rectalis media** aus der A. iliaca interna und die **A. rectalis inferior** aus der A. pudenda interna.

8.3 Großes und kleines Netz

FRAGE
Was versteht man unter dem großen und kleinen Netz im Bauchraum?

Antwort Das Omentum majus (großes Netz) und das Omentum minus (kleines Netz) sind Peritonealduplikaturen. Beim **Omentum minus** handelt es sich um Bandstrukturen, die sich zwischen Leber und der kleinen Kurvatur des Magens bzw. dem Duodenum als Ligg. hepatogastricum und hepatoduodenale aufspannen. Im Lig. hepatogastricum verlaufen die A. und V. gastrica dextra. Das kleine Netz bildet die ventrale Wand der Bursa omentalis, deren Öffnung unter dem Lig. hepatoduodenale liegt. In diesem Band verlaufen von ventral nach dorsal der Ductus choledochus, die A. hepatica propria und die V. portae.

Das **Omentum majus** (großes Netz) spannt sich zwischen der großen Kurvatur des Magens und dem Querkolon sowie dem Mesokolon auf. Es reicht aber über das Querkolon hinaus und legt sich vor das Dünndarmkonvolut. Der Teil zwischen Magen und Querkolon wird als **Lig. gastrocolicum** bezeichnet und beinhaltet die Aa. und Vv. gastroomentales dextra und sinistra. Das **Lig. gastrophrenicum** ist der obere Teil, der zum Zwerchfell zieht. Nach kaudal geht es in das **Lig. gastrosplenicum** zum Milzhilus über, in dem die A. und V. gastrica sinistra und die A. gastroomentalis sinistra verlaufen. Noch weiter kaudal zieht das **Lig. splenorenale** vom Zwerchfell und der Niere zum Milzhilus. Das **Lig. phrenicocolicum** liegt zwischen Zwerchfell und Colon descendens. Eine Aufgabe des großen Netzes ist die Abwehr von möglichen Entzündungen. Es ist voll mit Makrophagen und verklebt an entzündeten Stellen im Abdomen. Zusätzlich existieren die Milchflecken (Maculae lacteae), die ebenfalls als arteriovenöse Anastomosen mit vielen Lymphozyten und Histiozyten der Abwehr dienen.

MERKE

Im Lig. hepatoduodenale verlaufen von ventral nach dorsal:

- Ductus **chole**dochus — **Chole**riker
- A. **hep**atica propria — **he**lfen
- V. **port**ae — **Port**ugal.

FRAGE
Welche **operativen Zugangswege** können Sie sich zur **Bursa omentalis** vorstellen?

Antwort Die Bursa omentalis als größter Rezessus des Peritonealraums liegt hinter dem kleinen Netz, dem Magen und dem Lig. gastrocolicum des großen Netzes. Der Eingang führt durch das **Foramen omentale** unter dem Lig. hepatoduodenale. Operativ kann die Bursa ventral durch das Lig. gastrocolicum eröffnet werden oder vom Boden her durch das Mesocolon transversum des Querkolons. Von oben kann man entweder direkt durch das Foramen omentale oder nach Durchtrennung des Lig. hepatogastricum in die Bursa gelangen. Präpariert man das große Netz vom Querkolon ab, so hat man ebenfalls die Bursa omentalis eröffnet.

8.4 Leber und Gallenblase

FRAGE
In welchen Bereichen sind Leber und Gallenblase **tastbar**?

Antwort Die **Leber** (Hepar) liegt im rechten Oberbauch (Regio hypochondriaca) direkt unter dem Zwerchfell. Im kranialen Bereich befindet sie sich hinter dem Rippenbogen und ragt lediglich mit dem scharfen Unterrand hervor. Da sie an das Zwerchfell gehaftet ist, ähnlich wie die Lunge an die Thoraxwand, wird sie bei Exspiration gehoben und senkt sich bei tiefer Inspiration ca. zwei Querfinger unter den Rippenbogen in der Mammillarlinie.

Die **Gallenblase**, die an der Leber haftet, ist am Kreuzungspunkt des Rippenbogens mit dem lateralen Rand des rechten M. rectus abdominis tastbar. Von diesem Punkt zieht die Leber durch die Regio epigastrica bis zum linken Rippenbogen.

FRAGE
Können Sie den **äußeren Leberaufbau** beschreiben?

Antwort Die Leber hat eine glatte Zwerchfellfläche (**Facies diaphragmatica**) und eine Eingeweidefläche (**Facies visceralis**, ➢ Abb. 8.4), die vorne einen scharfen Rand bilden und hinten weich ineinander übergehen. Im Bereich der Area nuda ist die Leber mit dem Zwerchfell verwachsen und daher nicht mit Peritoneum überzogen. Die Umschlagsfalte wird als Lig. coronarium bezeichnet und besitzt zwei Schenkel, die als Lig. triangulare dextrum und sinistrum enden. Ventral vereinigen sich die beiden Bänder zum **Lig. falciforme hepatis**, das zur vorderen Bauchwand zieht. Dadurch wird die Leber in einen rechten und einen linken Lappen unterteilt. Zentral in der Eingeweidefläche liegt die Porta hepatis (Leberpforte). Rechts davon verläuft eine Furche vom Margo inferior über die Gallenblasengrube (Fossa vesicae felleae) bis zum Sulcus venae cavae. Eine linke Furche zieht vom Lig. teres hepatis (obliterierte Nabelvene in der Fortsetzung des Lig. falciforme hepatis) zur Fissura lig. venosi. Beide Furchen bilden mit der Leberpforte ein H und unterteilen damit die Viszeralfläche in **vier Lappen**: den Lobus sinister, den Lobus caudatus zwischen Pfortader und Porta hepatis, den Lobus dexter und den Lobus quadratus.

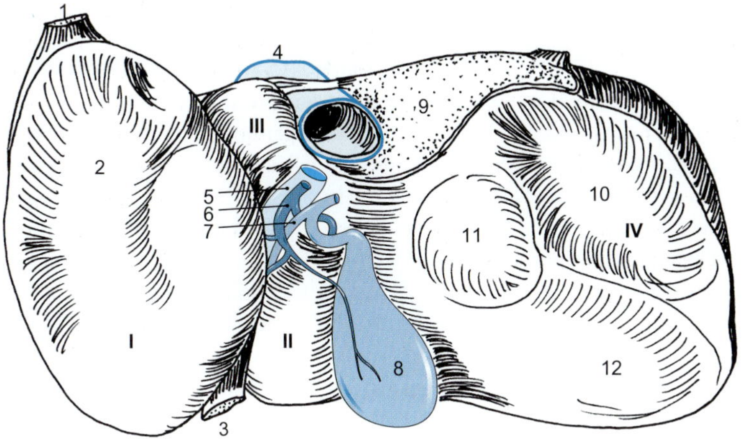

I – Lobus hepatis sinister
II – Lobus quadratus
III – Lobus caudatus
IV – Lobus hepatis dexter

1 – Appendix fibrosa hepatis
2 – Impressio gastrica
3 – Lig. falciforme hepatis und Lig. teres hepatis
4 – V. cava inferior
5 – V. portae
6 – A. hepatica propria
7 – Ductus cysticus
8 – Gallenblase
9 – Area nuda
10 – Impressio renalis
11 – Impressio duodenalis
12 – Impressio colica

Abb. 8.4 Viszeralfläche der Leber [L141, M581]

FRAGE

Entspricht die Außenaufteilung der **Binnengliederung** der Leber?

Antwort Die Binnengliederung entspricht nicht der Aufteilung der Zwerchfellfläche in linken und rechten Lappen (mit Lobus caudatus und quadratus). Hier ist vielmehr der Verlauf der Äste der V. portae, der A. hepatica propria und der Wurzeln des Ductus hepaticus communis (**Glisson-Trias**) ausschlaggebend. Dadurch ergibt sich eine Aufteilung in einen Lobus hepaticus dexter und sinister mit jeweils einzelnen Lebersegmenten (Portalsegmente). Der Lobus quadratus und der größte Teil des Lobus caudatus gehören hier zum linken Leberlappen. Im Zentrum jeden Lappens und jeden Segments sammelt ein Gallengang die Galle, die Vv. hepaticae verlaufen entlang der Segmentgrenzen und dienen als Orientierung der Unterteilung.

FRAGE

Können Sie den **Feinbau** der Leber beschreiben?

Antwort Die Leber ist die größte Drüse im Körper. Ihre Aufgabe ist der weitere Ab- und Umbau von Proteinen, Kohlenhydraten und Fettsäuren. Im Kindesalter bildet sie Blutzellen, später speichert sie Blut und produziert Galle. Dazu bekommt sie zuführendes Blut aus der V. portae (sauerstoffarm und nährstoffreich) und aus der A. hepatica propria (sauerstoffreich zur eigenen Versorgung). Der Blutaustritt aus der Leber erfolgt meist über die Vv. hepaticae, die über die Zwerchfellfläche austreten und zur V. cava inferior ziehen. Das Leberstroma (**Capsula fibrosa perivascularis**) begleitet als Bindegewebsgerüst die großen Lebergefäße in das Organinnere bis zu den kleinsten Gefäßen. Es heftet an der Tunica fibrosa (**Glisson-Kapsel**) an. Im Inneren teilt es sich in die Leberläppchen (Lobuli hepatis).

Zwischen den meist sechseckigen **Leberläppchen** liegen dreieckige Bindegewebsfelder (periportales Feld = Glisson-Dreieck), die die **Glisson-Trias** führen (A. und V. interlobularis, Ductus interlobularis). Das Blut von dort mündet in eine Zentralvene in den Lobuli (V. centralis, ➤ Abb. 8.5). Es fließt in den Läppchen in den Lebersinusoiden (Vasa sinusoidea). Deren Wand enthält fenestrierte **Endothelzellen** (Uferzellen), **Kupffer-Sternzellen**, die zu den Makrophagen zählen und u.a. Fette und Hämosiderin speichern, und **Ito-Zellen**, die Fett und Vitamin A speichern.

Je nach Ansicht kann man das Leberparenchym in die **Leberläppchen** mit zentraler Vene einteilen (anatomische Sicht), in **Periportalläppchen** mit zentralem Periportalfeld und dreieckiger Struktur durch die Vv. centrales in den Ecken (funktionelle Sicht) oder in die **Leberazini**, die rhombenartig aufgebaut sind mit zwei gegenüberliegenden Zentralvenen und zwei Periportalfeldern (Sicht aus der Gefäßversorgung).

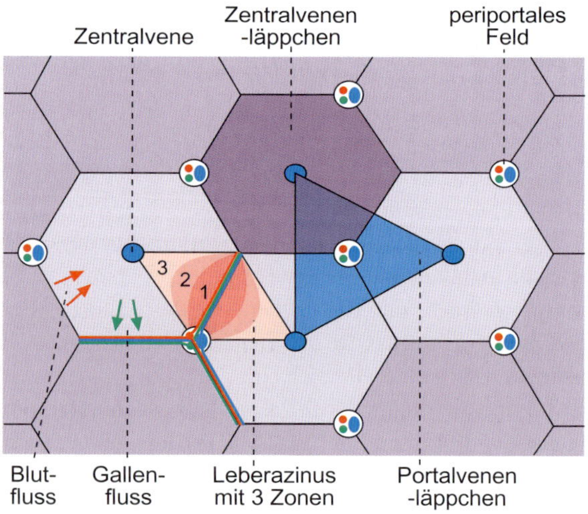

Abb. 8.5 Schematische Aufteilung der Leberstruktur [L107]

FRAGE

Was versteht man unter dem **Disse-Raum**?

Antwort Der Disse-Raum ist der perisinusoidale Raum zwischen den Hepatozyten und den Sinusoiden. Durch die fenestrierten Endothelzellen gelangt Blutplasma, aber keine Blutzellen in den Disse-Raum.

KLINIK

Aufgrund der großen Fettspeicherfähigkeit der Leber ist die **Fettleber** die häufigste Lebererkrankung. Das Fett sammelt sich in den Leberzellen und kann als dicker Fetttropfen die ganze Zelle ausfüllen. Sind mehr als 50 % der Zellen so verändert, spricht man von einer Fettleber. Dies kann durch vermehrte Fettsynthese (Überernährung), durch verminderten Fettabbau (Alkoholkonsum), vermehrte Fettzufuhr (Diabetes mellitus) oder verminderten Fettabtransport (Alkoholkonsum, einseitige Ernährung) geschehen. Durch ständige Schädigung der Leberzellen (Alkoholabusus, chronische Hepatitis) sterben diese ab und werden durch Bindegewebe ersetzt. Langsam entsteht eine **Leberzirrhose**, die wiederum einen Pfortaderhochdruck zur Folge hat. Dadurch staut sich das Blut zurück und es entstehen portokavale Anastomosen.

FRAGE

Wie verläuft der **Gallefluss** in der Leber?

Antwort Die Galle wird entgegengesetzt dem Blutfluss aus den Hepatozyten in die **Canaliculi biliares** (Gallenkapillare) abgegeben, die zwischen zwei Hepatozyten als Vertiefung ohne eigene Wand verlaufen. Sie münden über Herringer-Kanälchen zwischen den Leberläppchen in die **Ductuli interlobulares** (im Periportalfeld gelegen) und von dort in den **Ductuli biliferi** gemeinsam mit den Gefäßen in den **Ductus hepaticus dexter** oder **sinister**.

FRAGE

Wozu wird die **Gallenblase** benötigt?

Antwort Die Gallenblase dient als Speicher für die Gallenflüssigkeit. Über den **Ductus hepaticus communis**, der im Lig. hepatoduodenale verläuft, wird die Galle zum Doudenum transportiert. Hier mündet er als **Ductus choledochus** hinter dem Pankreaskopf in die Pars descendens duodeni und wirft dabei die Papilla duodeni major auf. Findet keine Verdauung statt, so wird die Mündung verschlossen (M. sphincter ampullae hepatopancreaticae) und die Galle staut sich zurück über den **Ductus cysticus** in die Gallenblase (Vesica biliaris). Hier wird sie eingedickt und bei einsetzender Verdauung über einen Reiz durch Acetycholin und Cholezystokinin durch Kontraktion der glatten Muskulatur in der Wand wieder freigesetzt.

PLUS Bei entzündlichen Vernarbungen im Pankreas oder bei Pankreastumoren kann es zu einem Gallerückstau (**Cholestase**) in das Blut kommen. Daraus ensteht die Gelbfärbung der Haut (**Stauungsikterus**).

8.5 Pankreas

FRAGE

An welche Organe grenzt die Bauchspeicheldrüse?

Antwort Das **Pankreas** (Bauchspeicheldrüse) ist eine keilförmige Drüse im Oberbauch mit einem breiten Kopf (**Caput pancreatis**) und einem langgezogenen Körper (**Corpus pancreatis**), der in den Schwanz (**Cauda pancrea-**

tis) übergeht. Der Kopf liegt in der C-förmigen Duodenalschlinge auf Höhe des 1.–3. Lendenwirbels. Hinter ihm zieht der Ductus choledochus zur Pars descendens des Duodenums. Der Pankreaskopf bedeckt die Mündung der V. mesenterica inferior in die V. splenica, die sich dann mit der V. mesenterica superior zur V. portae vereinigt. Kaudal bildet der Kopf einen hakenförmigen Ausläufer (**Proc. uncinatus**), der dorsal der A. und V. mesenterica superior liegt. Der Pankreaskörper kreuzt vor der Aorta abdominalis und der V. cava inferior die Wirbelsäule. Er beult sich als Tuber omentale in die Bursa omentalis, zieht dann nach links und geht am Milzhilus in den Schwanz über. Aus der Aorta geht oberhalb des Tuber der Truncus coeliacus ab und gibt die A. hepatica communis nach rechts und die A. splenica nach links am Oberrand des Corpus verlaufend ab. Der Schwanz liegt vor dem linken Nierenhilus und reicht meist bis zum Milzhilus. Am Unterrand des Pankreas zieht das Mesocolon transversum entlang.

FRAGE

Welches **Gewebe** erwarten Sie im Pankreas?

Antwort Das Pankreas ist eine zweigeteilte Speicheldrüse. Sie hat eine **exokrine** und eine **endokrine Drüse**.

- Der exokrine Pankreassaft neutralisiert den Magensaft und enthält Bikarbonat und Proenzyme für Eiweiß-, Fett- und Kohlenhydratabbau.
- Das **Inselorgan** (ca. 2 % des gesamten Pankreas) produziert Insulin, Glukagon und Somatostatin zur Regulierung des Blutzuckerspiegels. Es liegt mit Langerhans-Inseln überwiegend im Pankreasschwanz. Hier existieren A-Zellen, die zur Steigerung des Blutzuckerspiegels Glukagon produzieren, B-Zellen zur Bildung von Insulin, was die Glukoseaufnahme aus dem Blut steigert und damit den Blutzuckerspiegel senkt, somatostatinbildende D-Zellen, das die Insulin- und Glukagonsekretion hemmt, und PP-Zellen, die zur Hemmung der Sekretion im Pankreas pankreatisches Polypeptid bilden.

Der **exokrine Pankreas** besteht aus kleinen Läppchen mit tubuloazinärem Aufbau (ähnlich der Ohrspeicheldrüse, aber ohne Streifenstücke). Die Azinuszellen geben ihr Sekret über Schaltstücke in die Ausführungsgänge ab. Sie bilden Trypsin, Amylase und Maltase sowie Lipase. Die Ausführungsgänge besitzen ein hochprismatisches Epithel mit Mikrovilli. Bikarbonat wird von den Epithelzellen gebildet. Die vielen kleinen Ausführungsgänge münden in den das gesamte Pankreas durchziehenden **Ductus pancreaticus** (= Wirsung-Gang). Er vereinigt sich mit dem Ductus choledochus und mündet in der Pars descendens duodeni.

KLINIK

Beim **Diabetes mellitus** Typ 1 (juvenil) sind die B-Zellen zugrunde gegangen. Beim Typ-2-Diabetes (Altersdiabetes) produzieren sie nicht genügend Insulin. In beiden Fällen kommt es zu einem erhöhten Blutzuckerspiegel (Hyperglykämie).

8.6 Milz

FRAGE
Wo liegt die Milz im Bauchraum?

Antwort Die Milz (Splen) passt sich mit ihrer Kaffeebohnenform gut unter die linke Zwerchfellkuppe ein. Sie besitzt daher eine große Facies diaphragmatica und eine Facies visceralis. Damit grenzt sie an den Magen, die Niere und die linke Kolonflexur. Am Milzhilus treten Gefäße und Nerven ein. Die Milz wird durch das Lig. gastrosplenicum, das die Fortsetzung des Omentum majus darstellt, an der großen Kurvatur des Magens aufgehängt. In diesem Band verlaufen die A. gastrica brevis und die A. gastroomentalis sinistra. Die A. und V. splenica ziehen im Lig. splenorenale, das vom Pankreasschwanz, dem Zwerchfell und der dorsalen Bauchwand zur Milz zieht.

MERKE
Größe der Milz: **47 11** (Dicke 4 cm, Breite 7 cm, Länge 11 cm)

FRAGE
Kann man die Milz **tasten**?

Antwort Da die Milz hinter dem Zwerchfell liegt und von der Lunge bedeckt wird, ist sie normalerweise **nicht tastbar**. Sie kann sich aber durch Einlagerungen massiv vergrößern und dann unterhalb des linken Rippenbogens tastbar werden.

FRAGE
Welche **Funktion** hat die Milz?

Antwort Die Milz ist ein lymphatisches Organ und bildet Lymphozyten (**weiße Milzpulpa**), baut alte und deformierte Erythrozyten ab (**rote Milzpulpa**) und dient in der Fetalzeit auch der Erythrozytenbildung. Zusätzlich werden ca. 30 % aller Thrombozyten hier gespeichert.

PLUS Bei erblich bedingten Speicherkrankheiten (Lipidosen, Mukopolysaccharidosen oder Glykogenosen) kann die Milz auch andere Stoffwechselprodukte speichern.

FRAGE
Wie unterscheiden sich die **rote** und **weiße Milzpulpa** voneinander?

Antwort Die weiße Pulpa liegt wie kleine Stecknadelköpfe in der roten Pulpa. Die Pulpa ist das retikuläre Bindegewebe der Milz und liegt zwischen den **Milztrabekeln** (Trabeculae splenici). Die **rote Pulpa** macht ca. 77 % des Gewebes aus und enthält weitlumige postkapilläre Bluträume (Milzsinus) zwischen dem retikulären Bindegewebe. Dadurch wird die Blutbahn in der Milz deutlich weiter und verlangsamt den Blutstrom. Dazwischen liegen weiße Stippchen (**weiße Pulpa**), die **Folliculi lymphatici**, die überwiegend aus periarteriolären Lymphscheiden bestehen. Diese umhüllen die Pulpaarterien und enthalten T-Lymphozyten. Zusätzlich liegen dort die Milzfollikel (Malpighi-

Körperchen), kleine Lymphknoten mit B-Lymphozyten. Innerhalb der Milzfollikel verläuft eine Zentralvene.

FRAGE

Wie sieht die **Architektur** der **Milzgefäße** aus?

Antwort Die Milz wird über die **A. splenica** mit Blut aus dem großen Kreislauf versorgt. Im oder noch vor dem Milzhilus teilt sie sich in zwei Äste, die dann in der Milz die **Balkenarterien** abgeben. Diese verlaufen innerhalb der Trabekel und teilen sich in die **Pulpaarterien** zur roten Milzpulpa auf. Dort werden sie mit einer Lymphscheide umgeben, verdicken sich und verlaufen als Zentralarterie im Milzfollikel. Am Ende teilt sich die **Zentralarterie** in ca. 50 **Pinselarteriolen**, die in das retikuläre Bindegewebe ziehen und als kleine **Kapillaren** (Hülsenkapillaren) von Makrophagen und Histiozyten umgeben werden (Schweigger-Seidel-Hülsen). Von dort fließt das Blut meistens in ein Maschengeflecht neben den Sinus (offener Kreislauf) oder aber direkt in den Sinus (geschlossener Kreislauf). Gesunde Erythrozyten können aus dem Maschengeflecht sofort wieder in den Sinus eintreten. Vom Milzsinus gelangt das Blut über die Pulpavenen in die Balkenvenen und die V. splenica.

KLINIK

Die Tunica fibrosa der Milz ist mit 0,1 mm sehr dünn. Bei einem stumpfen Bauchtrauma kommt es daher leicht zu einer **Milzruptur**, die operativ durch eine Naht nicht effizient verschlossen werden kann. Durch Koagulation oder Fibrinkleber gibt es aber heute Möglichkeiten, diese Ruptur zu schließen, sodass eine Milzresektion (Splenektomie) nicht in jedem Fall erfolgen muss.

8.7 Nieren und ableitende Harnwege

FRAGE

Welche Strukturen liegen im **Retroperitonealraum**?

Antwort Der hinter der Peritonealhöhle liegende Bindegewebsraum wird Retroperitonealraum (Spatium retroperitoneale) genannt. Von dorsal wird er durch die Lendenwirbelsäule und die beiden Mm. psoas eingedellt. Lateral des M. psoas liegt im Retroperitonealraum die **Niere** und die **Nebenniere** im Nierenlager. Median laufen die großen axialen Blutgefäße durch, wobei die Pars abdominalis aortae etwas weiter links, die V. cava inferior etwas weiter rechts liegen. Zusätzlich findet man hier die V. lumbalis ascendens, Teile des **Truncus sympathicus**, vegetative Nervengeflechte und die **Cisterna chyli** (Anfang des Ductus thoracicus).

FRAGE

Aus welchen **embryonalen Strukturen** entstehen die Nieren?

Antwort Die Nieren und die ableitenden Harnwege entstehen aus dem **intermediären Mesoderm**. Zunächst bildet sich der nephrogene Strang, der kranial die **Vorniere** bildet, im Mittelstrang die **Urniere** und im kaudalen Anteil die **Nachniere** oder auch die definitive Niere. Aus dem Urnierengang wird beim Mann der Ductus deferens, bei der Frau bildet er sich zurück. Die harnableitenden Kanälchen entstehen aus der Ureterknospe aus dem Urnierengang.

Die Entwicklung der harnableitenden Organe hängt sehr eng mit den Genitalorganen zusammen. Daher spricht man auch von der **Urogenitalleiste** (➤ Kap. 9.2).

FRAGE
Beschreiben Sie den **Aufbau der Niere**!

Antwort Die Niere (Ren) hat ein bohnenförmiges Aussehen. Sie ist ca. 10 cm lang, 5 cm breit und 4 cm dick. Sie liegt in einem Fasziensack, der die Niere, die Nebenniere und eine Fettkapsel umgibt. Direkt um das Nierenparenchym liegt die Organkapsel (Capsula fibrosa). Sie besitzt eine Facies anterior und posterior, einen oberen und unteren Nierenpol und einen lateralen und medialen Rand. Am medialen Rand (Margo medialis) liegt der Sinus renalis, in dem die A. und V. renalis und der Ureter (dorsal) ein- bzw. austreten. Die Nebennieren sitzen den oberen Polen jeweils direkt auf.

Man kann die Nieren in das Hohlraumsystem und das Nierenparenchym unterteilen. Das **Nierenparenchym** zeigt eine ca. 1 cm breite Nierenrinde (**Cortex** renalis), die sich dunkelrot darstellt und als **Columnae** renales (Säulen) teilweise bis an das Nierenbecken heranreicht. Davon nur unscharf abgegrenzt unterscheidet man das weiße, streifenförmige Nierenmark (**Medulla** renalis). Sie bilden durch die Columnae ca. 10–20 keilförmige Pyramiden (**Pyramides** renales). An den Pyramidenspitzen, die in das Nierenbecken hineinragen, münden die Papillengänge (Ductus papillares) an der Area cribrosa, über die der Urin in das Nierenbecken abgegeben wird.

MERKE

Lage der Strukturen im Nierenhilus, von kranial nach kaudal:
AVUS – **A**rterie – **V**ene – **U**reter

FRAGE
Können Sie die **Mikroanatomie** der Niere beschreiben?

Antwort Da die Niere als Filterorgan des Blutes dient, hat sie eine sehr dichte Gefäßstruktur. Die A. renalis teilt sich über einen R. anterior und einen R. posterior in fünf **Segmentarterien**, die jeweils eine Hälfte eines Nierenlappens versorgen (Nierenlappen und Nierensegmente sind nicht identisch!). Diese teilen sich wiederum in **Aa. interlobares**, die in den Columnae verlaufen und **Aa. arcuatae** zu den angrenzenden Pyramiden abgeben. Diese ziehen zwischen der Rinde und dem Mark und geben die **Aa. interlobulares** in die Rinde ab. Dort teilt sich das **Vas afferens** (Arteriola glomerularis afferens) ab, tritt durch den Gefäßpol in das Nierenkörperchen und bildet das **Glomerulus**

PLUS Die Äste der Nierenarterien sind Endarterien, da es kaum Anastomosen zwischen ihnen gibt. Zudem kommt es zu einer großen Variation der Verläufe bzw. der Ausbildung der Arterien. So gibt es akzessorische Nierenarterien und auch aberrante Arterien, die direkt in das Niereparenchym eintreten.

(Kapillarnetz). Über das **Vas efferens** (Arteriola glomerularis efferens) wird das Blut an ein nachgeschaltetes Kapillarnetz abgegeben oder über Arteriolae medullares rectae in das Nierenmark.

Die funktionelle Einheit der Niere ist das **Nephron**, das sich aus Nierenkörperchen und Harnkanälchen zusammensetzt. Die **Nierenkörperchen** (Corpuscula renalia = Malpighi-Körperchen) bilden als Filterorgan den Primärharn. Es ist von der **Bowman-Kapsel** (Capsula glomeruli) umgeben, eine aus zwei Blättern (parietales und viszerales Blatt) und einem dazwischenliegenden Kapselraum bestehende Wand. Das Glomerulus, das Kapillarnetz innerhalb der Bowman-Kapsel, bildet einen Gefäßpol, der zur Rinde gerichtet liegt, an dem das Vas afferens ein- und das Vas efferens austritt. In den Kapillarschlingen wird das Blut gefiltert. Der dabei entstehende Primärharn wird am Harnpol in Richtung Parenchym abgegeben. Er wird über die **Harnkanälchen** (Tubulussystem) zu den Sammelrohren transportiert.

Das Tubulussystem wird wieder in vier Bereiche unterteilt. Der **proximale Tubulus** besteht aus der Pars convoluta und der Pars recta proximalis. Daran schließt sich der **Tubulus intermedius** an, der zunächst gerade zum Mark und nach einer u-förmigen Biegung (**Henle-Schleife**) wieder zur Rinde zurück verläuft. Der nun folgende **Tubulus distalis** hat auch wieder eine Pars recta (zur Rinde) und eine Pars convoluta (gewunden in der Rinde), die in der **Pars reuniens** in das Sammelrohr mündet (➤ Abb. 8.6).

FRAGE
Was ist die Aufgabe der **Henle-Schleife**?

Antwort Als Henle-Schleife wird der Teil des Tubulussystems bezeichnet, der zwischen Pars recta proximalis und Pars recta distalis liegt. Ihre Länge kann stark variieren, wonach die Nephrone in juxtamedulläre (lange Schleife) und kortikale Nephrone (kurze Schleife) unterteilt werden. Sie dient der Wasserrückresorption und reduziert damit den Primärharn auf ca. 0,5–2 l Endharn.

FRAGE
Was versteht man unter dem **juxtaglomerulären Apparat**?

Antwort Die Pars convoluta distalis liegt dem Gefäßpol direkt an. Dort verändern sich die Zellen dahingehend, dass die Zellkerne der Pars convoluta dichter liegen (**Macula densa**, in der HE-Färbung erscheint es dunkler) und die glatten Muskelzellen des Vas afferens zu epitheloiden juxtaglomerulären Zellen (**Polkissen**) modifizieren. Zusammen mit dazwischenliegenden extraglomerulären **Mesangiumzellen** (Goormaghtigh-Zellen) bilden diese den **juxtaglomerulären Apparat**. Er dient zur Regulierung der glomerulären Filtration und über die Sezernierung von Renin zur Blutdruckregulation.

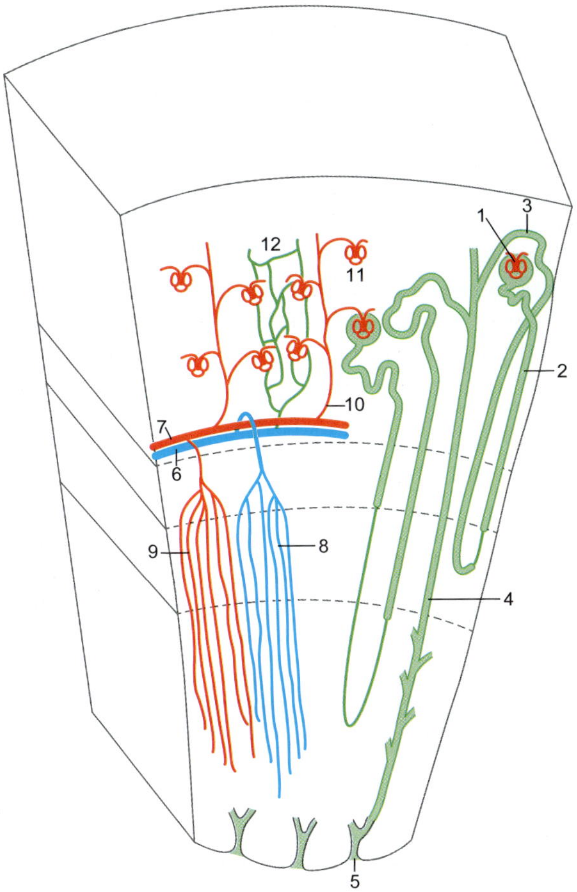

1 – Nierenkörperchen mit juxtamedullärem Glomerulus und Bowman-Kapsel
2 – Henle-Schleife mit Hauptstück, engem Überleitungsstück und Mittelstück
3 – Verbindungsstück
4 – Sammelrohr
5 – Foramen papillare und Ductus papillaris
6 – V. arcuata
7 – A. arcuata
8 – Vv. rectae
9 – Arteriolae rectae
10 – A. interlobularis
11 – Glomerulus
12 – Kapillarnetz zur V. interlobularis

Abb. 8.6 Feinaufbau der Niere [L231, M581]

FRAGE
Können Sie den weiteren **Verlauf des Harns** aus dem Nierenbecken beschreiben?

Antwort Der Harn wird in der Niere zunächst aus den Papillengängen tropfenweise in die **Nierenkelche** (Calices renales) abgegeben. Diese werden in ca. zehn Endkelche und zwei bis drei Hauptkelche unterteilt. Anschließend fließt er über das **Nierenbecken** in den Ureter und die Harnblase ab. Die

Wand der Kelche und des Beckens besteht aus einer dünnen Schleimhaut und einer Muskelschicht (Tunica muscularis), die am Ureteranfang und an den Nierenkelchen sphinkterartig verdickt ist.

Der **Ureter** (Harnleiter) ist ca. 30 cm lang und verläuft an der hinteren Bauchwand, zu einem geringen Teil auch im kleinen Becken (Pars pelvica) bis zum Fundus der Harnblase. Auf diesem Weg **kreuzt** er auf dem M. psoas hinter den **Vasa testicularia** (**ovarica**), am Beckeneingang vor der Teilungsstelle der **Vasa iliaca communia** und unter dem **Ductus deferens** bzw. der **A. uterina** im kleinen Becken. Im Ureter folgt der Harn einerseits der Schwerkraft, andererseits wird er durch peristaltische Bewegungen zur Harnblase befördert. Er besitzt **drei Engstellen**, die am Ausgang des Nierenbeckens, am Eingang zur Harnblase und an der Kreuzungsstelle der Vasa iliaca communia liegen.

KLINIK

Bei einseitiger Ernährung, Stoffwechselstörungen oder auch bei zu geringer Flüssigkeitszufuhr können sich Nierensteine (**Nephrolithiasis**) bilden. Diese lagern sich je nach Entstehungsort und Größe in den kleinen oder großen Nierenkelchen ein, sie können das gesamte Nierenbecken ausfüllen oder über den Ureter abgehen. Dabei kann es passieren, dass sie dort stecken bleiben und durch die peristaltische Bewegung der Muskelschicht zu kolikartigen Schmerzen führen.

FRAGE

Wie liegt die **Harnblase** im Becken?

Antwort Die Harnblase (Vesica urinaria) liegt **subperitoneal** hinter der Symphyse auf dem Beckenboden. Am Blasenscheitel (Apex vesicae) ist die Harnblase über das Lig. umbilicale medianum mit der vorderen Bauchwand verbunden. Es ist der Rest des obliterierten Allantoisgangs. Reste der Nabelarterien ziehen als Ligg. umbilicalia medialia zu den Seiten des Blasenkörpers. Haltebänder der Blase sind das Lig. pubovesicale zwischen Symphyse und Blasengrund und die Ligg. puboprostatica beim Mann zwischen Symphyse und Prostata. Auch das Septum rectovesicale bei der Frau und das Septum rectoprostaticum beim Mann ziehen vom Sakrum über das Rektum zur Harnblase bzw. zur Prostata.

Die beiden Ureteren treten lateral in die Harnblase ein. Ihre Mündungen (Ostium ureteris) am Blasengrund bilden mit der Austrittsstelle der Urethra (Harnröhre), die durch den Blasenhals nach ventral zieht, ein Dreieck (**Trigonum vesicae**), das auf der Innenseite durch eine glatte Schleimhaut gekennzeichnet ist. Bei maximal gefüllter Blase kann der Blasenkörper über die Symphyse hinausragen. Dies wird zur Punktion der Blase über die Bauchwand genutzt. Beim Mann liegt dorsal der Harnblase das Rektum an. Dazwischen liegt die **Excavatio rectovesicalis**. Bei der Frau hingegen ist der Uterus zwischen Harnblase und Rektum, der bei gefüllter Blase nach kranial gehoben wird.

FRAGE

Welche **Wandschichten** gibt es bei der Harnblase?

Antwort Die Harnblase besteht von innen nach außen aus der **Tunica mucosa** mit Übergangsepithel, das im entleerten Zustand stark gefaltet ist, der **Lamina propria**, der **Tunica muscularis** mit drei Schichten netzartiger Muskelzüge, der **Tela subserosa** und der **Tunica serosa**. Die Muskelschicht bildet als M. detrusor vesicae gleichzeitig Verschluss- und Öffnungseinrichtungen für Ureteren und Urethra. Willkürlich kann nur die Urethra durch den M. sphincter urethrae im Diaphragma urogenitale verschlossen werden.

FRAGE
Wie unterscheidet sich die **Harnröhre** bei Mann und Frau?

Antwort Der eigentliche Unterschied der männlichen und weiblichen Harnröhre (Urethra) ist die Länge. Die Frau hat lediglich eine ca. 3–5 cm lange Harnröhre, die des Mannes ist ca. 20–25 cm lang. Sie zieht mit der **Pars prostatica** durch die Prostata, mit der **Pars membranacea** als engste Stelle durch das Diaphragma urogenitale, das durch den M. sphincter urethrae verschlossen werden kann. Mit der **Pars spongiosa urethrae**, in den am Anfang die Glandulae bulbourethrales einmünden, verläuft die männliche Harnröhre durch den Penis und endet am Ostium urethrae externum an der Eichel mit einer weiteren Engstelle. Besonders weit ist die Harnröhre im Bereich der Pars prostatica, in der Ampulla urethrae direkt hinter der Pars membranacea und in der Fossa navicularis kurz vor dem Ostium urethrae externum.

KLINIK
Da die weibliche Harnröhre relativ kurz ist, leiden Frauen deutlich häufiger an **Harnwegsinfektionen**. Die Bakterien können aus der Vagina und dem Analbereich leichter aufsteigen. Bei älteren Männern kommt es hingegen bei Prostatahyperplasie häufiger zu einem Harnstau, der ebenfalls eine Zystitis begünstigt.

FRAGE
Welche **endokrinen Organe** kennen Sie im Körper?

Antwort Das endokrine System ist ein Regulationszentrum für funktionelle Abläufe im Körper. Die Information wird über Hormone übermittelt, die von den endokrinen Organen synthetisiert und sezerniert werden. Dazu zählen im Kopfbereich die **Hypophyse**, die **Epiphyse** (Zirbeldrüse) und Zellen des **Hypothalamus**, im Halsbereich die **Schilddrüse** und die **Nebenschilddrüsen** und im Abdomen die **Nebennieren**, der **endokrine Teil des Pankreas**, die **Paraganglien** und der **Hoden** bzw. das **Ovar**. Die endokrinen Organe sind dadurch charakterisiert, dass sie keine Ausführungsgänge besitzen, sehr kapillarreich sind und die von ihnen gebildeten Hormone direkt ins Blut abgeben.

FRAGE
Was wissen Sie über die **Nebennieren**?

Antwort Die Nebennieren (Glandulae suprarenales) gehören zu den **endokrinen Organen**. Sie liegen wie Kappen auf den Nieren und sind von diesen nur durch eine dünne Fettschicht getrennt. Die rechte liegt im Dreieck zwischen Area nuda der Leber, der Niere und der unteren Hohlvene, die linke liegt dem Zwerchfell und der Bursa omentalis an. Funktionell haben Nieren und Nebennieren keine Gemeinsamkeit.

Wegen ihrer Funktion als hormonbildendes Organ sind die Nebennieren sehr gut mit Nerven und Gefäßen versorgt. Innerviert werden sie **parasympathisch** aus dem Plexus suprarenalis und über Äste des N. phrenicus und des N. vagus. Die **sympathische** Innervation geschieht über den Plexus suprarenalis vom N. splanchnicus. Die **Gefäßversorgung** erfolgt aus den Aa. suprarenales superior (aus der A. phrenica inferior), media (aus der A. abdominalis) und inferior (aus der A. renalis).

Die Nebenniere besteht zu 80–90 % aus Rinde (gelblich) und nur zu einem geringen Anteil aus Mark (rötlich-braun). Die **Nebennierenrinde** (Cortex glandulae suprarenalis) produziert ca. 30 verschiedene Steroidhormone. Die äußerste Schicht, die **Zona glomerulosa**, ist schmal und produziert vor allem Mineralokortikoide. In der folgenden **Zona fasciculata** wird Cholesterin zu Glukokortikoiden umgewandelt. Durch den hohen Lipidanteil bekommt sie ihre gelbe Farbe. Sie ist die breiteste Schicht in der Rinde. Innen liegt die **Zona reticularis**, die zusammen mit der Zona fasciculata die Geschlechtshormone synthetisiert.

Das **Nebennierenmark** (Medulla glandulae suprarenalis) enthält chromaffine Zellen, die sich mit chromhaltigen Färbemitteln braun färben lassen. Sie produzieren die **Katecholamine** Adrenalin (80 % der Zellen) und Noradrenalin (20 % der Zellen).

MERKE

glomeruläre **F**iltrations**r**ate – Zona **glomerul**osa, Zona **f**asciculata, Zona **r**eticularis

KLINIK

Beim **Cushing-Syndrom** werden vermehrt Glukokortikoide gebildet. Dadurch entstehen Stammfettsucht, ein rotes Mondgesicht, erhöhte Blutzuckerwerte, Verminderung der Muskelmasse und Osteoporose. Usachen dafür können Nebennierenrinden-Adenome, Hypophysen-Adenome oder eine lang dauernde Glukokortikoid-Therapie sein.

FRAGE

Was versteht man unter den **Paraganglien**?

Antwort Paraganglien sind etwa erbsengroße Epithelzellhaufen, die an parasympathischen und sympathischen Nerven liegen. Die sympathischen Paraganglien kommen lediglich im Kindesalter vor. Als Glomus caroticum und Glomus aorticum liegen die parasympathischen Ganglien an den Nn. glossopharyngeus und vagus, die als Chemorezeptoren den Sauerstoffgehalt des Blutes messen.

8.8 Gefäße im Retroperitonealraum

FRAGE

Nennen sie die abgehenden Gefäße aus der **Aorta abdominalis**!

Antwort Nachdem die Aorta durch den Hiatus aorticus im Zwerchfell hindurchgetreten ist, gibt sie als Erstes die **A. phrenica inferior** ab. Dorsal entspringen vier **Aa. lumbales** aus der Aorta als Fortsetzung der Aa. intercostales posterior. Der **Truncus coeliacus** geht nach ventral ab. Dieser teilt sich in die A. gastrica sinsitra, A. splenica und A. hepatica communis. Als erste paarige Arterie entspringt die **A. suprarenalis media** jeweils lateral ungefähr auf gleicher Höhe mit der unpaaren **A. mesenterica superior**, die nach ventral zieht. Auf Höhe der Bandscheiben L1 und L2 entspringen die beiden **Aa. renales**, die leicht kaudal zum Nierenhilus ziehen. Etwas kaudal entspringt die paarige **A. testicularis** bzw. **ovarica**. Als dritte ventrale Arterie verlässt die **A. mesenterica inferior** ungefähr auf Höhe des 3. und 4. Lendenwirbels die Aorta, kurz bevor diese sich in die Aa. iliacae communes teilt. Als distale Fortsetzung der Aorta kann die **A. sacralis mediana** bezeichnet werden, die auf dem Sakrum zum Steiß führt.

KLINIK

Bei einer Schädigung der Gefäßwand, insbesondere einem Riss innerhalb der Media zwischen Intima und Adventitia, kann sich ein **Aneurysma dissecans**, eine Ausstülpung des Gefäßes, bilden. Ein solches Aneurysma im Bereich der Aorta führt bei einer Ruptur u. U. zum Tode.

FRAGE

Wie verlässt die Aorta das Becken?

Antwort Nach Aufteilung in die beiden **Aa. iliacae communes**, die selbst keine Gefäße abgeben, teilen sich diese wiederum vor dem Sakroiliakalgelenk in die A. iliaca externa und A. iliaca interna. Die **A. iliaca externa** verläuft am medialen Psoasrand und gibt vor ihrem Eintritt durch die **Lacuna vasorum** die A. epigastrica inferior und die A. circumflexa iliaca profunda ab. Distal der Lacuna wird sie zur A. femoralis, die die untere Extremität versorgt. Die **A. iliaca interna** zieht über die Linea terminalis zu Beckeneingeweiden und Beckengürtel (➤ Abb. 8.7).

FRAGE

Bei einer Leberzirrhose kann auch das Pfortadersystem in der Leber eingeengt sein. Welche **Umgehungskreisläufe** (portokavalen Anastomosen) kennen Sie?

PLUS Varikozele testis: krankhafte Erweiterung der V. testicularis. Bildet sich meist linksseitig aus, da die linke V. testicularis das Blut aus dem Plexus pampiniformis in die V. renalis und von dort in die V. cava inferior abgibt. Rechte V. testicularis mündet direkt in V. cava inferior → links deutlich größere Blutsäule.

Antwort Als Kollateralkreislauf (**portokavale Anastomose**) gibt es drei unterschiedliche Anastomosenmöglichkeiten.

- Von der V. portae fließt Blut über die V. splenica und die Vv. mesenterica inferior und rectalis superior in den Plexus venosus rectalis, der sich zu **inneren Hämorrhoiden** aufweitet. Von dort fließt das Blut über die Vv. rectales mediae und inferiores in die V. pudenda interna, die V. iliaca interna und communis, um dann in die V. cava inferior zu münden.

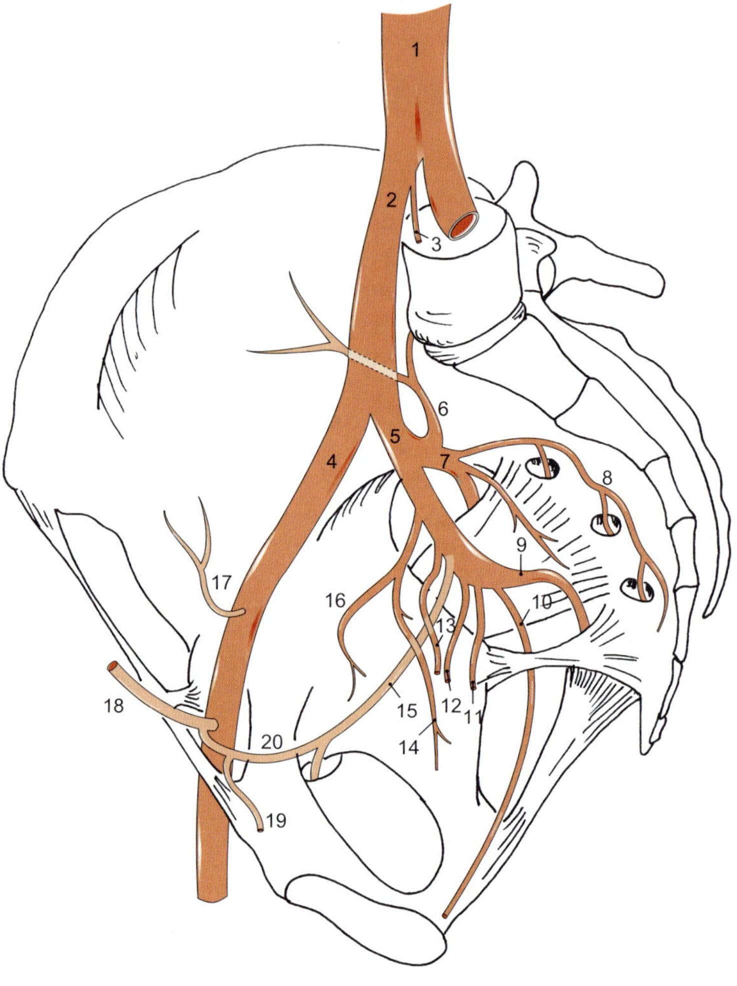

1 – Aorta abdominalis
2 – A. iliaca communis
3 – A. sacralis mediana
4 – A. iliaca externa
5 – A. iliaca interna
6 – A. iliolumbalis
7 – A. glutea superior
8 – A. sacralis lateralis
9 – A. glutea inferior
10 – A. pudenda interna
11 – A. rectalis media
12 – A. vaginalis
13 – A. vesicalis inferior
14 – A. uterina
15 – A. obturatoria
16 – A. vesicalis superior
17 – A. circumflexa iliaca profunda
18 – A. epigastrica inferior
19 – R. pubis der A. epigastrica inferior
20 – R. pubicus der A. obturatoria

Abb. 8.7 Beckenarterien (weibliches Becken) [L141, M581]

- Blut kann auch von der V. portae über die V. gastrica sinistra in den Plexus oesophagus fließen, der zu **Ösophagusvarizen** aufgeweitet wird, und von dort in die Vv. oesophageae, intercostales und Vv. azygos bzw. hemiazygos, um dann in die V. cava superior zu münden.

- Die dritte Anastomose besteht zwischen der V. portae über die Vv. paraumbilicales, wo sie das **Caput medusae** bildet, von dort über die Vv. epigastricae inferior und superficialis in die Vv. thoracoepigastricae und axillaris, um in die V. cava superior zu münden.

FRAGE
Welche **Nerven** gehen aus dem **Plexus lumbalis** hervor?

Antwort Der Plexus lumbalis entsteht aus den Nervenwurzeln des 12. Thorakalnervs und des 1.–4. Lumbalnervs. Er zieht unter bzw. teilweise im M. psoas major. Aus ihm gehen der **N. iliohypogastricus** hervor, der medial der Spina iliaca anterior superior die Rr. cutanei lateralis und anterior zur Haut der Leistenbeuge abgibt, der **N. ilioinguinalis** zu den Bauchmuskeln und sensibel zum Skrotum bzw. den großen Schamlippen, der **N. genitofemoralis** zum Kremaster und Skrotum sowie zur Oberschenkelinnenseite, der **N. cutaneus femoris lateralis**, der durch die Lacuna musculorum zur Haut am lateralen Oberschenkel zieht, der **N. femoralis** als stärkster Ast, der sich nach Durchtritt durch die Lacuna musculorum in die Rr. cutanei anteriores und den N. saphenus aufteilt, und der **N. obturatorius**, der mit den gleichnamigen Gefäßen durch den Canalis obturatorius zum Oberschenkel zieht.

Die Äste des **Plexus lumbalis** (Th12–L4) verlaufen ventral des Hüftgelenks, die des **Plexus sacralis** (L4–S5) verlaufen dorsal davon.

PLUS Der N. cutaneus femoris lateralis kann durch enge Hosen oder operative Eingriffe am Beckenkamm geschädigt werden. Dies führt zu Parästhesien (**Meralgia paraesthetica**) an der Oberschenkelaußenseite.

FRAGE
Wo findet man den **N. vagus** im Bauchraum?

Antwort Der N. vagus teilt sich bereits vor Durchtritt durch den Hiatus oesophagus in den Truncus vagalis anterior und Truncus vagalis posterior im Plexus oesophageus. Sie geben parasympathische Äste zum Magen und zu vegetativen Geflechten im Bauchraum ab. Sympathische Nervenfasern ziehen als **Sympathikusgrenzstrang** beiderseits von der Lendenwirbelsäule mit einer Ganglienkette sowie ventral mit prävertebralen Ganglien für die Eingeweidemuskulatur und die Gefäßwandmuskulatur. Dies sind die Ganglia coeliaca um den Truncus coeliacus, die Ganglia mesenterica superius und inferius und die Ganglia aorticorenalia und renalia. Sie erhalten neben dem N. vagus auch Fasern aus den Nn. splanchnici major und minor, aus dem N. phrenicus und aus dem Sympathikus selbst.

KAPITEL

9 Beckeneingeweide

9.1 Beckenboden und kleines Becken

FRAGE

Welche Muskeln gehören zur **Beckenbodenmuskulatur**?

Antwort Der Beckenboden besteht aus zwei großen Muskelplatten, dem Diaphragma pelvis und dem Diaphragma urogenitale. Das **Diaphragma pelvis** besteht zum größten Teil aus dem **M. levator ani** und aus dem **M. ischiococcygeus**, die zusammen mit den Fasciae diaphragmatis pelvis superior und inferior einen Trichter bilden. Die Spitze des Trichters umschließt den Analkanal. Der M. levator ani besteht aus den vier Muskeln: dem **M. puborectalis**, dem **M. pubococcygeus**, dem **M. pubovaginalis** bei der Frau bzw. **M. levator prostatae** beim Mann und dem **M. iliococcygeus**. Hinter der Symphyse ist der M. levator ani im ventralen Anteil nicht komplett verschlossen, sondern bildet einen Spalt, das Levatortor, durch den die Urethra und bei der Frau zusätzlich die Vagina hindurchtritt.

Das **Diaphragma urogenitale** ist eine Muskelplatte zwischen Sitz- und Schambeinästen, die im Einzelnen aus den Mm. transversus perinei profundus und superficialis und dem M. sphincter urethrae besteht. Weitere Muskeln liegen noch unterhalb des Diaphragma urogenitale. Dies sind der M. bulbospongiosus, der M. ischiocavernosus und der M. sphincter ani **externus**.

FRAGE

Welche Muskeln setzen am **Centrum tendineum** des Beckenbodens an?

Antwort Das Centrum tendineum perinei liegt als sehnige Platte zwischen Diaphragma urogenitale und Rektum. Dort strahlen folgende Muskeln ein: der M. levator ani, der M. transversus perinei profundus, der M. tranversus perinei superficialis, der. M. bulbospongiosus und der M. sphincter ani externus (➤ Tab. 9.1).

KLINIK

Bei mehrgebärenden Frauen kommt es häufig zu einer Beckenbodeninsuffizienz, d. h. zu einer Erschlaffung der Beckenbodenmuskulatur. Dabei senken sich die **Vagina** und der **Uterus**. Das kann so weit führen, dass der Uterus sichtbar heraustritt (Prolaps). Da die Vagina ventral mit der **Harnblase** und dorsal mit dem **Rektum** verbunden ist, werden auch diese Strukturen nach kaudal gezogen und verlieren ihren muskulären Verschluss, was zu einer Inkontinenz führt.

Tab. 9.1 Beckenbodenmuskulatur

Muskel	Ursprung	Ansatz	Innervation
Diaphragma pelvis			
M. levator ani	Os pubis, Fascia obturatoria	Os coccygeus	Plexus sacralis
M. ischiococcygeus	Spina ischiadica (als Lig. sacrospinale)	Os sacrum, Os coccygeum	Plexus sacralis
Diaphragma urogenitale			
M. transversus perinei profundus	Os pubis, Symphyse	Tuber ischiadicum	N. pudendus
M. transversus perinei superficialis	Os pubis, Fasern des M. transversus perinei profundus	Centrum tendineum	N. pudendus
M. sphincter urethrae	Lig. transversum perinei um Pars membranacea urethrae	siehe Ursprung	N. pudendus
Weitere Beckenbodenmuskeln			
M. bulbospongiosus	Diaphragma urogenitale, M. sphincter ani externus	Corpus spongiosum penis (Mann), Corpus cavernosum clitoridis (Frau)	N. pudendus
M. ischiocavernosus	Ramus ossis ischii	Tunica albuginea	N. pudendus
M. sphincter ani externus	Centrum tendineum perinei	Lig. anococcygeum	N. pudendus

FRAGE
Wie unterscheiden sich **männliches** und **weibliches Becken** bezüglich der Organlage?

Antwort Bei beiden Geschlechtern liegen Harnblase und Rektum im Becken. Der Samenleiter und die Samenbläschen sind die einzigen männlichen Geschlechtsorgane, die retroperitoneal liegen. Bei der Frau kann man innere von äußeren Geschlechtsorganen unterscheiden. Zu den inneren Geschlechtsorganen zählen die Ovarien und die Tubae uterinae (Eileiter), die beide sekundär intraperitoneal liegen, der Uterus (Gebärmutter), der wie die Harnblase retroperitoneal liegt, und die Vagina (Scheide), die als extraperitoneal liegend bezeichnet wird. Die äußeren Geschlechtsorgane bei der Frau sind die Labien, die Klitoris und die Glandulae vestibulares majores.

9.2 Männliche Geschlechtsorgane

FRAGE
Wie entstehen die männlichen Geschlechtsorgane in der Embryonalphase?

PLUS Beim weiblichen Geschlecht entwickelt sich der Müller-Gang zu Eileiter, Uterus und zum größten Teil der Vagina.

Antwort Bis zur 7. Woche entwickeln sich bei männlichen und weiblichen Embryonen der Müller- und der Wolff-Gang. Erst dann entstehen entweder die Hoden oder die Ovare. Beim männlichen Geschlecht wird unter Einfluss von Testosteron und dem Anti-Müller-Hormon die Entstehung der männlichen Geschlechtsorgane gefördert und der Müller-Gang unterdrückt. So entsteht aus dem Wolff-Gang, dem Ductus deferens, der Hauptausführungsgang der Keimdrüse. Unterhalb der Einmündung der Ductuli efferentes verlängert er sich und windet sich zum Nebenhoden.

FRAGE

Welche männlichen Organe zählen zu den **inneren** Geschlechtsorganen?

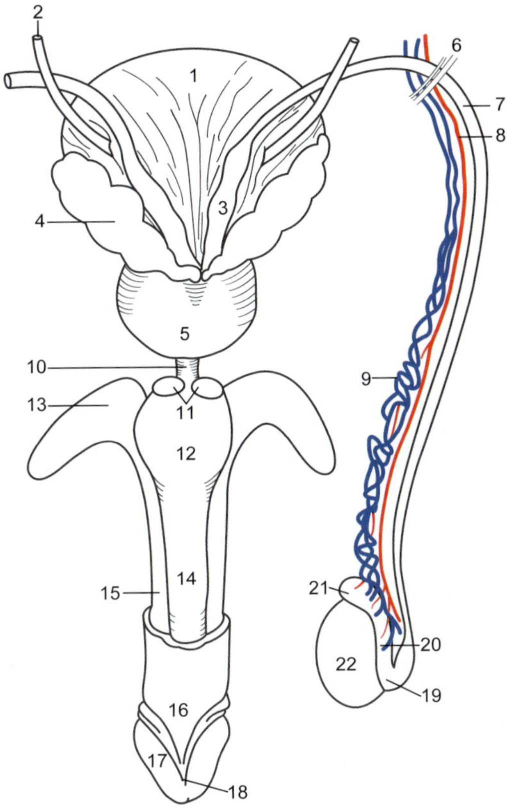

1 – Harnblase
2 – Ureter
3 – Ampulla ductus deferentis
4 – Glandula vesiculosa
5 – Prostata
6 – Leistenkanal
7 – Ductus deferens
8 – A. testicularis
9 – Plexus pampiniformis aus den Vv. testiculares
10 – Urethra
11 – Gll. bulbourethrales (Cowper-Drüsen)
12 – Bulbus penis
13 – Crus penis
14 – Corpus spongiosum penis
15 – Corpus cavernosum penis
16 – Preputium
17 – Glans penis
18 – Frenulum preputii
19 – Cauda epididymidis
20 – Corpus epididymidis
21 – Caput epididymidis
22 – Testis

Abb. 9.1 Männliche Geschlechtsorgane [L231, M581]

PLUS Die Appendix testis, ein bläschenförmiger Anhang am oberen Hodenpol, ist das Überbleibsel des embryonalen Müller-Gangs (➤ Abb. 9.2)

Antwort Beim Mann liegen der **Samenleiter** (Ductus deferens) und die **Samenbläschen** (Vesiculae seminales) tatsächlich retroperitoneal im Becken an der dorsalen Wand der Harnblase (➤ Abb. 9.1). Zu den inneren männlichen Geschlechtsorganen zählt man aber auch den **Hoden**, den **Nebenhoden** und die **Prostata**, da sie am Ende der Fetalentwicklung die Leibeshöhle verlassen und durch den Leistenkanal in den Hodensack wandern. Die äußeren männlichen Geschlechtsorgane sind der Penis und der Hodensack.

FRAGE

Welche **Hüllen** umgeben den **Hoden**?

PLUS Beim Absenken des Hodens wird das Peritoneum im Samenstrang verödet und verschwindet. Die Tunica vaginalis testis um Hoden und Nebenhoden bleibt übrig. Es kann jedoch ein fetaler Proc. vaginalis peritonei persistieren, durch den Darminhalt als angeborener indirekter Leistenbruch in die Hodenhöhle vordringt.

Antwort Der Hoden liegt als ungefähr pflaumengroße pralle Struktur zusammen mit dem Nebenhoden im **Skrotum,** dem Hodensack. Da sich der Hoden aus dem Bauchraum absenkt, sind seine Hüllen Abkömmlinge der Bauchwandschichten.

Im Einzelnen (➤ Abb. 9.2) besteht der Hodensack aus der **Skrotalhaut**, die frei von Fett, aber mit Talgdrüsen besetzt ist, und der **Tunica dartos** mit vielen Myofibroblasten, die die Skrotalhaut zusammenziehen kann. Die **Fascia spermatica externa** ist als Fortsetzung der Fascia abdominis die äußere Hülle von Samenstrang und Hoden, die auch den **M. cremaster** einschließt.

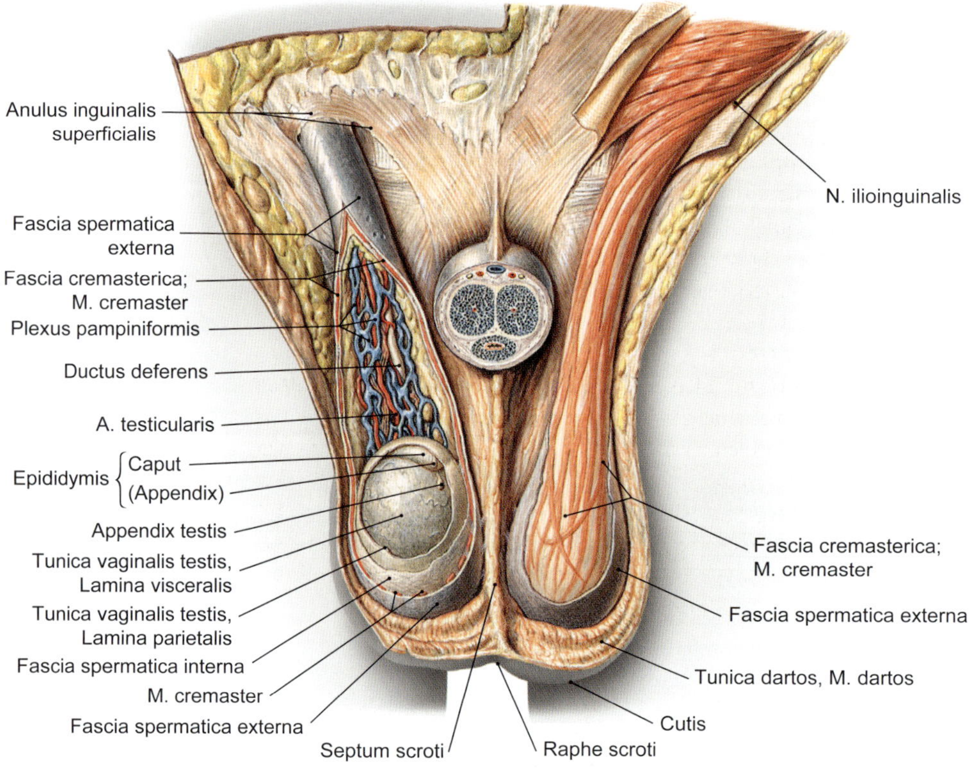

Abb. 9.2 Hodenhüllen [S007-2-23]

Er setzt an der **Fascia spermatica interna** an und dient durch Anhebung des Hodens wie auch die Tunica dartos der Temperaturregulierung. Als Abkömmling des Peritoneums umschließt die **Tunica vaginalis testis** den Hoden und Nebenhoden. Sie besteht aus der Lamina parietalis (Periorchium) und der Lamina visceralis (Epiorchium).

KLINIK

Zwischen der Lamina parietalis und der Lamina visceralis liegt im Cavum serosum testis etwas Flüssigkeit, die bei starker Zunahme als **Hydrozele** bezeichnet wird.
Eine **Varikozele** ist hingegen eine Erweiterung des Plexus pampiniformis (Vv. testiculares). Die vermehrte Durchblutung kann zu einer Verminderung der Samenproduktion führen.
Bei einer **Vasektomie** wird der Ductus deferens im Samenstrang (Funiculus spermaticus) unterbunden. Damit wird der Mann zeugungsunfähig.

FRAGE

Können Sie den **Aufbau** des Hodens beschreiben?

Antwort Der **Hoden** (Testis) hat einen breiteren Rand, der im Hodensack nach hinten gerichtet ist, und einen schmaleren Rand vorne. Am hinteren Rand treten im Mediastinum die A. und Vv. testiculares und der Plexus testicularis (aus dem Plexus renalis) ein. Der **Nebenhoden** sitzt mit seinem Kopf (Caput epididymidis) dem oberen Pol des Hodens auf. Mit seinem Körper und Schwanz (Corpus und Cauda epididymidis) bedeckt er das Mediastinum testis. Die Cauda epididymidis geht in den Ductus deferens über.

Hoden und Nebenhoden werden durch die **Tunica albuginea** umgeben, einer derben Bindegewebshülle. Von ihr ziehen im Hoden Septen (Septula testis) zum Mediastinum und unterteilen den Hoden in ca. 200–300 **Läppchen** (Lobuli testis), die die **Samenkanälchen** (Tubuli seminiferi contorti) beinhalten. Mehrere Tubuli vereinigen sich zu den gestreckt verlaufenden Tubuli seminiferi recti, die in das **Rete testis** des Mediastinums münden. Zwischen den Tubuli seminiferi contorti findet man die **Leydig-Zwischenzellen**, die Keimdrüsenhormone (Testosteron) bilden.

Der Nebenhoden beinhaltet in seinem Caput die **Ductuli efferentes**, die in den **Ductus epididymidis** münden. Dieser ca. 5 m lange Gang liegt ebenfalls wie die Ductuli in einem Knäuel im Corpus und der Cauda epididymidis. In den Ductuli efferentes finden sich hohe kinozilientragende Zellen neben niedrigen Zellen, was dem Lumen einen wellenförmigen Charakter gibt. Im Ductus epididymidis hingegen existiert nur hochprismatisches Epithel mit Stereozilien zum Transport der Spermien. Im Ductus deferens existiert nur ein sehr kleines Lumen, das ein- bis zweireihiges Epithel aufweist und von einer dicken, dreischichtigen Muskulatur umgeben ist.

KLINIK

Bei einer sehr schmerzhaften **Hodentorsion** wird durch die Drehung des Hodens die Blutversorgung über die A. testicularis unterbrochen, und es kann zu einem schnellen Absterben des Hodens kommen. Daher sollte innerhalb der ersten 6 Stunden eine operative Korrektur erfolgen.

FRAGE
Was versteht man unter der **Blut-Hoden-Schranke**?

Antwort In der Wand der Samenkanälchen (Tubuli seminiferi contorti) befindet sich das Keimepithel auf der Basalmembran. Hier finden sich die **Sertoli-Stützzellen**, langgestreckte Zellen, die in das Lumen hineinragen und durch Tight Junctions miteinander verbunden sind. Diese bilden die Blut-Hoden-Schranke, da sie Proteine und Cholesterin nicht durchlassen.

FRAGE
Woraus besteht das **Ejakulat**, und woher kommen die einzelnen Bestandteile?

Antwort Die Spermatogenese findet in der Wand der Samenkanälchen statt. Vom Hoden gelangen die Samenzellen in den Nebenhoden, wo sie weiter reifen und gespeichert werden. Durch peristaltische Bewegungen werden die Samenzellen zum Samenleiter transportiert. Dieser führt durch seine kräftige Muskelschicht den Weitertransport zur Dorsalfläche der Harnblase durch, wo er sich zur Ampulla ductus deferentis erweitert. In die Ampulla wird über den Ausführungsgang der **Samenbläschen** (Glandulae vesiculosae), die ebenfalls der Harnblase dorsal anliegen, ein Sekret aus Fruktose, Prostaglandin und Vitamin C beigemischt. Die Sekrete aus den akzessorischen Geschlechtsdrüsen (Samenblasen, Prostata, Cowper-Drüse) bilden die Hauptmasse des Ejakulats. Der Ducuts deferens zieht jetzt als Ductus ejaculatorius (Spritzkanal) in die **Prostata** und mündet dort auf dem Samenhügel (Colliculus seminalis) in die Pars prostatica der Harnröhre. Hier gelangt das Sekret der Prostata über die Drüsenausführungsgänge in die Harnröhre, das überwiegend Fibrolysin zur Verflüssigung des Ejakulats enthält. Hinter der Prostata weitet sich die Harnröhre zur Ampulla urethrae. Als letzte Drüsen münden hier die Gll. bulbourethrales (**Cowper-Drüsen**), die im Diaphragma urogenitale liegen und ein schleimartiges alkalisches Sekret beimischen.

FRAGE
Beschreiben Sie die Lage und den Bau der **Prostata**!

Antwort Die Prostata (Vorsteherdrüse) liegt zwischen Harnblasengrund und Diaphragma urogenitale. Sie wird durch den M. puboprostaticus im Lig. puboprostaticum am Os pubis und durch das Lig. rectoprostaticum am Rektum fixiert. Man unterteilt die Prostata in linken und rechten Lappen (**Lobus sinister** und **dexter**), die am **Isthmus prostatae** miteinander verbunden sind und die Harnröhre fast umschließen. Ein **Lobus medius** liegt zwischen der Harnblase und dem Blasengrund. Er entspricht den Harnröhrendrüsen in der Hinterwand der weiblichen Harnröhre und spricht entgegen den anderen Lappen auf weibliche Geschlechtshormone an. Alle Lappen umgibt die **Capsula prostatae**, die viele glatte Muskelzellen enthält. Zwischen Kapsel und Fascia prostatica (entspricht der Beckenfaszie) liegt der Santorini-Venenplexus. Eine neuere Einteilung der Prostata unterscheidet die **periurethrale**

Mantelzone, eine **zentrale Zone**, die in etwa dem Lobus medius entspricht, und eine **periphere Zone**.

Insgesamt besitzt die Prostata ca. 30–50 **Drüsenläppchen** (Gll. prostaticae) aus ein- bis mehrschichtigem Zylinderepithel. Sie produzieren das trübe, saure Sekret (u. a. saure Phosphatase), das über die Ductuli prostatici in die Pars prostatica der Urethra abgegeben wird.

KLINIK

Bei der **rektal-digitalen Untersuchung** des Mannes können mehrere Strukturen getastet werden. Die Konsistenz, Größe und Schmerzhaftigkeit der Prostata ist insbesondere in ihrer zentralen Zone digital (mit dem Finger) zu erfassen. Zusätzlich kann ein Schmerz ausgelöst werden, wenn der Douglas-Raum mit Flüssigkeit gefüllt ist, wie es bei einer Appendizitis der Fall sein kann. Der Tonus des M. sphincter ani kann zum Ausschluss einer neurologischen Störung untersucht werden, und auch Hämorrhoiden oder eine sehr schmerzhafte Thrombose der Analvenen können rektal getastet werden.

FRAGE

Wie ist der **Penis** an der Beckenwand aufgehängt?

Antwort Der Penis ist mit seiner Wurzel (**Radix penis**) an den Rami inferiores des Os pubis und am Perineum befestigt. Der Penisschaft (**Corpus penis**) ist mit der Eichel (**Glans penis**) frei beweglich. Die Wurzel wird von den Mm. bulbospongiosus und ischiocavernosus bedeckt. Der M. ischiocavernosus kann willkürlich oder reflektorisch Blut aus dem Crus penis in den Penisschaft pressen und die Erektion verstärken. Der M. bulbospongiosus umgreift den Bulbus penis und kann mit seinen Kontraktionen den Harnröhreninhalt austreiben. Das Lig. suspensorium penis kommt von der Sehne des M. rectus abdominis und strahlt von oben in die Penisfaszie ein. Das Lig. fundiforme penis zieht von der Linea alba zur Peniswurzel unter dem Penisschaft hindurch.

FRAGE

Was geschieht bei der **Erektion** des Penis?

Antwort Der Penis besitzt im Inneren das **Corpus spongiosum penis** (Harnröhrenschwellkörper), das die Harnröhre umgibt, und das paarige **Corpus cavernosum** (Penisschwellkörper). Über Rankarterien, die in die Lakunen der Corpora cavernosa münden, wird Blut aus den Aa. profundae penis in die Schwellkörper gepumpt. Dadurch spannt sich die **Tunica albuginea**, die die Penisschwellkörper umgibt, und härtet damit den Penisschaft. Da gleichzeitig die abführenden Venen zur V. dorsalis penis profunda komprimiert werden, wird die Härte gehalten. Der Harnröhrenschwellkörper wird durch die A. bulbi penis aus der A. pudenda interna und der A. dorsalis penis nicht so kräftig gefüllt. So kann das Ejakulat noch durch die Harnröhre hindurch austreten. Durch die Schwellung des Penis nimmt dieser an Umfang und Länge zu. Dadurch verschiebt sich die Haut des Penis und die beiden

Faszien (Fascia penis profunda und Fascia penis superficialis) gegeneinander. Die **Glans penis** tritt unter dem Preputium, der Vorhaut, hervor und die **Corona glandis** (Eichelkranz) wird sichtbar.

Ausgelöst wird die Erektion durch einen psychischen oder mechanischen Reiz über afferente Fasern aus **S2–4** und über efferente Fasern der Nn. splanchnici pelvici. Das Reflexzentrum für die Ejakulation liegt auf Höhe L2–3, und die efferenten Fasern ziehen in dem Plexus hypogastricus.

FRAGE
Worauf muss man bei der **Harnröhrenkatheterisierung** beim Mann achten?

Antwort Die Harnröhre beim Mann ist ca. 20–25 cm lang und hat einen S-förmigen Verlauf. Um die Krümmungen unter der Symphyse aufzuheben, muss der Penisschaft gehoben werden, bei der Krümmung zwischen Pars membranacea und Pars spongiosa wird der Schaft gesenkt und die Peniswurzel zurückgeführt.

9.3 Weibliche Geschlechtsorgane

FRAGE
Können Sie Form und Lage des **Ovars** beschreiben?

PLUS Das Ovar liegt in unmittelbarer Nachbarschaft des N. obturatorius. Daher können Entzündungen des Ovars Schmerzen an der Innenfläche des Oberschenkels auslösen.

Antwort Der **Eierstock** (Ovar) ist paarig angelegt und mandelförmig. Er kann 2,5–5 cm lang und 0,5–1 cm dick sein. Wie der Hoden macht er in der Fetalentwicklung einen Deszensus mit und wandert aus dem Retroperitonealraum zur Seitenwand des kleinen Beckens nach intraperitoneal. Die Fossa ovarica liegt in der Teilungsstelle der A. iliaca communis in die Aa. iliacae externa und interna. Über das **Lig. ovarii proprium** hängt es mit dem Unterrand am Tubenwinkel des Uterus. In ihm verläuft der R. ovaricus der A. uterina. Ein weiteres **Lig. suspensorium ovarii** zieht vom oberen Teil des Ovars zur lateralen Beckenwand und schließt die A. und V. ovarica mit Nerven- und Lymphbahnen mit ein. An dem nach vorn gerichteten Rand setzt das kurze **Mesovarium** (Eierstockgekröse) an, das den Eierstock am Lig. latum uteri befestigt.

FRAGE
Wie sieht die **mikroanatomische** Struktur des Ovars aus?

Antwort Das Ovar ist von einer dreischichtigen Rinde (Cortex ovarii) umgeben. Außen liegt das **Ovarialepithel**, das fest mit dem Peritonealepithel verwachsen ist. Nun folgt die **Tunica albuginea** als straffe Bindegewebsschicht. Darunter befindet sich die **Rindenzone** (Stroma ovarii), in der die Follikel mit den Eizellen heranreifen. Hier findet man auch die Thecae interna und externa sowie die Corpora lutea (Gelbkörperchen). In der **Markzone** (Medulla ovarii) verlaufen stark gewundene Gefäße, Nerven und Lymphbahnen zwischen glatten Muskelzellen und elastischen Fasern.

FRAGE
Wie wird das **Ei** vom Ovar zum Uterus **transportiert**?

Antwort Das Ei wird nach der Ovulation von der **Tuba uterina** (kurz: Tube = Eileiter) aufgenommen. Sie ist ca. 12–15 cm lang und wird in vier Abschnitte unterteilt. Das **Infundibulum tubae uterinae** ist zur Bauchhöhle hin trichterförmig geöffnet und über Fimbrien mit dem Ovar verbunden. Diese streifen das Ovar und fangen das Ei auf. Es wird nun in die ca. 7 cm lange **Ampulla tubae uterinae** durch Kinozilienschlag, Tubenperistaltik und einen uteruswärts gerichteten Flüssigkeitsstrom transportiert. Sowohl Flimmerepithelzellen als auch Drüsenzellen treten vermehrt in der Zyklusmitte auf, um den Eitransport zu verbessern. Die Tunica muscularis mit ihrem dreischichtigen Muskelaufbau kann sowohl eine uteruswärts gerichtete Peristaltik für den Eitransport durchführen, als auch eine Gegenperistaltik für den Samentransport. Kurz vor Einmündung der Tube in den Uterus verjüngt sie sich zum **Isthmus tubae**, um als **Pars uterina tubae** in die obere Ecke des Cavum uteri zu enden. Charakteristisch ist die starke Längsfältelung in der Tunica mucosa der Tube, die zur Pars uterina tubae hin abnimmt.

KLINIK
Wird das Ei nicht vom Infundibulum tubae uterinae aufgefangen, aber dennoch befruchtet, kann es zu einer **Bauchhöhlenschwangerschaft** kommen. Bei einer sehr langen Tube oder einem langsamen Transport kann im Falle der Befruchtung eine **Tubenschwangerschaft** entstehen.

FRAGE
Können Sie beschreiben, wie der **Uterus** im Becken aufgehängt ist?

Antwort Der Uterus (Gebärmutter) besteht aus dem **Corpus** (Uteruskörper) und der **Cervix uteri** (Uterushals). Durch den **Isthmus uteri** zwischen Corpus und Cervix bekommt der Uterus seine birnenförmige Form. Mit der Portio vaginalis ragt er ca. 1 cm weit in die Scheide hinein. Seine Größe ist extrem variabel, was bei der Aufhängung im Becken eine große Rolle spielt. So ziehen diverse Muskel- und Faserzügel von der Cervix uteri zur Faszie der Wand des kleinen Beckens. Diese werden in ihrer Gesamtheit als **Lig. cardinale** bezeichnet. Weitere Bänder ziehen in Sagittalrichtung von der Symphyse zum Hals der Harnblase und des Uterus (**Lig. pubovesicale**) und vom Uterushals um das Rektum zum Kreuzbein (**Lig. rectouterinum, Lig. sacrouterinum**). Damit wird der Corpus geringgradig beweglich gehalten und bleibt in einer Art Schwebeposition, in der er bei leerer Harnblase in Anteflexion, also einer Biegung nach vorne, steht. Das **Lig. teres uteri** zieht vom Tubenwinkel zum inneren Leistenring und von dort durch den Canalis inguinalis zu den großen Schamlippen.

KLINIK

Eine Retroflexion des Uterus kann Beschwerden bereiten. Der Halteapparat des Uterus kann bei Bindegewebsschwäche, nach mehreren Geburten und im Alter erschlaffen und zu einem **Descensus uteri** bis hin zum **Uterusprolaps** aus der Scheide führen.

FRAGE

Welche **Funktion** hat der Uterus?

Antwort Während der Geschlechtsreife findet der Menstruationszyklus mit der **Ovulation** im Endometrium des Uterus statt. Die Gebärmutter ist der **Fruchthalter**, der diese aufnimmt und reifen lässt. Während der Geburt wirkt sie als „**Motor**", der durch die Wehen das Kind herauspresst. Diese Funktionen spiegeln sich im Aufbau der Uteruswand wider.

- Innen wird der Uterus von **Endometrium** ausgekleidet. Diese Schleimhautoberfläche besitzt ein einschichtiges Flimmerepithel und zahlreiche tubulöse Drüsen im Stratum functionale, die **Glandulae uterinae**, die Schleim und Glykogen sezernieren. Dieses Stratum functionale wird während des Menstruationszyklus (5.–15. Tag) bis zu 8 mm dick, bleibt während der Ovulation und der anschließenden Sekretionsphase bestehen (15.–28. Tag) und wird dann in der Regenerationsphase (1.–4. Tag) wieder abgestoßen. Mit dem Stratum basale liegt das Endometrium dem Myometrium direkt auf.
- Die ca. 1 cm starke Muskelschicht (**Myometrium**) bildet den Hauptteil der Uteruswand. Ihre glatten Muskelfasern können während der Schwangerschaft auf das 10-Fache hypertrophieren. Die kräftige mittlere Schicht verursacht durch Kontraktionen die Wehen bei der Geburt. Die innere und äußere Schicht sind jeweils sehr dünn und haben zirkulär verlaufende Fasern.
- Das **Perimetrium** umschließt den Uterus und ist die Fortführung des Peritoneums.

FRAGE

Wann und wie entsteht die **Plazenta**?

Antwort Mit dem Tag der Implantation (6./7. Tag) beginnt die Entstehung der Plazenta, des Mutterkuchens. Der Trophoblast dringt in das Endometrium vor, die Trophoblastzellen mit Kontakt zu mütterlichem Gewebe verschmelzen zu dem **Synzytiotrophoblasten**. Die anderen Trophoblasten bilden den **Zytotrophoblasten**. In der prälakunären und der lakunären Periode treten im Synzytiotrophoblasten Hohlräume auf, die vom Zytotrophoblasten aufgefüllt werden. Zotten mit beiden Trophoblasten ragen im Primärzottenstadium in den lakunären Raum und werden dann durch einen bindegewebigen Kern zu Sekundärzotten. Ab dem 18. Tag enstehen Kapillaren in den Zotten (Tertiärzotten), die über den Haftstiel (Vorläufer der Nabelschnur) mit den Gefäßen des Embryos verbunden sind (fetoplazentarer Kreislauf).

FRAGE
Wie ist die Plazenta aufgebaut, was ist mütterliches, was ist kindliches Gewebe?

Antwort Die Plazenta ist zur Geburt 3–4 cm dick und hat einen Durchmesser von ca. 20 cm. Die **Chorionplatte** begrenzt den **intervillösen Raum** (IVR) gegenüber der Amnionhöhle. **Zottenbäume** ragen von der Chorionplatte in den IVR und enthalten das fetale Blut. Die **Basalplatte** begrenzt den IVR zur Uteruswand hin. Insgesamt gibt es ca. 40–50 Zottenbäume.

PLUS Das mütterliche Blut im intervillösen Raum wird durch den Synzytiotrophoblasten vom fetalen Blut abgegrenzt (**Plazentaschranke**).

FRAGE
Was ist der **Gartner-Gang**?

Antwort Während der Embryonalentwicklung degeneriert einer der Genitalgänge. Bei der Frau ist dies der Wolff-Gang (Urnierengang), wohingegen aus dem **Müller-Gang** Tuba uterina, Uterus und Vagina entsteht. Der **Wolff-Gang** wird zum Epoophoron (Nebeneierstock) in der Mesosalpinx. Als Rest bleiben die **Appendices vesiculosae** und der **Gartner-Gang**, der auch in voller Länge erhalten bleiben und seitlich der Scheidenmündung enden kann.

FRAGE
Welches Organ gehört noch zu den **inneren** weiblichen Geschlechtsorganen?

Antwort Neben Ovar, Eileiter und Uterus zählt auch noch die **Vagina** (Scheide) zu den inneren weiblichen Geschlechtsorganen. Sie ist 8–12 cm lang und reicht von der **Fornix vaginae** bis zum **Ostium vaginae** mit dem **Hymen** (Jungfernhäutchen). Ist dieses zerstört, bilden sich warzenförmige Hautreste, die Carunculae hymenales. Die Wand ist ein Muskelschlauch, der innen mit Schleimhaut ausgekleidet ist. In der Vorderwand verläuft wulstförmig die **Carina urethralis**, die durch den Verlauf der Harnröhre entsteht. Die Vagina ist extrem dehnbar, da beim Geburtsvorgang das Kind hindurchtreten muss.

KLINIK
Bei der Geburt wird häufig ein **Dammschnitt** durchgeführt, der verhindern soll, dass die Scheidenwand bis zum M. levator ani und Anus einreißt. Die Vagina grenzt mit dem hinteren Gewölbe an die Excavatio rectouterina. Von hier aus kann der **Douglas-Raum** zwischen Rektum und Scheide punktiert werden.

FRAGE
Welche **Strukturen** gehören zu den äußeren weiblichen Geschlechtsorganen?

Antwort Die äußeren weiblichen Geschlechtsorgane werden als **Vulva** bezeichnet. Zu ihnen zählt man die Labia majora und minora, den Scheidenvorhof mit der Klitoris und die Bartholin-Drüsen.

Neben dem Schamberg, der sich als Fettpolster vor und oberhalb der Schamspalte vorwölbt, sind auch die großen Schamlippen (**Labia majora**) außen behaart. Sie bilden hinten eine scharfe Hautfalte, das Frenulum labiorum pudendi. Im Feinbau entsprechen die großen Schamlippen dem Skrotum mit Talg-, Schweiß- und Duftdrüsen.

Die kleinen Schamlippen (**Labia minora**) bilden den **Scheidenvorhof** zusammen mit der Klitoris vorne und den großen Schamlippen mit dem Frenulum labiorum pudendi hinten. In den Scheidenvorhof mündet die Harnröhre, die Scheide und auch die großen und kleinen Vorhofdrüsen (Bartholin-Drüsen = Gll. vestibulares majores). Die **Klitoris** entspricht den Corpora cavernosa penis und besitzt ebenfalls zwei Schenkel, die vom Schambein vor der Symphyse zusammenziehen und im Corpus clitoridis und anschließend in der Glans clitoridis enden. Die Corpora cavernosa clitoridis sind erigierbar wie der Penis. Das Lig. suspensorium clitoridis verbindet die Klitoris mit der Symphyse.

FRAGE

Wie erfolgt die **nervale Versorgung** der äußeren weiblichen Geschlechtsorgane?

Antwort Diese erfolgt zum größten Teil aus dem **N. pudendus**. Die vorderen Anteile der Labia majora werden über Äste aus dem **Plexus lumbalis** versorgt. Der N. pudendus verläuft gemeinsam mit den Vasa pudenda um die Spina ischiadica und am Unterrand des Lig. sacrospinale durch das Foramen ischiadicum minus in den **Alcock-Kanal** (Canalis pudendalis). Dieser wird von der Fascia obturatoria gebildet und verläuft vom Diaphragma pelvis bis zum Hinterrand des Diaphragma urogenitale.

KAPITEL 10 Zentralnervensystem

10.1 Entwicklung

FRAGE
Woraus entwickelt sich in der Embryonalzeit das **zentrale Nervensystem**?

Antwort Das Gehirn entsteht aus dem kranialen Anteil des **Neuralrohrs** aus den drei primären Hirnbläschen, das Rückenmark aus dem kaudalen Anteil (➤ Abb. 10.1). Die **Neuroepithelzellen** des Neuralrohrs verändern sich zu den Neuroblasten, aus denen die Nerven und Ganglienzellen entstehen, sowie zu den Glioblasten, die zu Oligodendrozyten und Astrozyten differenzieren. Weiterhin liegt auf der Innenseite des Neuralrohrs eine **Ependymzone**, die zu Ependymzellen wird und alle Hohlräume des Gehirns von innen auskleidet.

Das Neuralrohr formt den **Neuralkanal**. Aus diesem gehen der Zentralkanal des Rückenmarks hervor, der IV. Ventrikel im Rautenhirn, der Aqueductus cerebri des Mittelhirns, der III. Ventrikel des Zwischenhirns und auch die Seitenventrikel des Endhirns.

Neben dem Neuralrohr liegen anfangs die **Neuralleiste**, aus der sich die Spinalganglien entwickeln, und auch alle afferenten Neurone des somatischen und vegetativen Nervensystems. Aus dem **Mesoderm** der Neuralleiste entsteht das Mesektoderm, das wiederum zu den weichen Hirnhäuten und auch zu Knorpelzellen der Pharyngealbögen und dem Dentin wird.

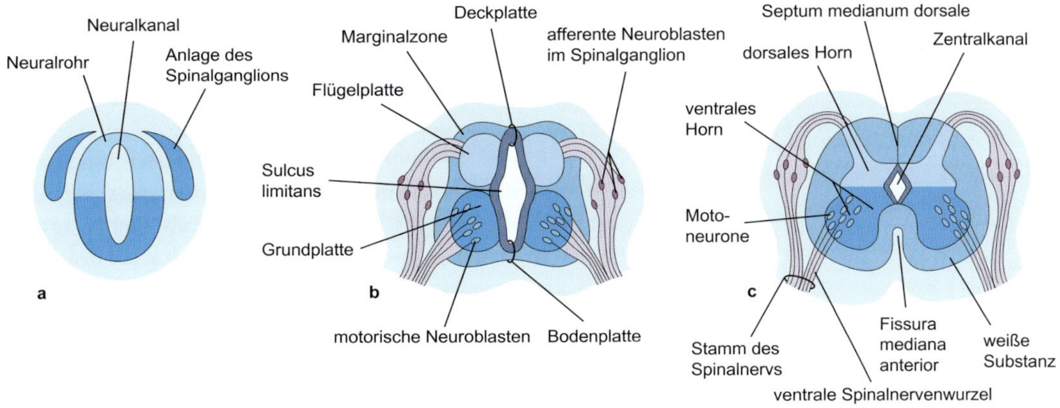

Abb. 10.1 Entwicklung des Rückenmarks [L141]

FRAGE
Wie teilen sich die drei **primären Hirnbläschen** weiter auf?

Antwort Die drei primären Hirnbläschen sind das **Prosenzephalon** (Vorderhirn), das **Mesenzephalon** (Mittelhirn) und das **Rhombenzephalon** (Rautenhirn).

Das Prosenzephalon teilt sich in die beiden sekundären Hirnbläschen:

- **Telenzephalon** (Endhirn), aus dem die Großhirnrinde, der Nucleus caudatus und das Putamen entstehen
- **Dienzephalon** (Zwischenhirn), aus dem sich Thalamus, Hypothalamus, Neurohypophyse, Chiasma opticum, Epithalamus und die Corpora mamillaria entwickeln

Das **Mittelhirn** bleibt ein Bläschen, das sich zum Tektum, zum Tegmentum und zu den Crura cerebri differenziert. Aus dem Rhombenzephalon entstehen ebenfalls zwei sekundäre Hirnbläschen:

- **Metenzephalon** (Hinterhirn), aus dem das Zerebellum und die Pons entstehen
- **Myenzephalon** (Nachhirn), das die Medulla oblongata und die Oliven bildet

10.2 Rückenmark

FRAGE
Können Sie den **Aufbau** des Rückenmarks beschreiben?

Antwort Das Rückenmark (**Medulla spinalis**) verläuft als etwa kleinfingerdicker Strang im Wirbelkanal vom Atlas bis zum 1. oder 2. LWK. Durch die Abgabe von den Spinalnerven verjüngt sich das Rückenmark nach kaudal zum **Conus medullaris**. Im Bereich der oberen und unteren Extremitäten werden deutlich mehr Neurone zur Innervation benötigt. Daher verdickt sich das Rückenmark in diesen Abschnitten zu den **Intumescentiae cervicales** und **lumbosacrales**.

Im Querschnitt hat das Rückenmark ventral die **Fissura mediana ventralis**, in der Blutgefäße verlaufen, und dorsal den **Sulcus medianus dorsalis**. Dorsolateral liegt der **Sulcus dorsolateralis**, wo die hinteren Wurzelfasern der Spinalnerven eintreten. Die vorderen Wurzelfasern treten hingegen im **Sulcus ventrolateralis** aus. Die sensible dorsale Wurzel vereinigt sich mit der motorischen ventralen Wurzel im Foramen intervertebrale zum **N. spinalis**. Das sensible Spinalganglion liegt in der dorsalen Wurzel. Kaudal des 2. LWK verlaufen die distalen Nervenwurzeln gemeinsam mit dem Filum terminale als **Cauda equina**.

FRAGE
Woraus setzt sich die **graue Substanz** des Rückenmarks zusammen?

Antwort Zentral im Rückenmark liegt die **Substantia grisea**, die graue Substanz. Sie bildet ein H mit je einem Vorder- und einem Hinterhorn. Dazwischen liegt die Substantia intermedia, die auch den Zentralkanal umschließt. Die graue Substanz enthält die Perikaryen von Wurzelzellen und Binnenzellen. Die **Wurzelzellen** sind efferente motorische Nervenzellen mit Neuriten zu den Muskeln und Eingeweiden, die das Rückenmark über die vordere Wurzel verlassen. Die Neuriten der **Binnenzellen** verlassen das Rückenmark nicht, sondern bilden als Strangzellen das zweite Neuron der afferenten Fasern, oder sind Interneurone wie Schaltzellen, Kommissurenzellen oder Assoziationszellen. Eine Sonderform der Binnenzellen sind die **Renshaw-Zellen**, die mit den Axonen der α-Motoneuronen verbunden sind und dämpfend auf das α-Motoneuron wirken können.

Die **Columna anterior** der grauen Substanz enthält die Perikaryen der motorischen Vorderhornzellen zu den Muskelfasern (α- und γ-Motoneurone) und auch die Renshaw-Zellen. Sie bilden eine gemeinsame motorische Endstrecke. Viszeromotorische Wurzelzellen mit Axonen zu den Eingeweiden liegen in der **Columna lateralis**. Zusätzlich verlaufen Perikaryen der präganglionären Neurone des Sympathikus in der Columna intermediolateralis auf Höhe C8–L2 und Perikaryen des sakralen Parasympathikus auf Höhe S2–4. Die **Columna posterior** besteht aus Neuriten afferenter Nervenfasern aus der dorsalen Wurzel zum Kleinhirn. Die Bahn wird **Columna thoracica** oder Stilling-Clarke-Säule genannt. Hier werden die sensiblen Fasern vom ersten Neuron im Spinalganglion auf das zweite Neuron umgeschaltet. Dorsal liegt der **Nucleus proprius**, in dem die Afferenzen der Tiefensensibilität umgeschaltet werden, und die Substantia gelatinosa, wo die Schmerz- und Tastempfindung der Hautrezeptoren verschaltet werden.

FRAGE
Welche Strukturen liegen in der **weißen Substanz**?

Antwort Durch die graue Substanz und die Furchen wird die **Substantia alba** in Stränge, die Funiculi, unterteilt. In ihnen verlaufen die auf- und absteigenden Bahnen zum Gehirn (➤ Abb. 10.2). Diese Fasern besitzen fetthaltige Markscheiden, die die weiße Farbe verursachen. Perikaryen kommen nur sehr vereinzelt vor. Aufsteigende Bahnen ziehen in erster Linie zum Kleinhirn oder Thalamus und weiter zur Großhirnrinde.

- Im **Tractus spinocerebellaris posterior** (Flechsig-Bündel) ziehen Fasern im Seitenstrang aus der gleichseitigen Columna thoracica zur Medulla oblongata und kreuzen dort zur Gegenseite.
- Im **Tractus spinocerebellaris anterior** (Gowers-Bündel) kreuzen die meisten Fasern vom 1. Neuron in dem Spinalganglion durch die Commissura alba zur Gegenseite und ziehen ebenfalls im Seitenstrang zum Pons des Kleinhirns.
- Der **Tractus spinobulbaris** (Hinterstrangbahnen) leitet Erregungen des Druck- und Tastsinns und der Tiefensensibilität zum Thalamus und zur Großhirnrinde. Er teilt sich auf Höhe des 5. BWK in den
  - **Fasciculus gracilis** (Goll-Strang), der die Fasern der unteren Körperhälfte führt und medial liegt, und in den

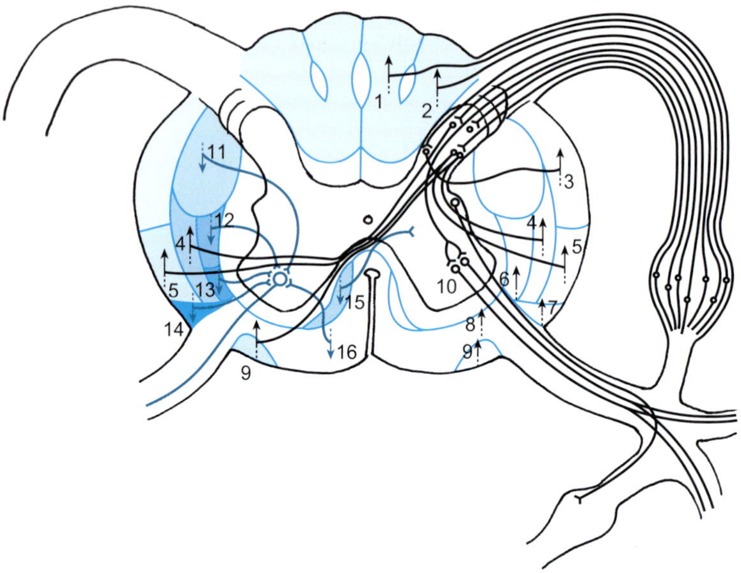

1 – Fasciculus gracilis (Goll-Strang)
2 – Fasciculus cuneatus (Burdach Strang)
3 – Tractus spinocerebellaris posterior (Flechsig-Bündel)
4 – Tractus spinothalamicus lateralis
5 – Tractus spinocerebellaris anterior (Gowers-Bündel)
6 – Tractus spinovestibularis
7 – Tractus spinoolivaris
8 – Tractus spinotectalis
9 – Tractus spinothalamicus anterior
10 – motorische Vorderhornzellen
11 – Tractus corticospinalis lateralis
12 – Tractus rubrospinalis
13 – Tractus vestibulospinalis
14 – Tractus olivospinalis
15 – Tractus corticospinalis anterior
16 – Tractus tectospinalis

Abb. 10.2 Rückenmarksquerschnitt mit aufsteigenden (schwarz) und absteigenden Bahnen (blau) [L141, M581]

  - **Fasciculus cuneatus** (Burdach-Strang), der weiter lateral verläuft und überwiegend die Fasern der oberen Körperhälfte enthält.
- Der **Tractus spinothalamicus lateralis** kreuzt in der Commissura alba zur Gegenseite. Seine Fasern ziehen im Seitenstrang durch den Tractus spinocerebellaris ventralis zum Thalamus.
- Im **Tractus spinothalamicus anterior** kreuzen die Fasern ebenfalls auf Spinalebene zur Gegenseite und ziehen im Vorderstrang zum Thalamus.

Die absteigenden Bahnen verlaufen überwiegend im Vorder- und Seitenstrang des Rückenmarks.

- Der **Tractus corticospinalis** (Pyramidenbahn) ist die wichtigste absteigende Bahn. Er teilt sich in den Tractus corticospinalis lateralis und anterior. Der laterale Strang enthält die gekreuzten Fasern von der Großhirnrinde des Stirnhirns und des Scheitellappens über das Mittelhirn zum Pons, anschließend zur Medulla oblongata. In der Decussatio pyramidalis kreuzen die Fasern und ziehen im Seitenstang des Rückenmarks abwärts.

Der Tractus corticospinalis anterior kreuzt nicht in der Pyramidenkreuzung, sondern zieht im Vorderhorn abwärts. Sie übertragen beide Erregungen der Willkürmotorik.

MERKE

Der Tractus spinocerebellaris anterior kreuzt zur Gegenseite, der Tractus spinocerebellaris posterior kreuzt nicht!

KLINIK

- Bei einem **Ausfall des Tractus spinobulbaris** kommt es zum Verlust der Berührungs-, Druck- und Vibrationsempfindung der gleichen Seite.
- Ein **Ausfall des Tractus spinothalamicus** lateralis hat den Verlust der Schmerz- und Temperaturempfindung der kontralateralen Seite unterhalb der Läsion zu Folge.
- Aufgrund der unterschiedlichen Verteilung der Bahnen und der verschiedenen Kreuzungen zur Gegenseite kommt es bei einer **Halbseitenläsion** des Rückenmarks zu einem speziellen Ausfallmuster: Unterhalb der Läsion sind die Schmerz- und Temperaturempfindung der Gegenseite gestört, Berührungs- und Tiefensensibilität fallen auf der geschädigten Seite aus. Man spricht von einer **dissoziierten Empfindungslähmung**.
- Der Ausfall der motorischen Vorderhornzellen führt zu einer **schlaffen Lähmung**, wie bei der Poliomyelitis oder einem Wurzelabriss. Bei einer zentralen Schädigung der Pyramidenbahn (z. B. beim Schlaganfall) kommt es hingegen zu einer **spastischen Lähmung**, da auch betroffene extrapyramidal-motorische Fasern nicht mehr hemmend auf die Vorderhornzellen wirken. Dies führt zu einer Dauerkontraktion.

FRAGE

Welche **extrapyramidalen Bahnen** kennen Sie?

Antwort Aus den subkortikalen Kernen und Kerngebieten ziehen die **extrapyramidal-motorischen** Bahnen zumeist über den Nucleus ruber des Mittelhirns zur Formatio reticularis der Medulla oblongta und zum Nucleus olivaris caudalis. Von hier aus laufen die Fasern im Seitenstrang und Vorderstrang des Rückenmarks als nicht abgrenzbare Bündel. Sie enden an den α- und γ-Motoneuronen und sind für unbewusst ablaufende Bewegungen wie die Koordination von Bewegungen, den Muskeltonus und auch für willkürliche Bewegungen verantwortlich.

- Der **Tractus rubrospinalis** (Monakow-Bündel) verläuft im Seitenstrang bis zu den α- und γ-Motoneuronen im Halsmark.
- Der **Tractus olivospinalis** zieht zwischen Seiten- und Vorderstrang hinunter.
- Der **Tractus reticulospinalis** zieht wie die beiden folgenden Tractus im Vorderstrang zur Atemmuskulatur.
- Der **Tractus vestibulospinalis** ist für das Gleichgewicht verantwortlich.
- Der **Tractus tectospinalis** zieht zum Zervikalmark mit Fasern für die reflektorischen Augen- und Kopfbewegungen.

FRAGE

Auf welcher Höhe würden Sie eine **Spinalanästhesie** durchführen?

Antwort Da sich das Rückenmark nach kaudal verjüngt und ab dem 2. Lendenwirbel kein Rückenmark mehr vorhanden ist, sollte man kaudal von L2 punktieren. Eine relativ sichere Höhe ist zwischen den Dornfortsätzen L4 und 5. Die Verbindungslinie zwischen den Beckenkammscheiteln markiert äußerlich gut die Höhe. Auch über den Hiatus canalis sacralis kann eine Kaudaanästhesie erfolgen.

FRAGE
Können Sie den **Reflexbogen** beschreiben?

Antwort Der Reflexbogen besteht aus dem peripheren Rezeptor, einem afferenten Neuron, zentralen Zwischenneuronen und dem efferenten Neuron, das die Information zum Erfolgsgewebe leitet. Die Information aus den Rezeptoren gelangt zum **Eigenapparat**, der aus den Schalt-, Kommissuren- und Assoziationszellen sowie aus absteigenden Bahnen des Tractus spinobulbaris (Schultze-Komma) besteht. Ihm nachgeschaltet ist der **Leitungsapparat** mit aufsteigenden Axonen der Spinalganglienzellen und Strangzellen und aus dem Gehirn absteigenden Axonen.

FRAGE
Was unterscheidet den Eigenreflex vom Fremdreflex?

Antwort Der **Eigenreflex** ist ein direkter Reflex, bei dem der **Rezeptor im Erfolgsorgan** liegt. Jeder Reiz führt zu einem Reflex, die Kontraktionsstärke ist jedoch abhängig von der Höhe der Reizimpulse. Es handelt sich um Muskeldehnungsreflexe.

Bei einem **Fremdreflex** können eine oder auch mehrere Binnenzellen zwischen Rezeptor und Effektor liegen. Diese liegen **nicht im gleichen Organ**, daher spricht man von einem **indirekten Reflex**. Die Reflexzeit ist relativ lang und von Reizzeit und -stärke abhängig. Zu nennen sind hier z. B. der Bauchhaut- oder der Kremasterreflex.

10.3 Rhombenzephalon

FRAGE
Aus welchen **Teilen** besteht das Rautenhirn?

Antwort Das Rhombenzephalon setzt sich aus der **Medulla oblongata**, dem **Pons** und dem **Zerebellum** zusammen.

FRAGE
Können Sie den **Aufbau** der **Medulla oblongata** beschreiben?

Antwort Die Medulla oblongata ist die Verlängerung des Rückenmarks (➤ Abb. 10.3). Sie geht im Sulcus bulbopontinus in den Pons über. Die Pyramiden sind zwei Verdickungen neben der Fissura mediana anterior, in denen die Pyramidenbahnen verlaufen. Weiter lateral liegen die Oliven mit dem Nucleus olivaris. Aus der Medulla oblongata treten einige der Hirnnerven aus. Im Kleinhirn-Brückenwinkel sind dies der N. facialis und der N. vestibulocochlearis. Ventral am Unterrand des Pons tritt der N. abducens aus. Dorsal der Olive verlassen die Nn. vagus, accessorius und glossopharyngeus die Medulla. Weiter kaudal im Sulcus anterolateralis ist dies der N. hypoglossus. Dorsal liegen die Nuclei cutanei und gracilis, in denen die Umschaltung des ersten auf das zweite Neuron der Hinterstrangbahn stattfindet.

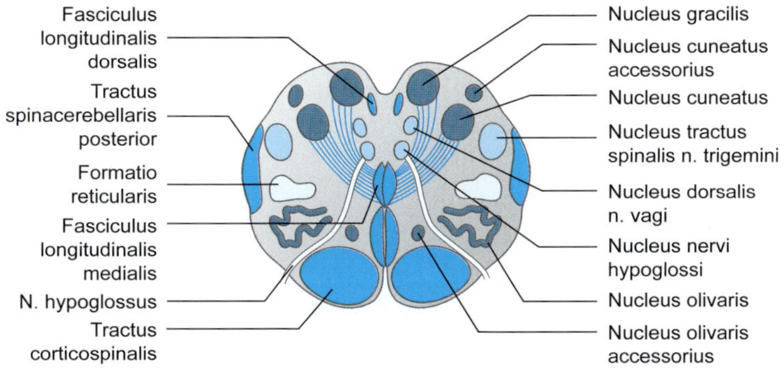

Abb. 10.3 Querschnitt durch die Medulla oblongata [L231]

FRAGE
Welche **Funktion** hat die **Formatio reticularis** des Rautenhirns?

Antwort Die Formatio reticularis wird auch als Eigenapparat des Rautenhirns bezeichnet. Im Vergleich zum Rückenmark ist sie im Tegmentum weit ausgebreitet. Sie bildet große Assoziationsfelder zwischen Hirnnervenkernen und Spinalnerven und ist für viele vitale Reflexe verantwortlich, wie den Brech-, den Schluck oder den Atemreflex. Die Perikaryen liegen teilweise in Haufen zusammen, die **Nuclei olivaris inferior**, **vestibularis inferior** und **vestibularis lateralis** und auch der **Nucleus ruber** (im Mittelhirn). Der Tractus reticulospinalis zieht von der Formatio reticularis zu den Spinalnerven, der Fasciculus reticulothalamicus bringt die Information zu den Kernen des Thalamus. Vegetative Fasern ziehen zum Hypothalamus.

FRAGE
Wie sieht das **Kleinhirn** aus?

Antwort Das **Zerebellum** liegt dorsal des Rautenhirns in der hinteren Schädelgrube. Es besteht aus zwei Hälften, den **Hemispheria cerebelli**, die über die Vermis cerebelli (Kleinhirnwurm) verbunden sind. Jede Hemisphäre steht wiederum über drei Kleinhirnstiele mit dem Hirnstamm in Kontakt. An der Unterseite liegen die **Tonsillae cerebelli**, die auf dem Foramen magnum liegen.

Der **Pedunculus cerebellaris inferior** (unterer Kleinhirnstiel) zieht mit Fasern aus dem Rückenmark, den Oliven und den Vestibulariskernen zum Kleinhirn. Er ist eng mit den Fasern des **Pedunculus cerebellaris medius** (mittlerer Kleinhirnstiel) verbunden. Dieser enthält afferente Fasern aus dem Pons zum Kleinhirn. Der **Pedunculus cerebellaris superior** (oberer Kleinhirnstiel) führt Fasern aus dem Kleinhirn zum Mesenzephalon. Die Oberfläche des Zerebellums ist sehr stark gefältelt, womit es insgesamt eine größere Oberfläche aufweist als das Großhirn.

KLINIK

Bei stark erhöhtem intrakraniellem Druck können die Tonsillen in das Foramen magnum gedrückt werden, was wiederum zu einem erhöhten Druck auf die Medulla oblongata mit ihren lebenswichtigen Zentren führt. Dies ist z. B. bei einer **intrakraniellen Blutung** eine häufige Todesursache.

FRAGE

Welche **Zellen** kommen im Zerebellum vor?

Antwort

- Die Kleinhirnrinde enthält **Moosfasern** und **Kletterfasern**, die beim Eintritt in die Rinde exzitatorische Kollateralen an die Kleinhirnkerne abgeben. Die **Purkinje-Zellen** der Rinde wirken inhibitorisch auf die Kerne.
- Im Stratum moleculare findet man zwei Zelltypen: Die **Korbzellen** wirken wie die **Sternzellen** hemmend auf die Purkinje-Zellen. **Parallelfasern**, die Axone der Körnerzellen, ziehen durch das Stratum moleculare und verbinden Purkinje-Zellen, Korb- und Sternzellen.
- Im Stratum ganglionare liegen die **Purkinje-Zellen** dicht beieinander, deren Axone das efferente Fasernsystem des Kleinhirns sind. Jede Purkinje-Zelle erhält viele Axone der Korb- und Sternzellen und auch Parallelfasern. Zusätzlich endet hier je eine **Kletterfaser** aus dem Nucleus olivaris der kontralateralen Olive.
- Das Stratum granulosum ist nach den zahlreichen exzitatorischen **Körnerzellen** benannt. Diese senden die Parallelfasern aus zu den Purkinje-Zellen, den Korb- und den Sternzellen. Zusätzlich liegen hier **Golgi-Zellen**, deren Axone an den **Glomeruli cerebellares** enden. Hier verbinden sich die Axone der Körnerzellen mit den **Moosfasern.**

Weiterhin kommen Gliazellen vor, wie die **Oligodendrozyten**, die **Astrozyten** und **Bergmann-Stützzellen**, die zwischen den Purkinje-Zellen liegen und eine dünne gliöse Membran bilden.

Es existieren in jeder Kleinhirnhälfte vier Kerne. Der **Nucleus dentatus**, der **Nucleus emboliformis** und der **Nucleus globosus** senden Fasern zum Thalamus und zum Nucleus ruber der Gegenseite und damit zum extrapyramidal-motorischen System. Die Fasern des **Nucleus fastigii** enden in den Nuclei vestibulares der Medulla oblongata.

KLINIK

Eine Schädigung des Kleinhirns hat Auswirkungen auf die Koordination. Es kann zu **Dyssynergien** (überschießende Bewegungen), zu **Dysmetrie** (fehlender Bewegungsfluss) und zur **Dysdiadochokinese** (unsicherer Gang und Stand, abgehackte Sprache) kommen.
Bei einem **Kleinhirnbrückenwinkeltumor**, etwa einem Akustikusneurinom, kann durch Druck auf den N. vestibulocochlearis Hörverlust und Schwindel auftreten, durch Druck auf den N. facialis eine Fazialisparese entstehen und bei Schädigung des ersten Trigeminusastes Schmerzen im Gesicht resultieren. Bei sehr großen Tumoren können zusätzlich N. glossopharyngeus, N. vagus und N. hypoglossus geschädigt werden.

10.4 Mesenzephalon

FRAGE

Wozu zählt man anatomisch das Mittelhirn?

Antwort Das Mesenzephalon gehört gemeinsam mit dem Rhombenzephalon zum Hirnstamm (➤ Abb. 10.4), ist aber als Vermittler zwischen kranialen und kaudalen Hirnanteilen zu verstehen. Es besteht aus dem **Tektum**, dem Dach mit den Colliculi superiores und inferiores (Vierhügelplatte), dem **Tegmentum** mit der Substantia nigra und dem Nucleus ruber sowie weiteren Hirnnervenkernen des N. oculomotorius und des N. trochlearis, und aus dem **Pars anterior pedunculi cerebri** an der Basis. Durch die Pars anterior ziehen absteigende Bahnen zur Brücke und zum Rückenmark.

FRAGE

Was passiert bei einem **Ausfall** des **Nucleus ruber** oder der **Substantia nigra**?

Antwort Der **Nucleus ruber** erhält afferente Fasern aus den Basalganglien, dem Zwischenhirn und den Kleinhirnkernen. Efferente Fasern ziehen zur Olive, zu den γ-Motoneuronen des Rückenmarks, zum Thalamus, weiter zur Großhirnrinde und zum Colliculus superior. Der Nucleus ruber hat damit eine Schlüsselstellung im extrapyramidal-motorischen System.

Die **Substantia nigra**, die schwarze Substanz, dient der unwillkürlichen Motorik. Sie liegt als Platte zwischen Tegmentum und der Basis. Ihre schwarze Farbe erhält sie von melaninhaltigen Perikaryen in der Pars compacta. Hier wird Dopamin gebildet und zum Putamen geleitet. Die Pars reticulata hat durch Eisen und Lipofuszin eine rotbraune Farbe. Zum Striatum bestehen sowohl afferente als auch efferente Fasern, zum Thalamus existierten efferente Fasern und zur Großhirnrinde afferente.

KLINIK

Bei einem Ausfall des **Nucleus ruber** kommt es zum **Ruhetremor**.
Bei einem Ausfall der **Substantia nigra** kommt es zur **Parkinson-Krankheit** mit Ruhetremor, Rigor (ruckartige Bewegung der Extremitäten), Akinese (Bewegungsarmut, langsame Reaktionen) und erhöhter Speichel- und Tränensekretion.

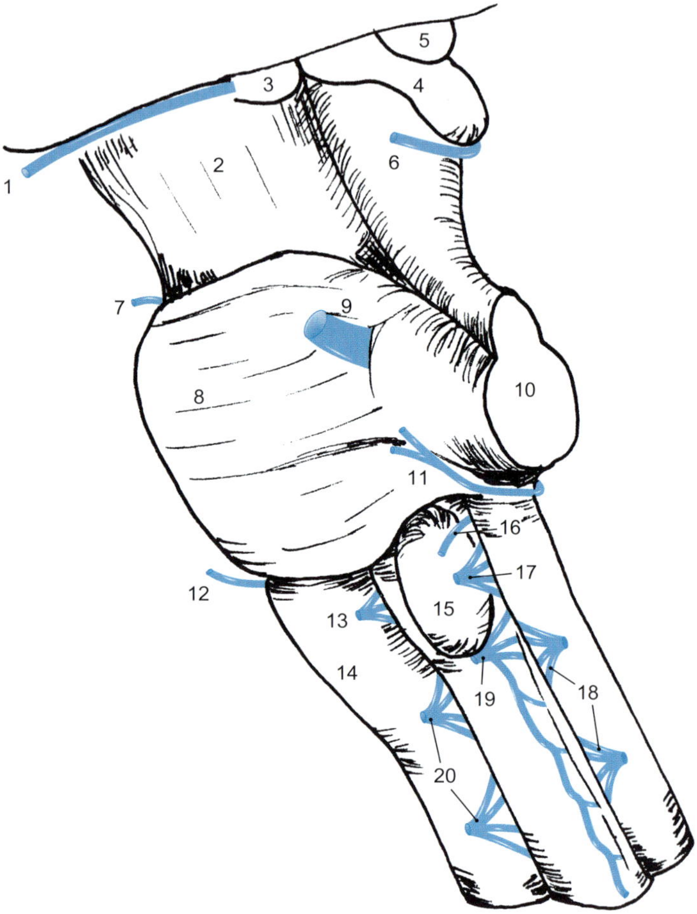

1 – Tractus opticus
2 – Pedunculus cerebri (Mesencephalon)
3 – Corpus geniculatum laterale
4 – Corpus geniculatum mediale und Colliculus inferior
5 – Colliculus superior
6 – N. trochlearis
7 – N. oculomotorius
8 – Pons
9 – N. trigeminus
10 – Pedunculi cerebelli
11 – N. facialis mit N. intermedius und N. vestibulocochlearis
12 – N. abducens
13 – N. hypoglossus
14 – Medulla oblongata
15 – Olive
16 – N. glossopharyngeus
17 – N. vagus
18 – Nn. cervicales, Radix dorsalis
19 – N. accessorius
20 – Nn. cervicales, Radix ventralis

Abb. 10.4 Hirnstamm mit Nervenaustritten [L141, M581]

FRAGE

Welche **Bahnen** ziehen durch das Mesenzephalon?

Antwort Efferente Bahnen des extrapyramidal-motorischen Systems vom Tegmentum mesencephali ziehen im **Tractus tegmentalis centralis** durch den Pons zur Olive und z. T. zum Rückenmark weiter. Zur Formatio reticularis zählt auch der **Fasciculus longitudinalis medialis**. Er umschließt im Tegmentum die Kerne der Nn. oculomotorius und trochlearis und verbindet Augenmuskel-, Halsmuskel- und Vestibulariskerne. Der **Fasciculus longitudinalis dorsalis** (Schütz-Bündel) verläuft von medialen Hypothalamuskernen entlang des Aquädukts zum Rautenhirn.

FRAGE
Können Sie den **Pupillenreflex** erklären?

Antwort Vom Sehorgan geht der Reiz über den N. opticus und den **Tractus opticus** zu den Kernen in der **Area pretectalis** zwischen Mittel- und Zwischenhirn. Die Erregung wird zum Edinger-Westphal-Kern (**Nucleus oculomotorius accessorius**) und anschließend über die Commissura posterior zur kontralateralen Seite geleitet. Hier erfolgt die Umschaltung auf efferente Fasern zum **N. oculomotorius** und zum Ganglion ciliare mit den **Nn. ciliares breves**, die den M. sphincter pupillae innervieren.

10.5 Dienzephalon

FRAGE
Können Sie die **Lage** des Dienzephalons beschreiben?

Antwort Das Dienzephalon, auch Zwischenhirn genannt, wird nahezu vollständig vom Telenzephalon umgeben. Nach kranial schließt es unscharf an das Mesenzephalon an. Es umschließt den dritten Ventrikel mit dem Plexus choroideus ventriculi tertii. Die graue Substanz überwiegt im Dienzephalon und wird unterteilt in den Thalamus (dorsalis), den Metathalamus, den Epithalamus, den Hypothalamus und den Thalamus ventralis (Subthalamus). Basal wölben sich die beiden Corpora mamillaria und davor das Tuber cinereum hervor, aus dem der Hypophysenstil (Infundibulum) hervorgeht. Direkt vor dem Tuber cinereum kreuzt das Chiasma opticum. Das Dach wird vom Plexus choroideus des dritten Ventrikels gebildet. Dieser wird wiederum vom Balken des Telenzephalons bedeckt. Im dorsalen Dach liegt das unpaare **Corpus pineale**.

FRAGE
Was ist die **Zirbeldrüse**?

Antwort Das **Corpus pineale** wird auch als Zirbeldrüse bezeichnet. Es gehört zum Epithalamus und liegt auf den vorderen Hügeln der Vierhügelplatte. Die Funktion dieser endokrinen Drüse besteht darin, die Gonadenentwicklung zu beeinflussen. So wird vor allem **Melatonin** produziert, das hauptsächlich nachts hemmend auf die gonadotropen Hormone einwirkt. Vor der Pubertät verhindert es die Entwicklung der Gonaden.

FRAGE

Welche **Aufgabe** hat der **Thalamus**?

Antwort Der Thalamus nimmt mit ca. 80 % den größten Anteil der grauen Substanz des Dienzephalons ein (➤ Abb. 10.5). Er liegt am weitesten dorsal und bildet hinten ein Horn, das **Pulvinar**. Es liegt medial vom Corpus geniculatum laterale und dorsal vom Corpus geniculatum mediale. Ventral geht er direkt in den Hypothalamus über. Er dient als Umschaltstation für Bahnen aus dem Hirnstamm (➤ Abb. 10.4), dem Zerebellum und dem Hypothalamus sowie somatosensible und sensorische Bahnen. Von dort wird die Information nach Abgleich mit anderen Informationen zur Großhirnrinde geleitet. Von der Großhirnrinde gelangen wiederum Informationen über den Thalamus zu den Basalganglien mit Informationen für das extrapyramidal-motorische System.

Die Kerne des Thalamus werden in **spezifische Kerne** mit direkter Verbindung zur Großhirnrinde und in **unspezifische Kerne** ohne direkte Verbindung unterteilt. Letztere erhalten Afferenzen aus dem Rückenmark, den Basalganglien und dem Hypothalamus und entsenden efferente Fasern zu Corpus striatum, Hypothalamus und Hirnstamm.

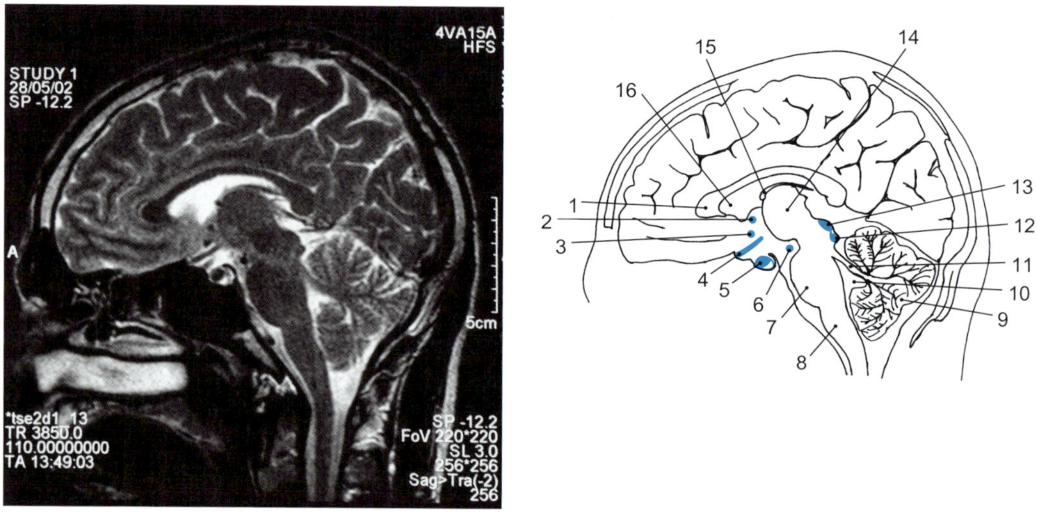

1 – Corpus callosum
2 – Commissura anterior
3 – A. cerebri anterior
4 – Chiasma opticum
5 – Hypophyse
6 – Corpus mamillare
7 – Pons
8 – Medulla oblongata
9 – Cerebellum
10 – IV. Ventrikel
11 – Kleinhirnstiel
12 – Colliculus inferior
13 – Colliculus superior
14 – Thalamus
15 – Fornix
16 – Ventriculus lateralis

Abb. 10.5 MRT (a; [M581]) und Schemazeichnung (b; [L141, M581]) des Schädels mit Thalamus und Hypophyse

KLINIK

Folgen einer Läsion des Thalamus können Störungen der bewussten Sensibilität mit **erhöhter Schmerzhaftigkeit**, eine Antriebsstörung der durch die Basalganglien beeinflussten Psychomotorik mit **Zwangslachen** oder **-weinen**, eine **Hemiataxie** aufgrund einer fehlerhaften Koordination der Bewegungsabläufe und **Intentionstremor** sein.

FRAGE

Was versteht man unter Metathalamus und Epithalamus?

Antwort Der **Metathalamus** besteht aus den beidseits liegenden Kniehöckern, den Corpora geniculata laterale und mediale. Sie sind Teile der Sehbahn (Corpus geniculatum laterale) und der Hörbahn (Corpus geniculatum mediale).

Als **Epithalamus** werden das Corpus pineale und die Habenulae bezeichnet. Diese beinhalten die Commissura habenularum, die die beiden Nuclei habenulae miteinander verbindet. In der Commissura epithalamica kreuzen Fasern der Colliculi superiores aus der Vierhügelplatte zur Gegenseite.

FRAGE

Können Sie den **Aufbau** und die **Funktion** des **Hypothalamus** beschreiben?

Antwort Der Hypothalamus umfasst den Boden des dritten Ventrikels und grenzt seitlich an die Capsula interna. Er besteht aus den **Corpora mamillaria** zwischen den Pedunculi cerebri, dem **Tuber cinereum** zwischen Corpora mamillaria und Chiasma opticum und dem **Infundibulum**, der Verbindung zwischen Hypothalamus und Hypophyse. Im vorderen Hypothalamus befindet sich überwiegend graue Substanz, im hinteren Teil liegen die Kerne sowie auf- und absteigende Bahnen. Er ist die Schaltzentrale des vegetativen Nervensystems und vieler endokriner Vorgänge:

- Die **Neurohormone** Oxytocin und Vasopressin, die in den Nuclei supraopticus und paraventriculares gebildet werden, gelangen mittels eines Trägerproteins zur Neurohypophyse.
- Die Nuclei corporis mammillaris und der Nucleus hypothalamicus posterior koordinieren **lebenswichtige viszeromotorische Funktionen** wie die Nahrungsaufnahme, Ausscheidung, Atmung und Kreislauf und auch die Fortpflanzung.
- Der Hypothalamus produziert **Steuerhormone**, die fördernde (Releasing factors) und hemmende (Release-inhibiting factors) Wirkungen haben. Sie gelangen über den Tractus tuberoinfundibularis zur Eminentia mediana und von dort über Portalgefäße zur Adenohypophyse.
- **Nerval** beeinflusst der Hypothalamus die Glandulae parathyroidea, die Langerhans-Zellen und das Nebennierenmark.

KLINIK

Beim Ausfall der Nuclei supraopticus und paraventriculares kommt es aufgrund des Vasopressin-Mangels zum **Diabetes insipidus centralis** mit hoher Ausscheidung niedrig konzentrierten Urins.

FRAGE
Was versteht man unter dem **Nucleus lentiformis**?

Antwort Als Nucleus lentiformis werden der **Globus pallidus des Subthalamus** und das **Putamen** zusammengefasst. Der Globus pallidus (Pallidum) ist ein wichtiges Zentrum des extrapyramidal-motorischen Systems. Ihm liegt das Putamen direkt auf. Pallidum, Putamen und Nucleus caudatus sind die drei **Basalganglien**.

FRAGE
Kann ein Mensch auch ohne Hypophyse überleben?

Antwort Die **Hypophyse** in der Sella turcica produziert im Vorderlappen (Lobus anterior = **Adenohypophyse**) nach Empfang der Steuerhormone aus dem Hypothalamus glandotrope Hypophysenhormone. Sie beeinflussen wiederum andere hormonbildende Drüsen wie die Schilddrüse, die Nebennierenrinde und die Geschlechtsdrüsen. Sie ist kein Teil des Gehirns, sondern geht aus der Rathke-Tasche hervor. Im Lobus posterior, der **Neurohypophyse**, werden die Hormone Oxytocin und Vasopressin (ADH), die im Hypothalamus produziert werden, gespeichert und bei Bedarf abgegeben. In der Neurohypophyse liegen kernhaltige Neuroglia mit Pituizyten und ein dichtes Kapillarnetz, über das die Hormone abgegeben werden können.

Da die Hypophyse ein sehr entscheidender Koordinationspunkt von lebenswichtigen Hormonen ist, kann ein Mensch ohne sie nicht leben. Allerdings ist eine Substitution der Hormone auch bei vollständigem Verlust der Hypophyse möglich.

KLINIK
Ein **Hypophysentumor** (➤ Tab. 10.1) kann zum einen die Hormonproduktion direkt beeinflussen, zum anderen kann er durch Wachstum auf das direkt vor der Hypophyse liegende Chiasma opticum drücken und einen Ausfall der dort kreuzenden Nervenfasern der beiden nasalen Netzhauthälften verursachen.

Tab. 10.1 Krankheitsbilder bei Hypophysentumoren

Ursache	Klinik
Eosinophiles Adenom	
STH-Überproduktion	Gigantismus beim Kind mit Riesenwuchs Akromegalie beim Erwachsenen mit breiteren Knochen, kräftigerem Schädel
verminderte STH-Produktion	hypophysärer Minderwuchs beim Kind
Basophiles Adenom	
ACTH-Überproduktion	Morbus Cushing mit Stammfettsucht, Hypertonie, Osteoporose, sexuellen Störungen

10.6 Telenzephalon

FRAGE
Beschreiben Sie den **Aufbau** des Großhirns!

Antwort Das **Telenzephalon** (Großhirn) macht den überwiegenden Teil des Gehirns aus. Es bildet zwei Hälften (Hemisphaerium cerebri), die durch die **Fissura longitudinalis cerebri** getrennt werden. Über den Balken (**Corpus callosum**) sind beide Hemisphären miteinander verbunden. Unter dem Balken liegt der **Fornix**, der den Hippokampus mit den Corpora mamillaria verbindet. Die Großhirnrinde, auch **Pallium** genannt, ist die graue Substanz und umgibt das **Großhirnmark** mit den Basalganglien. Zusätzlich zählen zum Großhirn auch der **Tractus** und der **Bulbus olfactorius**, der eine Ausstülpung des Gehirns ist und zum Riechhirn gehört.

FRAGE
Welche **Lappen** unterscheidet man am Gehirn?

Antwort Auf jeder Hemisphäre des Großhirns unterscheidet man fünf Lappen, die Lobi cerebri. Es existiert ein Stirnlappen (**Lobus frontalis**), ein Scheitellappen (**Lobus parietalis**), ein Hinterhauptslappen (**Lobus occipitalis**), ein Schläfenlappen (**Lobus temporalis**) und die Insel (**Insula**). Alle Großhirnlappen entwickeln sich aus den Endhirnbläschen. Durch eine starke Entfaltung wandern die entstehenden Lappen um die Insel herum und bedecken diese in der Fossa lateralis komplett. Der **Sulcus centralis** (Rolando-Spalte) bildet die Grenze zwischen Stirn- und Scheitellappen. Durch den **Sulcus lateralis** (Sylvius-Spalte) ist der Schläfenlappen vom Stirnlappen und auch z. T. vom Scheitellappen getrennt. Zwischen Scheitel- und Hinterhauptslappen liegt der **Sulcus parietooccipitalis**. Weiterhin unterscheidet man den **Sulcus calcarinus** an der Innenseite des Hinterhauptslappens und den **Sulcus cinguli** an der Medianseite der Hemisphären.

FRAGE
Können Sie die **Gyri** an der äußeren Hirnrinde aufzählen?

Antwort Die Unterteilung der Großhirnhemisphären in Lappen wird durch eine weitere Aufteilung in einzelne Windungen, die Gyri, verfeinert (➢ Tab. 10.2).

- Direkt ventral des Sulcus centralis im Lobus frontalis liegt der **Gyrus precentralis**. Horizontal nach vorne verlaufen die **Gyri frontales superior**, **frontales medius** und **frontales inferior**. Basalseitig liegt der **Gyrus rectus** medial vom Sulcus olfactorius und die **Gyri orbitales** lateral davon. An der medialen Seite des Stirnlappens liegt der **Gyrus cinguli**, der zum limbischen System gehört.

Tab. 10.2 Die Gyri der Großhirnrinde und ihre Funktion

Gyrus	**Beschreibung**	**Funktion**
Lobus frontalis		
Gyrus precentralis	primärmotorisches Rindenfeld	willkürmotorische Versorgung der kontralateralen Seite, insbesondere von Hand, Gesicht und Zunge
Gyrus frontalis superior	frontales Assoziationsgebiet für intellektuelle Fähigkeiten und Psyche	
Gyrus frontalis medius		Blickzentrum
Gyrus frontalis inferior		motorisches Sprachzentrum auf einer Hirnhälfte
Gyrus rectus	–	–
Gyrus orbitalis	–	–
Gyrus cinguli	limbisches System	Veränderung der Persönlichkeit
Lobus occipitalis		
Gyrus postcentralis	primäres somatosensibles Rindenfeld	Schmerz-, Tast- und Temperaturempfindung der kontralateralen Seite
Lobulus parietalis superior	–	–
Lobulus parietalis inferior	–	–
Gyrus supramarginalis	Wernicke-Feld	Sprachverständnis
Gyrus angularis	Verbindung der sekundären Seh- und Hörrinde	–
Lobus temporalis		
Gyrus temporalis superior	Operculum temporale Wernicke-Sprachzentrum	Wort-Klang-Erinnerung
Gyrus temporalis medius	–	–
Gyrus temporalis inferior	tertiäres Hörzentrum	–
Gyri temporales transversi	primäre Hörrinde	Schwerhörigkeit ipsilateral, Rindentaubheit kontralateral
Gyrus hippocampi	Hippocampusformation des limbischen Systems	Geruchs- und Geschmackszentrum
Gyri occipitotemporales	–	–
Lobus occipitalis		
Cuneus	primäres Sehzentrum	Rindenblindheit, Seelenblindheit
Gyrus lingualis	–	–
Gyrus occipitotemporalis medialis	–	–
Insula		
Gyrus longus insulae	–	Reizung des Magen-Darm-Trakts
Gyri breves insulae	–	

- Im Scheitellappen liegen hinter dem Sulcus centralis der **Gyrus postcentralis**, der wiederum nach dorsal durch den Sulcus postcentralis abgegrenzt ist. Nach okzipital schließen sich der **Lobulus parietalis superior** und **inferior** an. Der **Gyrus supramarginalis** liegt im Dreieck von Stirn-, Scheitel- und Schläfenlappen. Am oberen Ende des Sulcus temporalis superior liegt der **Gyrus angularis**.
- Die **Gyri temporales superior**, **medius** und **inferior** bilden die konvexe Seite des Schläfenlappens. Von ihnen ziehen zur Insel die **Gyri temporales transversi** (Heschl-Querwindungen). Medialseitig liegen der **Gyrus hippocampi** und die **Gyri occipitotemporales**.
- Das Hinterhaupt wird durch den Sulcus parietooccipitalis von Scheitel- und Schläfenlappen eher unscharf abgegrenzt. Zusammen mit dem Sulcus calcarinus bildet er den dreieckigen **Cuneus**. An der Unterseite schließen sich der **Gyrus lingualis** und der **Gyrus occipitotemporalis medialis**, der bereits zum Schläfenlappen zählt, an.
- Als fünfter Lappen liegt die Insula in der Tiefe des Sulcus lateralis. Sie trägt den **Gyrus longus insulae** unten und darüber die **Gyri breves insulae**. Die Insel wird durch Teile des Stirn-, Scheitel- und Schläfenlappens bedeckt, die in ihrer Gesamtheit als **Opercula** bezeichnet werden.

FRAGE
Was versteht man unter den **Basalganglien**?

Antwort Die Kerne im Telenzephalon liegen alle an der Basalseite und werden daher auch Basalganglien genannt. Zu ihnen gehören der **Nucleus caudatus**, das **Putamen** und der Globus pallidus (**Pallidum**). Sie dienen als Regulationszentrum im extrapyramidal-motorischen System. Zusätzlich liegen hier das Claustrum, das dem Putamen, dessen Funktion noch nicht bekannt ist, seitlich anliegt, und der **Corpus amygdaloideum**, der funktionell zum limbischen System gehört.

Der Nucleus caudatus hat die Form eines nach vorn gekippten C und liegt im ganzen Verlauf der Seitenwand des Seitenventrikels an. Das C umgibt das Pallidum. Getrennt sind sie beide durch die **Capsula interna**. Auf ihrer medialen Seite liegt der Nucleus caudatus und der Thalamus, auf der lateralen Seite das Putamen und das Pallidum. Allerdings gehören Nucleus caudatus und Putamen entwicklungsgeschichtlich zusammen, was durch eine sehr lockere Capsula interna in diesem Bereich anatomisch zur Geltung kommt. Dies wird **Corpus striatum** genannt. Durch seinen hemmenden Einfluss auf Bewegungsimpulse ist es das zentrale Schaltorgan des extrapyramidalen Systems. Auf das Striatum wirkt wiederum die Substantia nigra inhibitorisch.

Das Putamen bildet mit dem Pallidum zusammen den **Nucleus lentiformis**. Allerdings haben beide unterschiedliche Funktionen. Das Pallidum ist über die Ansa lenticularis mit allen Kernen des extrapyramidal-motorischen Systems verbunden.

KLINIK

Bei einem Ausfall des Corpus striatum kommt es zu Muskelzuckungen und Grimassenbildung. Es handelt sich dabei um die **Chorea Huntington**, eine autosomal-dominant vererbte Erkrankung.

FRAGE

Welche Fasern verlaufen in der **Capsula interna**?

Antwort In der weißen Substanz der Großhirnhälften verlaufen drei unterschiedliche Fasersysteme. Dies sind **Assoziationsfasern**, die Rindenregionen derselben Hemisphäre miteinander verbinden, **Kommissurenfasern**, die Rindenregionen der Gegenseite miteinander verbinden, und **Projektionsbahnen** mit Fasern zwischen der Rindenregion und den Kernen.

Die **Capsula interna** ist eine Projektionsbahn, die zwischen Thalamus und Nucleus caudatus einerseits und Putamen und Pallidum andererseits hindurchzieht. Fasern der Pyramidenbahn zum Rückenmark ziehen ebenfalls hier entlang.

Die beiden großen Kommissuren sind der Corpus callosum (Balken) und die Commissura anterior. Der **Balken** ist die faserreichste Verbindung beider Hemisphären. Seine obere Fläche ist mit der Indusium griseum des limbischen Systems bedeckt. An der Unterseite liegt die Fornix, die ebenfalls zum limbischen System gehört. Die **Commissura anterior** verbindet Teile des Schläfenlappens und des Riechhirns mit denen der Gegenseite. Weitere Kommissuren sind die Commissura fornicis, die Commissura habenularum mit olfaktorischen Fasern, die Commissura supraoptica und die Commissura epithalamica mit Fasern für optische Reflexe.

Bei den Assoziationsfasern unterscheidet man lange Fasern, die man makroskopisch erkennen kann, von kurzen Fasern, die unmittelbar benachbarte Gyri verbinden. Als lange Fasern gibt es den **Fasciculus longitudinalis superior** vom Stirnlappen zu allen andern Lappen, den **Fasciculus longitudinalis inferior** vom Schläfen- zum Hinterhauptslappen, den **Fasciculus uncinatus** zwischen Stirn- und Schläfenlappen und das **Cingulum** im Gyrus cinguli, das den Stirnlappen mit dem Hinterhauptslappen verbindet. Es gehört zum limbischen System.

KLINIK

Bei einer Blutung in die Capsula interna können die Pyramidenbahnfasern großer Körperteile oder sogar einer ganzen Körperhälfte auf der kontralateralen Seite ausfallen, was zu einer **Halbseitenlähmung** führen kann.

FRAGE

Was versteht man unter dem **limbischen System**?

Antwort Das limbische System besteht aus Rindenbezirken an der medialen Hemisphärenseite und Kernen, die unbewusste vitale Reaktionen und Verhaltensweisen beeinflussen, wie die Nahrungsaufnahme, emotionales

Verhalten und das Sexualverhalten. Zu ihm gehören der **äußere Bogen**, bestehend aus dem Gyrus parahippocampalis und Gyrus cinguli, der **innere Bogen** mit dem Hippokampus, Gyrus dentatus, Gyrus fasciolaris und dem Indusium griseum mit den Striae longitudinales, die zum Riechhirn ziehen, sowie dem Septum pellucidum und dem Fornix. Zu den **Kernen** gehören der Corpus amygdaloideum im Schläfenlappen, das Corpus mamillare des Hypothalamus, die Nuclei anteriores des Thalamus und die Nuclei habenulae.

Diese Rinden- und Kerngebiete sind über den **Papez-Kreis** miteinander verbunden. Bahnen ziehen vom Hippokampus im Fornix zum Corpus mamillare, von dort über den Tractus mamillothalamicus zu den Nuclei anteriores thalami. Hier werden die Erregungen zum Gyrus cinguli und durch Faserbündel des Cingulums zum Hippokampus geleitet.

KLINIK

In den Neuronenkreisen können Affektzustände gesteigert werden, was zum **Angstgefühl** führt. Abnorme Affektentladungen können entstehen, die auf vegetative Funktionsbereiche wie die Atmung (**Hyperventilation**) und den Kreislauf (**Blutdruckanstieg**) sowie auf das motorische System (**Krämpfe**) übergreifen können.

FRAGE

Welche Strukturen gehören zur **Hippokampusformation**?

Antwort Dazu werden neben dem **Hippokampus** auch die **Fimbria hippocampi**, der **Gyrus dentatus** und der **Gyrus hippocampi** gezählt. Der Hippokampus liegt im Temporallappen und wird medial vom Gyrus hippocampi bedeckt.

KLINIK

Bei einem beidseitigen Ausfall des Hippokampus, wie es bei chronischen Alkoholikern auftreten kann, kommt es zu **abgeschwächter Merkfähigkeit** und **zeitlicher und räumlicher Desorientierung**. Beim **Morbus Alzheimer** ist die Hippokampusformation frühzeitig und schwer geschädigt, was die schweren Gedächtnisstörungen erklärt.

FRAGE

Welche **Schichten** kann man in der **Großhirnrinde** unterscheiden?

Antwort Die **Cortex cerebralis** (Hirnrinde) besteht aus dem Isokortex mit sechs Schichten und dem Allokortex im Bereich der Hippokampusformation mit einem drei- bis fünfschichtigen Aufbau.

Am **Isokortex** unterscheidet man von außen nach innen die:
- **Lamina plexiformis**, eine zellarme Molekularschicht mit Astrozyten und zur Rinde parallel verlaufenden Fasern
- **Lamina granularis externa**, die äußere Körnerzellschicht mit Sternzellen
- **Lamina pyramidalis externa** mit kleinen Pyramidenzellen und größeren Zellen, die Axone zur weißen Hirnsubstanz abgeben

- **Lamina granularis interna** mit Sternzellen als innere Körnerzellschicht. Diese Schicht ist häufig sehr dünn oder fehlt vollständig. Ihre Axone verlaufen parallel zur Hirnrinde und sind in der Sehrinde als kräftige weiße Streifen ausgebildet (Area striata).
- **Lamina pyramidalis interna**, die aus großen Pyramidenzellen, den Betz-Riesenpyramidenzellen, die das erste Neuron der Pyramidenbahn bilden, besteht
- **Lamina multiformis** innen mit unterschiedlich geformten Ganglienzellen (Spindelzellen und Martinotti-Zellen)

Der **Allokortex** umfasst die älteren Großhirnareale (Paläo- und Archikortex), die zum großen Teil die Hippokampusformation bilden. Man unterscheidet hier nur die **Lamina molecularis** mit wenigen Nervenzellen, die **Lamina pyramidalis** und die **Lamina multiformis** mit vielgestaltigen Nervenzellen.

FRAGE

Können Sie die **Primärgebiete** der Hirnrinde nennen?

Antwort Primärgebiete nennt man die Hirnrindenareale, an denen Ursprungsgebiete motorischer Projektionsbahnen und Endigungsgebiete sensibler Projektionsbahnen liegen (➤ Abb. 10.6). Die übrigen Rindenareale sind als Assoziationsfelder Sekundärgebiete. Ihnen kann keine direkte Funktion zugewiesen werden. Im Stirnlappen ist die **Körpermotorik** lokalisiert, im Scheitellappen die **Körpersensibilität**, im Schläfenlappen das **akustische System** und im Hinterhauptslappen das **optische System**. Im Gyrus precentralis und den angrenzenden Feldern der Gyri frontales liegt das motorische Primärgebiet mit Fasern zur **Willkürmotorik**. Auf dem Gyrus frontalis inferior in der Pars opercularis und der Pars triangularis liegt das motorische Sprachzentrum (**Broca-Sprachzentrum**). Dieses ist meistens in der linken Hirnhälfte (= dominante Hälfte) lokalisiert.

Im Scheitellappen ist auf dem Gyrus postcentralis die somatosensorische Region für **Tast**-, **Schmerz**- und **Temperatursinn** lokalisiert. Im unteren Teil der postzentralen Region sitzt die **Geschmacksempfindung**. Die Gyri transversales transversi des Schläfenlappens (Heschl-Querwindungen) tragen das **akustische Primärgebiet**. Hier endet die Hörbahn aus dem Corpus geniculatum mediale. Das **sekundäre Hörzentrum** findet man auf dem Gyrus temporalis superior. Dieser geht in den Gyrus supramarginalis über, auf dem das **Wernicke-Sprachzentrum** liegt.

Das **primäre Sehzentrum** liegt auf dem Hinterhauptslappen in der Area striata um den Sulcus calcarinus herum. Aus dem Corpus geniculatum laterale kommend endet hier das vierte Neuron der Sehbahn. Im Außenbereich liegt ein Feld für optische Erinnerungen.

KLINIK

Bei einer Störung im Broca-Zentrum kommt es zur **motorischen Aphasie**, die Bildung der Sprache ist gestört. Bei einer Störung im Wernicke-Zentrum folgt eine **sensorische Aphasie**, bei der die Sprache wie eine Fremdsprache verstanden wird und demnach auch die gesprochene Sprache leidet.

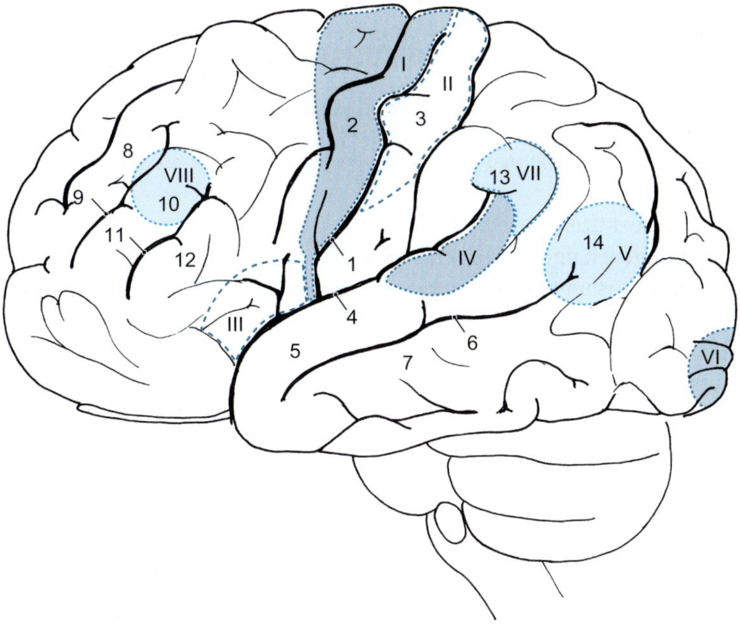

1 – Sulcus centralis
2 – Gyrus precentralis
3 – Gyrus postcentralis
4 – Sulcus lateralis
5 – Gyrus temporalis superior
6 – Sulcus temporalis superior
7 – Gyrus temporalis medius
8 – Gyrus frontalis superior
9 – Sulcus frontalis superior
10 – Gyrus frontalis medius
11 – Sulcus frontalis inferior
12 – Gyrus frontalis inferior
13 – Gyrus supramarginalis
14 – Gyrus angularis
I – motorisches Primärgebiet
II – sensibles Primärgebiet
III – Broca-Sprachzentrum
IV – primäres und sekundäres Hörzentrum
V – optisches Sprachzentrum
VI – primäres und sekundäres Sehzentrum
VII – akustisches Sprachzentrum
VIII – Blickzentrum

Abb. 10.6 Großhirnrinde seitlich mit Primärrindenfeldern [L141, M581]

MERKE

- Wernicke Zentrum → Temporallappen → sensorisch
- Broca Zentrum → Frontallappen → motorisch

FRAGE

Erklären Sie den Aufbau der **Sehbahn**!

Antwort Die **Axone** des **dritten Neurons** in der Retina vereinigen sich zunächst zum **N. opticus**, ziehen durch das **Chiasma opticum**, anschließend durch den **Tractus opticus** und enden im **Corpus geniculatum laterale** (viertes Neuron). Im Chiasma opticum kreuzen die Nervenfasern aus den nasalen Netzhautarealen zur Gegenseite. Vom Corpus geniculatum laterale zieht die Sehstrahlung zur Area striata, wobei die Fasern aus den unteren Quadranten der Retina oberhalb des Sulcus calcarinus enden, die aus den oberen Quadranten unterhalb.

KLINIK

Je nach **Gesichtsfeldausfall** kann auf den Schädigungsort im Gehirn geschlossen werden. Ist der N. opticus verletzt, kommt es zur Erblindung eines Auges. Liegt die Schädigung hinter dem Chiasma opticum, so kommt es zum Ausfall der korrespondierenden Gesichtsfeldhälften beider Augen. Durch einen Hypophysentumor z. B. kann es zum Ausfall der beiden temporalen Gesichtsfeldhälften kommen (bitemporale Hemianopsie), den nasalen Retinahälften entsprechend.

FRAGE

Beschreiben Sie die **Riechbahn**!

Antwort Von der Riechschleimhaut in der Nase werden die Informationen im ersten Neuron gesammelt und über die **Nn. olfactorii** durch die Lamina cribrosa in die Schädelhöhle zum **Bulbus olfactorius** (zweites Neuron) übermittelt. Dieser liegt als primäres Riechzentrum an der Basis des Stirnlappens. Die Fasern ziehen ungekreuzt im **Tractus olfactorius** bis zum **Trigonum olfactorium** (drittes Neuron), wo der Tractus sich in einen medialen und einen lateralen Strang teilt. Der laterale Anteil zieht direkt zur **Riechrinde** im Bereich des Uncus des Gyrus hippocampi, der mediale Anteil endet am Trigonum und der Area perforata anterior.

FRAGE

Können Sie die **Hörbahn** beschreiben?

Antwort Die Sinneszellen des Hörorgans liegen im **Corti-Organ**. Von dort wird die Information zum **Ganglion spirale cochleae**, dem ersten Neuron, weitergeleitet. Als **N. cochlearis** des N. vestibulocochlearis ziehen sie zu den **Nuclei cochleares** im Rautenhirn (zweites Neuron). Anteilige Fasern gehen anterior als **ventrale Hörbahn** ab, ziehen um den Nucleus olivaris und bilden das **Corpus trapezoideum**. Hier enden einige Fasern, andere ziehen zum N. olivaris oder sogar zum kontralateralen **Colliculus inferior** im Lemniscus lateralis. Die posterioren Anteile aus den Nuclei cochleares kreuzen im Bereich der Raphe als **dorsale Hörbahn** zur Gegenseite und ziehen ebenfalls im Lemniscus lateralis zum Colliculus inferior und weiter zum vierten Neuron im Corpus geniculatum mediale. Hier schließen sich die Fasern zur **Radiatio acustica** zusammen und ziehen in der Capsula interna zu den Gyri temporales transversi, der **Heschl-Querwindung**.

KLINIK

Beim Ausfall des Ganglion spirale cochleae oder der Nuclei cochleares kommt es zur **einseitigen Taubheit**. Bei einer Schädigung im weiteren Verlauf entsteht keine vollständige Taubheit, da sich die Fasern in einen anterioren und einen posterioren Ast aufzweigen.

FRAGE

Wie **funktioniert** das **extrapyramidal-motorische System**?

Antwort Wie der Name beschreibt, gehören zum extrapyramidal-motorischen System alle Fasern, die nicht über die Pyramide laufen. Sie dienen der Übertragung von Informationen sowohl der Willkürmotorik als auch der unwillkürlichen Muskeltätigkeit. Zu diesem System gehören die **somatomotorische Hirnrinde**, als Kerne das Striatum mit **Putamen** und **Nucleus caudatus,** das **Pallidum**, der **Nucleus subthalamicus**, der **Nucleus ruber** und die **Substantia nigra**, des Weiteren die **Formatio reticularis** und Fasern des **Tractus corticoponto-cerebellaris**, die zum größten Teil durch die Capsula interna zum Kleinhirn ziehen (➤ Abb. 10.7).

Die wichtigste efferente Bahn des extrapyramidal-motorischen Systems ist der **Tractus tegmentalis centralis**, die zentrale Haubenbahn. Sie zieht vom Mesenzephalon zum Olivenkern, wo der Hauptteil endet. Weitere Fasern ziehen aber auch bis zum Halsmark.

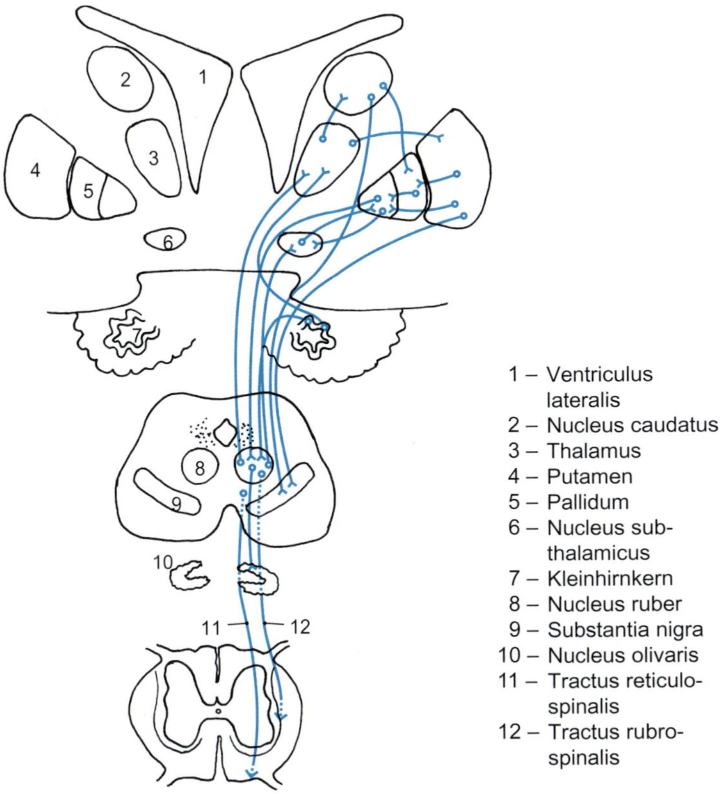

Abb. 10.7 Extrapyramidal-motorisches System [L141, M581]

KLINIK

Ausfallerscheinungen bei Störungen im extrapyramidal-motorischen System:

- Thalamus: Bewegungsarmut, Negativismen
- kleine Zellen im Striatum: Unruhe, Zittern, Chorea, Wegfall von Hemmungen
- Pallidum: beidseitiger Ausfall führt zu psychischen Störungen, einseitig kann das Pallidum therapeutisch bei Schüttellähmung des Morbus Parkinson ausgeschaltet werden

- Substantia nigra: Ausfall der Mitbewegungen, mimische Starre, Rigor (Tonussteigerung)
- Nucleus ruber: Hyperkinesien, Tonusänderungen
- Nucleus subthalamicus: ballistisches Syndrom mit blitzartigen unwillkürlichen Schleuderbewegungen

10.7 Liquorräume

FRAGE

Welche Liquorräume kennen Sie?

Antwort Man unterscheidet die inneren von den äußeren Liquorräumen. Die inneren Liquorräume entwickeln sich aus dem Neuralrohr. Sie werden in vier Kammern, die **Ventrikel**, unterteilt: die Seitenventrikel (erster und zweiter Ventrikel), der dritte und der vierte Ventrikel (➤ Abb. 10.8).

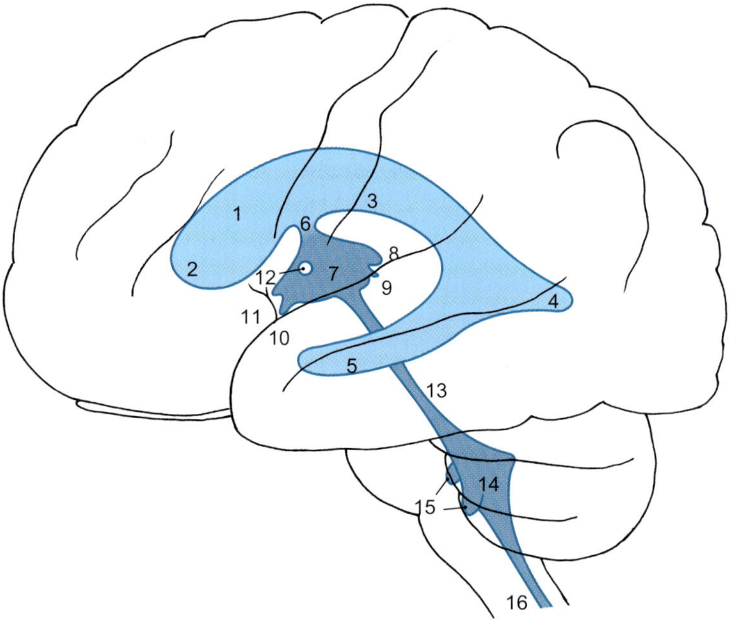

1 – Ventriculus lateralis
2 – Cornu anterius
3 – Pars centralis
4 – Cornu posterius
5 – Cornu inferius
6 – Foramen interventriculare
7 – III. Ventrikel
8 – Recessus suprapinealis
9 – Recessus pinealis
10 – Recessus infundibuli
11 – Recessus opticus
12 – Adhesio interthalamica
13 – Aqueductus cerebri
14 – IV. Ventikel
15 – Recessus laterales
16 – Canalis centralis

Abb. 10.8 Ventrikelsystem [L141, M581]

Die beiden **Seitenventrikel** liegen im Endhirn und bilden ein C mit dem **Cornu anterius**, dem **Cornu inferior** und einem nach hinten ausziehenden **Cornu posterius**. Verbunden werden alle Teile durch die **Pars centralis**. Durch diese Form zieht der Ventrikel in jeden Hirnlappen hinein. Im vorderen basalen Anteil des C liegt das **Foramen interventriculare**, die Verbindung zum dritten Ventrikel. An der kleinen Kurvatur des C erstreckt sich vom Foramen interventriculare bis zum Hinterhorn der **Plexus choroideus ventriculi lateralis**. Er besteht aus einer epithelialen Platte, die auf einer gefäßführenden Bindegewebsschicht, der Tela choroidea, liegt. Die Epithelplatte aller Ventrikel sezerniert etwa die Hälfte des Liquor cerebrospinalis. Die andere Hälfte wird von Ventrikelwand und Hirnoberfläche abgegeben.

Über die beiden Foramen interventriculare gelangt der Liquor aus beiden Seitenventrikeln in den **dritten Ventrikel**. Dieser liegt als schmaler Spalt im Zwischenhirn. Der **Plexus choroideus ventriculi tertii** bildet das Dach, am Boden befinden sich der **Recessus opticus**, der in den Hypothalamus hineinragt und an das Chiasma opticum grenzt, sowie der **Recessus infundibuli**, der in das Infundibulum des Hypophysenstils reicht. Nach dorsal ziehen der **Recessus pineale** in das Corpus pineale und der **Recessus suprapinealis** in den Epithalamus. Über den am Boden befindlichen **Aqueductus cerebri** steht der dritte mit dem vierten Ventrikel in Verbindung.

Der **vierte Ventrikel** liegt im Rautenhirn. Rostral endet der Aqueductus cerebri, kaudal beginnt der Zentralkanal des Rückenmarks. Das Dach wird überwiegend vom Kleinhirn gebildet, die **Rautengrube** am Boden (Fossa rhomboidea) wird von Pons und Medulla oblongata gebildet. Sie besitzt die beiden **Recessus laterales**. Der **Plexus choroideus ventriculi quarti** liegt auch hier am Dach und grenzt an das Kleinhirn an. Sowohl im dritten als auch im vierten Ventrikel ist der Plexus choroideus paarig angelegt.

KLINIK

Aufgrund einer Abflussbehinderung des Ventrikelsystems kann es zu einer Stauung kommen, dem **Hydrozephalus internus**. Dies kann aufgrund einer angeborenen Störung oder z. B. wegen eines tumorösen Wachstums geschehen. Dadurch kann es zur Drucksteigerung intrakraniell kommen. Relativ früh reagiert darauf die direkt anliegende Sehnervenkreuzung, was zu Sehstörungen führen kann.

FRAGE

Wie sind die inneren mit den äußeren **Liquorräumen verbunden**?

Antwort Der vierte Ventrikel besitzt drei Öffnungen, die mit den äußeren Liquorräumen in Verbindung stehen. Am Boden befindet sich die Apertura mediana ventriculi quarti oder auch **Foramen magendii** genannt. Hier beginnt die Cisterna cerebellomedullaris, die als Liquorraum bereits eine Erweiterung des Subarachnoidalraums darstellt. Die Recessus laterales besitzen jeweils eine kleine Öffnung, die Apertura lateralis ventriculi quarti (**Foramen Luschkae**), die eine Verbindung zur Cisterna pontis darstellen.

KLINIK

Subokzipital kann auf Höhe des Foramen magnum die Cisterna cerebellomedullaris zur **Liquorgewinnung** punktiert werden. Zur **Lumbalpunktion** bzw. **Spinalanästhesie** wird in der Regel auf Höhe des 3. LWK der Rückenmarkskanal punktiert. Hier ist beim Erwachsenen bereits das Rückenmark in die Cauda equina übergegangen, die der Nadel ausweichen kann.

FRAGE

Wie ist der **äußere Liquorraum** aufgebaut?

Antwort Das gesamte zentrale Nervensystem wird außen von den **Meningen,** den Hirnhäuten, umgeben. Außen liegt die **Dura mater**, die harte Hirn- und Rückenmarkshaut. Durch den **Subduralraum** ist sie von der inneren Hirnhaut, der Leptomeninx, getrennt. Die innere Hirnhaut wird in die **Arachnoidea**, die Spinnwebhaut, und in die **Pia mater** unterteilt, die durch den **Subarachnoidalraum** voneinander getrennt sind.

Die **Dura mater cranialis** ist am Schädel mit dem Periost verwachsen. Zwischen beiden Blättern, dem periostalen und dem meningealen, verlaufen einige Venen, Arterien und Nerven. Zum Subduralraum hin ist die Dura mater mit einschichtigem Neurothel ausgekleidet, das die Blut-Liquor-Schranke bildet. Die Dura mater cranialis umschließt ebenfalls die an der Schädelbasis austretenden Hirnnerven. Außerdem unterteilt sie mit ihren Septen die Gehirnteile. Die **Falx cerebri** trennt die beiden Großhirnhemisphären, das **Tentorium cerebelli** liegt als Dach über dem Kleinhirn und die **Falx cerebelli** trennt die Kleinhirnhemisphären unvollständig. Die **Dura mater spinalis** ist nicht mit dem Periost verbunden, sondern besteht aus der Lamina externa, die dem Periost anliegt, und der Lamina interna, die dem Rückenmark anliegt. Beide Blätter sind durch das **Spatium epidurale** getrennt. Darin laufen die Gefäße und Nerven, der restliche Raum wird von Fett ausgekleidet.

Die **Arachnoidea mater encephali** liegt der Dura mater überall an. Sie bildet zwischen Dura und Pia mater ein kollagenfaseriges Netzwerk, das von allen Seiten mit Mesothel überzogen ist. Sie besitzt kaum Nerven oder Gefäße.

Die **Pia mater encephali** bildet zusammen mit der Arachnoidea den Subarachnoidalraum. In ihm befindet sich der Liquor cerebrospinalis. Die Pia ist sehr gefäß- und vor allem nervenreich und liegt dem Gehirn und Rückenmark eng an. Sie geht auch in jede Furche und mit jedem Gefäß ein Stück trichterförmig in die Hirnsubstanz ein. Im Bereich der Sulci cerebri bilden Arachnoidea und Pia mater Zisternen, Erweiterungen des Subarachnoidalraums.

Im Rückenmark stehen Dura und Pia mater auf Höhe der Spinalnerven durch die Ligg. denticulata in Verbindung.

FRAGE

Was versteht man unter der **Blut-Hirn-Schranke**?

Antwort Die Kapillaren im Gehirn haben gegenüber anderen Kapillaren eine sehr hohe Impermeabilität. Dadurch wird verhindert, dass kleine Moleküle oder auch Medikamente vom Blutmilieu ins Liquormilieu übertreten können. Verantwortlich dafür sind Tight Junctions und die Fortsätze der Astrozyten, die um die Kapillaren liegen. Dies nennt man die **Blut-Hirn-Schranke**. Sie besteht aus Neurothelzellen zwischen Dura und Pia mater.

KAPITEL

11 Glossar klinischer Fachbegriffe

Akromegalie Vergrößerung der Akren wie Hände, Füße, Nase und Ohren, des Kehlkopfs, Gelenkknorpelwucherungen und Vergrößerung der Eingeweide. Ursache kann ein Adenom des Hypophysenvorderlappens durch vermehrte Produktion von Somatotropin sein.

Akustikusneurinom Tumor im Bereich des Kleinhirnbrückenwinkels. Es kommt klinisch zu Ohrgeräuschen (Tinnitus), Schwindel und Ausfällen der Hirnnerven V, VI, VII, IX und X. Die Prognose ist bei frühzeitiger Operation gut.

Aphasie Sprachstörung durch Defekt der zentralen Sprachregion, z. B. durch Hirninfarkt, Schädel-Hirn-Trauma oder Tumor. Bei der motorischen A. ist das Broca-Zentrum betroffen. Es kommt zu Läsionen im Versorgungsgebiet der A. precentralis mit stark gestörter, verlangsamter und mühsamer Sprachproduktion. Die sensorische A. (Wernicke-A.) ist durch Läsionen im Versorgungsgebiet der A. temporalis post. verursacht und hat Störungen des Sprachverständnisses bei flüssiger Sprachproduktion zur Folge. Bei der amnestischen A. kommt es durch eine temporoparietale Läsion zu Wortfindungsstörungen. Starke Störungen des Sprachverständnisses und der Sprachproduktion kommen bei Läsionen im Versorgungsgebiet der A. cerebri media vor. Man spricht von einer globalen A.

Appendektomie Entfernung der Appendix vermiformis bei entzündlicher Veränderung derselben. Dies kann offen chirurgisch oder laparoskopisch erfolgen.

Ataxie Störung der Koordination von Bewegungsabläufen.

ballistisches Syndrom schnelle Kontraktionen wechselnder Muskelgruppen, proximal betont. Daraus folgen grobe Schleuderbewegungen.

Caput medusae Als Umgehungskreislauf von der Pfortader zur V. cava inferior kann sich eine verstärkte Gefäßzeichnung um den Bauchnabel zeigen. Dies ist häufig bei portalem Bluthochdruck zu finden.

Chorea dauernde, schnelle Kontraktionen in wechselnden Muskelgruppen, distal betont. Diese können als „Verlegenheitsbewegungen“, Schmatzen oder Gri-

	massieren oder auch als grob ausfahrende Bewegungsstörungenauftreten.
Descensus uteri	Senkung des Uterus.
Diadochokinese	schnelle aufeinander folgende Bewegungen wie z. B. beim Einschrauben einer Glühbirne. Dies kann bei Pyramidenbahnläsionen gestört sein (Dysdiadochokinese).
Enophthalmus	Der Augapfel ist in die Orbita eingesunken, z. B. nach Gesichtsfrakturen
Fazialisparese	(= Fazialislähmung) Schädigung des N. facialis (VII. Hirnnerv). Periphere F.: Lidschluss meist einseitig unvollständig (Bell-Phänomen = beim Schließen der Augen wird der Augapfel auf der betroffenen Seite nach oben gedreht), das Unterlid hängt herab, die Nasolabialfalte ist verstrichen, Stirnrunzeln ist nicht möglich, es existiert eine Lidspaltendifferenz. Zentrale F.: Störung der mimischen Muskulatur, betroffen ist vor allem der Mundbereich. Stirnrunzeln meist möglich, da der Stirnast intakt bleibt. Kein Bell-Phänomen. Die Ursache liegt in einer Schädigung im Bereich des Gyrus precentralis.
Gigantismus	Riesenwuchs. Beim hypophysären Gigantismus kommt es infolge vermehrter Wachstumshormon-Produktion (Somatotropin), z. B. beim Hypophysenadenom, zu einem proportionierten Hochwuchs. Daneben existieren der zerebrale Gigantismus (genetisches Sotos-Syndrom), und der Adiposogigantismus.
Hemianopsie	Gesichtsfeldausfall auf einer Seite, der zur Halbseitenblindheit führt. Die Art des Gesichtsfeldausfalls lässt auf die Lokalisation der Schädigung schließen. Bei der homonymen H. sind durch Schädigung des Tractus opticus beide linken oder beide rechten Hälften betroffen. Bei der bitemporalen H. sind die äußeren (lateralen) oder inneren (nasalen) Gesichtsfeldhälften ausgefallen. Hier liegt die Schädigung im Chiasma opticum.
Hernien	Eine Hernie ist ein Bruch einer Körperwand, durch den sich Gewebe ausstülpen kann (z. B. Leistenkanal: Inguinalhernie, Bauchdecke um den Nabel: Inguinalhernie, Zwerchfell: Zwerchfellhernie). Verlagert sich das Gewebe durch eine Strangulation nicht wieder zurück, kann dies z. B. zu einem lebensbedrohlichen Darmverschluss führen.
Hodentorsion	Verdrehung von Hoden und Samenstrang um die Längsachse aufgrund abnormer Beweglichkeit. Dadurch kann die Blutzufuhr unterbrochen sein und es kommt innerhalb weniger Stunden zum Absterben

des Hodens. Bei beidseitiger Torsion führt dies zur Unfruchtbarkeit.

Hydrozephalus „Wasserkopf" aufgrund einer Erweiterung der Liquorräume. Beim Hydrocephalus externus ist der Subarachnoidalraum erweitert. Bei einer Erweiterung des Ventrikelsystems spricht man vom Hydrocephalus internus.

Hyperkinesie gesteigerte Motorik hauptsächlich der Skelettmuskulatur. Zum Teil kommt es zu unwillkürlich ablaufenden Bewegungen. Beim hyperkinetischen Syndrom (ADS) besteht eine Kombination aus Hyperaktivität, Aufmerksamkeitsstörung und Impulsivität.

Intentionstremor siehe Tremor.

Ileus Verengung oder Verschluss eines Darmabschnitts.

Metastasierung Absiedlung von krankhaften Zellen, meist Tumorzellen, über das Blut- oder Lymphsystem in andere Organe des Körpers.

Miosis Pupillenverengung durch Erregung des M. sphincter pupillae oder Lähmung des M. dilatator pupillae. Dies kann durch vermehrte Aktivität des Parasympathikus oder aber aufgrund einer Lähmung des Sympathikus entstehen. Physiologisch ist die Miosis bei starkem Lichteinfall.

Morbus Cushing ursächlich Überfunktion der Nebennierenrinde mit gesteigerter Kortisonausschüttung, oder lange hoch dosierte Kortikosteroidtherapie. Klinisch imponieren Müdigkeit, Leistungsabfall, Kopfschmerzen und Gewichtszunahme. Spezifische Veränderungen sind Vollmondgesicht, Stammfettsucht und proximal betonte Muskelschwäche.

Morbus Parkinson Erkrankung des extrapyramidalen Systems. Das Absterben dopaminerger Nervenzellen in den motorischen Kernen des Stammhirns hat eine Reduktion oder sogar einen Ausfall der dopaminergen Hemmung zur Folge. Daher überwiegt das cholinerge System. Klinisch kommt es zu Hypokinese, Rigor, Tremor sowie vegetativen und psychischen Störungen.

Multiple Sklerose chronische Erkrankung des zentralen Nervensystems durch Entmarkung in der weißen Substanz, die herdförmig auftritt. Die Ätiologie ist noch nicht gesichert, vermutlich handelt es sich um eine Autoimmunkrankheit gegen Markscheidenantigene, möglicherweise ist sie auch viral bedingt. Klinisch imponieren am Beginn eine unilaterale Neuritis des N. opticus, abgegrenzte Sensibilitätsstörungen oder zunehmende Beinschwäche.

Nephrolithiasis Konkrementbildung in den Nierentubuli, dem Nierenbecken oder/und den ableitenden Harnwegen. Ursachen können erhöhte(r) Flüssigkeitsverlust bzw. -zufuhr, Nierenanomalien oder rezidivierende Harnwegsinfekte sein.

Osteoporose Verlust bzw. Verminderung von Knochenmasse und -struktur und dadurch erhöhte Frakturanfälligkeit des Skelettsystems. Man unterscheidet die postmenopausale, die senile und die sekundäre O.

paralytischer Ileus siehe Ileus.

Pneumothorax Luft im Pleuraspalt. Dadurch wird der normalerweise dort vorhandene Unterdruck aufgehoben und die Lunge kann kollabieren. Ein Spontan-P. tritt häufig bei jungen schlanken Männern durch Zerplatzen eines Emphysembläschens auf. Sekundär kann ein P. durch Asthma bronchiale oder Lungenfibrose verursacht sein. Ein traumatischer P. entsteht durch äußere Gewalteinwirkung. Therapie: Thoraxdrainage.

Poliomyelitis spinale Kinderlähmung. Virale Erkrankung, die zur Zerstörung der motorischen Vorderhornzellen und damit zu bleibenden schlaffen Lähmungen führt. Die Übertragung erfolgt durch Tröpfchen- oder Schmierinfektion. Klinisch verläuft sie in 90 % der Fälle stumm, sonst unspezifische Infektsymptome.

Prolaps Vorfall. Hervortreten von Geweben oder Organen (z. B. Darmgewebe bei einer Hernie). Bei einem Bandscheiben-P. handelt es sich um Bandscheibengewebe, das aufgrund verminderter Elastizität oder erhöhten Drucks durch die Wirbelkörper herausgedrückt wird. Dies kann bei einem dorsalen Bandscheiben-P. auf die Nervenbahnen des Rückenmarks drücken und neurologische Ausfälle verursachen.

Prostatahyperplasie Vergrößerung der Prostata. Bei der benignen P. handelt es sich um eine Vergrößerung der periurethralen Drüsen mit zunehmender Obstruktion des Harnwegs und abgeschwächtem Harnstrahl.

Ptosis Herabhängen des Oberlids aufgrund einer Lähmung des M. levator palpebrae superioris (z. B. durch Okulomotoriuslähmung).

Ruhetremor siehe Tremor.

Spastik krampfartig erhöhter Muskeltonus. Bei passiver Dehnung nimmt der Tonus zu, bei weiterer Dehnung jedoch plötzlich ab (Taschenmesserphänomen). Dies ist typisch für eine Pyramidenbahnläsion, wobei gleichzeitig eine Schädigung der extrapyramidalen Bahnen vorliegen muss. Spastische Lähmungen sind immer zentral bedingt.

Spinalanästhesie lokalanästhetisches Verfahren. Durch Punktion des Duralsacks zwischen zwei Lendenwirbeln (meist zw. 3./4. oder 4./5. LWK) wird mit einer Hohlnadel ein Lokalanästhetikum in den Subarachnoidalraum eingebracht. Bevorzugt wird dieses Verfahren bei Operationen an den unteren Extremitäten angewandt.

Stenose Einengung bzw. Verlagerung von Hohlorganen oder Gefäßen. Diese können angeboren oder erworben sein. Gefäße werden z. B. durch Arteriosklerose zunehmend stenosiert, was peripher zu einer verminderten Durchblutung führt.

Torticollis Schiefhals. Der Kopf wird meist aufgrund einer muskulären Verkürzung des M. sternocleidomastoideus zur gesunden Seite gedreht und zur kranken Seite geneigt.

Tremor Kontraktionen antagonistisch wirkender Muskeln, die unwillkürlich und weitgehend rhythmisch aufeinander folgen. Man unterscheidet den Ruhetremor (bei Morbus Parkinson; im Alter: seniler Tremor), vom Intentionstremor (bei Erkrankungen des Zerebellums).

Trepanieren Eröffnung des Schädels. Dieses dient z. B. in der Neurochirurgie zur Entlastung eines gesteigerten intrakraniellen Drucks z. B. durch ein Hämatom oder zur operativen Therapie von intrakraniellen Erkrankungen.

Tubargravidität Eileiterschwangerschaft durch Befruchtung des Eis im Eileiter (ampullärer Teil). Das befruchtete Ei kann in die Bauchhöhle ausgestoßen werden. Nistet sich das Ei im isthmischen oder intramuralen Teil der Tube ein, so kommt es zur Tubarruptur. Beides kann zu lebensbedrohlichen Komplikationen führen.

Varikozele Eine Varikozele testis ist eine krankhafte Erweiterung der V. testicularis. Sie bildet sich meist linksseitig aus, da die linke V. testicularis das Blut aus dem Plexus pampiniformis in die V. renalis und von dort in die V. cava inferior abgibt. Die rechte V. testicularis mündet direkt in die V. cava inferior. Somit ist die Blutsäule links deutlich größer.

Zystitis Harnblasenentzündung. Meist aufsteigende Entzündung über die Harnröhre in die Blase. Häufigste Erreger sind gramnegative Stäbchen (E. coli). Bei Frauen ist die Z. aufgrund der kurzen Harnröhre und der anatomischen Nähe zur Genito-Anal-Region häufiger als beim Mann.

Register

A
Abwehrsystem 22
Acetylcholin 16
Achsellücke, laterale 27
Acromion 25
Adduktorenkanal 56, 57
Adenohypophyse 180
Adrenalin 16
Akromioklavikulargelenk 26
akustisches Primärgebiet 186
akustisches System 186
Alcock-Kanal 166
Allokortex 186
Ampulla
- tubae uterinae 163
- recti 135
Amputationsneurinom 16
Analfissur 135
Anastomose, portokavale 120, 141, 151
Aneurysma 7
- dissecans 151
Angina pectoris 125
Ansa cervicalis 109, 110
Antrum
- mastoideum 105
- pyloricum 130
Anulus fibrosus 69
Aorta 6, 126
- abdominalis 126, 151
- ascendens 126
- descendens 126
- thoracica 126
Aortenaneurysma 7
Aortenklappe 6, 123
- Auskultation 123
- Insuffizienz 123
- Stenose 123
Apertura thoracis superior 113
Aphasie 186
Aponeurosis
- linguae 95
- palatinae 93
- palmaris 36
Appendektomie 75
Appendices
- epiploicae 134
- vesiculosae 165
Appendix vermiformis 134
Aqueductus cerebri 191
Arachnoidea 192
Arachnoidea mater encephali 80, 192
Arcus
- aortae 126
- palmaris profundus 45
- palmaris superficialis 45
Area(e)
- cribrosa 145
- gastricae 131
- nuda 138
- pretectalis 177
- striata 103, 186
Arteria(e)
- abdominalis 150
- alveolaris inferior 94
- alveolaris superior posterior 94
- arcuata, ren 145
- auricularis posterior 111
- axillaris 29
- basilaris 86
- brachialis 29, 35
- caecalis ant./post. 136
- caecalis posterior 136
- carotis communis 111, 126
- carotis externa 97, 111
- carotis interna 86, 111
- cerebri anterior 87
- circumflexa humeri 29
- circumflexa iliaca profunda 151
- circumflexa iliaca superficialis 53
- circumflexa medialis/lateralis 50
- circumflexa scapulae 29
- colica dextra/media/sinistra 137
- communicans post./ant. 87
- coronaria dextra 124
- coronaria dextra, R. interventricularis 125
- coronaria sinistra 124
- coronaria sinistra, R. circumflexus 125
- coronaria sinistra, R. interventricularis anterior 125
- cremasterica 53
- digitales dorsales 45
- ductus deferentis 53
- epigastrica inferior 72, 151
- epigastrica superficialis 53
- epigastrica superior 72
- facialis 111
- femoralis 53, 56, 65, 151
- gastrica brevis 143
- gastrica dextra 131, 137
- gastrica sinistra 131, 137, 151
- gastricae breves 131
- gastroduodenalis 131
- gastroomentalis 137
- gastroomentalis dextra 131
- gastroomentalis sinistra 131, 143
- glutaea inferior 50, 53
- glutea superior 53
- hepatica communis 131, 142, 151
- hepatica propria 131
- ilei 133
- ileocolica 136
- iliaca communis 126, 151
- iliaca externa 53, 151
- iliaca interna 136, 151
- inferior posterior cerebri 86
- intercostales posterior 151
- intercostalis posterior 126
- interossea ant./post. 35
- jejunalis 133
- ligamenti teretis 53
- lingualis 111
- lumbales 151
- maxillaris 111
- mesenterica inferior 137, 151
- mesenterica superior 133, 136, 151
- metacarpales dorsales 45
- musculophrenica 72
- occipitalis 111
- ophthalmica 86
- ovarica 148, 151
- pericardiacophrenica 72
- pharyngea ascendens 111
- phrenica inferior 150, 151
- plantaris 65
- poplitea 53, 59, 65
- posterior cerebri 87
- princeps pollicis 47
- profunda femoris 50, 53
- pudenda externa 53
- pudenda interna 53, 137
- pulmonales 6
- radialis 35, 44, 45, 135, 137
- rectalis 137
- recurrens radialis 35
- recurrens ulnaris 35
- renalis 145, 150, 151
- sacralis mediana 151
- sigmoidea 137
- sigmoidea ima 137
- spinalis anterior 86
- splenica 131, 142, 144, 143, 151
- subclavia 29, 72, 110, 111
- subclavia sinistra 126
- subcostalis 126
- subscapularis 29
- suprarenalis inferior 150

– suprarenalis media 150, 151
– suprarenalis superior 150
– temporalis superficialis 111
– testicularis 53, 148, 151
– thoracica interna 29, 72
– thoracica superior/lateralis 29
– thoracoacromialis 29
– thoracodorsalis 29
– thyroidea superior 111
– tibialis ant./post. 65
– ulnaris 35
– uterina 148
– vertebralis 29, 67, 86
Arteriole 6
Articulatio(nes)
– carpometacarpales 42
– coxae 49
– genus 57
– humeroradiale 34
– humeroulnare 34
– mediocarpalis 42
– metacarpalis pollicis 42
– ossis pisiformis 42
– radiocarpalis 42
– radioulnaris 34, 40
– sacroiliaca 48
– talocruralis 62
– temporomandibularis 87
Aschoff-Tawara-Knoten 124
Aspiration 117
Assoziationsfasern 184
Astrozyten 15, 174
Atlas 67
Augenkammer 100
Auricula cordis 120
AV-Knoten 124
Axilla 29
Axis 67
Axon 13, 14
Azetabulum 47

B

Baker-Zyste 4
Bandscheibenvorfall 69
Bartholin-Drüsen 165
Basalganglien 183
Bauhin-Klappe 133
Becken 156
Beckenbodeninsuffizienz 155
Beckenbodenmuskulatur 155, 156
Bergmann-Stützzellen 174
Bindegewebe
– kollagenes 7
– retikuläres 22
Binnenzellen 169
Blockwirbel 68
Blut-Hirn-Schranke 193
Blut-Hoden-Schranke 160
Bochdalek-Dreieck 73
Bogengänge (Ohr) 107
Bowman-Kapsel 146
Broca-Sprachzentrum 186
Bronchi 117
Bronchioli 117
Brustdrüsen 21
Bulbus
– olfactorius 181, 188
– oculi 100
Büngner-Bänder 16
Burdach-Strang 170
Bursa omentalis, operative Zugangswege 137

C

Caecum 134
Calices renalis 147
Calvaria 79
Canaliculus(-i)
– biliares 141
– lacrimalis 104
– tympanicus 82
Canalis
– analis 135
– caroticus 82, 86
– condylaris 81
– inguinalis 52, 75
– musculotubarius 82
– n. hypoglossi 81
– obturatorius 47
– opticus 82
– pterygoideus 82
Cannon-Böhm-Punkt 136
Capsula
– interna 183, 184
– prostatae 160
Caput medusae 75, 153
Carina urethralis 165
Cartilago
– arytenoidea 113
– cricoidea 113
– epiglottica 113
– thyroidea 113
Caruncula
– lacrimalis 104
– sublingualis 97
Cauda equina 168
Cavitas
– abdominalis 129
– pericardialis 10
– peritonealis 10
– pleuralis 10, 118
– tympani 105
CCD-Winkel (Caput-Collum-Diaphysenwinkel) 49
Cellulae mastoideae 105
Centrum tendineum 155
Cerebellum 168, 173
Cervix uteri 163
Cheilognathopalatoschisis 92
Cheilognathoschisis 92
Cheiloschisis 79, 92
Chiasma opticum 103, 168, 187
Choanae 82
Cholestase 141
Chondroblasten 3
Chopart-Linie 62
Chorda tympani 85, 90
Chorea Huntington 184
Choroidea 101
Chymus 133
Cingulum 184
Circulus arteriosus cerebri 86
Cisterna chyli 127
Claustrum 183
Clavicula 25
Cochlea 107
Colliculus inferior 188
Colon 134
Columnae
– (Substantia grisea) 169
– anales 135
Commissura
– anterior 184
– epithalamica 179, 184
– fornicis 184
– habenularum 179, 184
– supraoptica 184
Concha nasalis inferior 79
Conchae nasi 91
Condylus mediale/laterale (genus) 57
Conjugata vera 48
Conus medullaris 168
Cor 120
Cornua 191
Corona glandis 162
Corpora
– cavernosa recti 135
– geniculata laterale 179, 187
– geniculata mediale 179
– mamillaria 168, 177, 179
Corpus
– amygdaloideum 183
– callosum 181, 184
– cavernosum 161
– ciliare 100, 101
– penis 161
– pineale 177, 179
– spongiosum penis 161

– striatum 183
– trapezoideum 188
– uteri 163
Cortex
– cerebralis 185
– glandulae suprarenalis 150
– renalis 145
Corti-Organ 108, 188
Costa(e)
– fluctuantes 72
– spuriae 72
– verae 72
Cowper-Drüsen 160
Coxa valga/vara 49
Crista iliaca 48
Crura cerebri 168
Cuneus 182, 183
Curvatura major/minor ventriculi 130
Cushing-Syndrom 150
Cuticula 20
Cutis 17

D
Darmzotten 133
Dendriten 13
Descensus uteri 164
Diabetes mellitus 142
Diaphragma 73
– Öffnungen 73
– pelvis 155, 156
– urogenitale 155, 156
Diaphyse 2
Dienzephalon 168, 177
Discus intervertebralis 69
Disse-Raum 140
Donders-Druck 118
Dopamin 16
Douglas-Raum 135, 165
Drüsen 11
– apokrine 11
– Ausführungsgänge 12
– endokrine 11
– exokrine 11
– holokrine 12
– merokrine 12
Ductuli
– biliferi 141
– efferentes 159
– interlobulares hepatis 141
Ductus(-us)
– arteriosus (Botalli) 7, 122, 126
– choledochus 133, 141
– cysticus 141
– deferens 53, 158
– epididymidis 159
– excretorius 12
– hepaticus communis 141
– hepaticus 141
– lymphaticus dexter 127
– nasolacrimalis 104
– omphaloentericus 129, 133
– pancreaticus accessorius 133
– pancreaticus 133, 142
– papillares (Niere) 145
– parotideus 97
– thoracicus 126
– venosus Arantii 7
Duftdrüsen 21
Duodenum, Aufbau 133
Dupuytren-Kontraktur 44
Dura mater 192
– cranialis 192
– encephali 80
– spinalis 192
Dysostosis cleidocranialis 26

E
Edinger-Westphal-Kern 177
Eierstock 162
Eigenapparat 172
Eigenreflex 172
Eileiter 163
Elephantiasis 9
Ellenbogengelenk 34
Endokard 124
Endometrium 164
Endothelzellen 7
Ependymzellen 15
Epicondylus (femoris) 58
Epidermis 17
Epikard 124
Epiphyse 2
Epithalamus 168, 179
Epithelzellen 10
Erb-Lähmung 32
Erregungsübertragung 15
Excavatio rectovesicalis 148
extrapyramidal-motorische Bahnen 171
extrapyramidal-motorisches System 188

F
Fallhand 43, 44
Fallot-Tetralogie 122
Falx
– cerebelli 192
– cerebri 192
Fascia
– clavipectoralis 28
– nuchae 70
– spermatica externa 158
– spermatica interna 53, 159
– thoracolumbalis 70
Fasciculus
– cuneatus 170
– gracilis 169
– lateralis (Plexus brachialis) 30
– longitudinalis dorsalis 177
– longitudinalis medialis 177
– longitudinalis superior 184
– medialis (Plexus brachialis) 30
– posterior (Plexus brachialis) 30
Faserknorpel 3
Fazialislähmung 86
Fettleber 141
Fibrae alveolodentales 93
Fibrozyten 4
Fimbria hippocampi 185
Fissura
– longitudinalis cerebri 181
– mediana ventralis 168
– orbitalis 82
– petrotympanica 82
Flechsig-Bündel 169
Flüsterdreieck 114
Fontanellen (Fonticuli) 80
Foramen
– caecum 82
– incisivum 81
– infrapiriforme 53
– interventriculare 191
– intervertebrale 68
– ischiadicum majus/minus 53
– jugulare 81, 83
– lacerum 82
– Luschkae 191
– magendii 191
– magnum 81, 82
– obturatum 47
– ovale cordis 122
– ovale 6, 82
– palatinum majus/minus 81
– rotundum 82
– spinosum 82
– stylomastoideum 81
– suprapiriforme 53
– venae cavae 73
– vertebrale 67
Formatio reticularis 173, 189
Fornix 181
– vaginae 165
Fossa
– acetabuli 49
– cranii anterior 82
– cranii media 82
– cranii posterior 82
– intercondylaris 57
– ovalis cordis 121
– poplitea 60

- retromandibularis 97
- subscapularis 27
Fovea centralis retinae 102
Foveolae gastricae 131
Fremdreflex 172
Fundus gastricus 130
Fußfehlformen 63

G
GABA 16
Galea aponeurotica 80
Ganglion 4
- cervicale superius 97
- spirale cochleae 108, 188
- stellatum 103
Gartner-Gang 165
Geburtskanal 49
Geflechtknochen 1
Gehirn 167
- Lobi 181
Gehörgang
- äußerer 104
- innerer 106
Gelenk, Aufbau 4
Gelenkkapsel 4
Genitalkörperchen 19
Genu
- recurvatum 59
- valgum 59
- varum 59
Geräuschempfindung 107
Geschlechtsorgane
- äußere männliche 157
- äußere weibliche 165
- innere männliche 157, 158
- innere weibliche 165
Gesichtsfeldausfall 103
Glandula(e)
- areolares 76
- bulbourethrales 160
- gastricae 131
- intestinales (Lieberkühn-Krypten) 133
- lacrimalis 99, 104
- linguales posteriores 96
- lingualis anterior 96
- mammaria 76
- palatinae 93
- parathyroideae 115
- parotis 97
- prostaticae 161
- sublingualis 97
- submandibularis 97
- suprarenales 150
- thyroidea 114
- uterinae 164
- vesiculosae 160
Glans penis 161, 162
Glaskörper 100
Glaukom 100
Gleichgewichtsorgan 106
Gliazelle 13, 15
Gliom 15
Glisson-Kapsel 140
Glisson-Trias 139, 140
Glomeruli cerebellares 174
Glomerulus 146
Glottis 113
Glycin 16
Goll-Strang 169
Gowers-Bündel 169
Großhirn 181
Großhirnhemisphären 181
Großhirnmark 181
Großhirnrinde 168, 181
- Primärgebiete 186
- Schichten 185
- somatomotorische 189
Gürtelrose 15
Gyrus(-i) 181
- angularis 182, 183
- breves insulae 182, 183
- cinguli 181, 182
- dentatus 185
- frontalis inferior 181, 182
- frontalis medius 181, 182
- frontalis superior 181, 182
- hippocampi 182, 183, 185
- lingualis 182, 183
- longus insulae 182, 183
- occipitotemporalis medialis 182, 183
- occipitotemporalis 182, 183
- orbitalis 182, 181
- postcentralis 182, 183
- precentralis 181, 182
- rectus 182
- supramarginalis 182, 183
- temporalis inferior 182, 183
- temporalis medius 182, 183
- temporalis superior 182, 183
- temporalis transversi 182, 183

H
Haare, *siehe* Pili
Habenulae 179
Hackenfuß 63
Halsrippe 72
Hämatom, subunguales 21
Hämorrhoiden 135
- innere 151
Hämosiderin 140
Handwurzelknochen 40
Harnkanälchen 146
Harnröhre 162
- Schwellkörper 161
Harnwegsinfektionen 149
Haustra coli 134
Havers-Kanal 1
Helicotrema 107
Hemispheria cerebelli 173
Henle-Schleife 146
Hepar, Aufbau 138
Hernie
- epigastrische 75
- umbilikale 75
Herz (Cor), Aufbau 120
Herzinfarkt 125
Herzkammern, Erregungsleitung 124
Herzklappen 123
Herzkranzgefäße 125
Herzmuskel 5
Herzwand, Aufbau 124
Heschl-Querwindung 183, 188
Hiatus
- aorticus 73
- canalis n. petrosi majoris/minoris 82
- oesophageus 73, 113
- saphenus 52
Hinterstrangbahnen 169
Hippokampus 185
Hippokampusformation 185
Hirnbläschen, primäre 168
His-Bündel 124
Hoden 158
- Aufbau 159
Hodenhüllen 158
Hodensack 158
Hohlfuß 63
Hörbahn 188
Horner-Syndrom 17
Hörzentrum, sekundäres 186
Hüfte, CCD-Winkel 49
Hydrozele 159
Hydrozephalus 191
Hymen 165
Hyperglykämie 142
Hyperparathyreoidismus 115
Hyperthyreose 114
Hypophyse 180
Hypothalamus 168, 179
Hypothenar 43
Hypothyreose 114

I
Ikterus 141
Ileus 134
Incus 80, 105

Infundibulum 177, 179
- tubae uterinae 163
Innenohr 106
Insula 181, 182
Internodium 15
Intestinum tenue 133
intraperitoneale Organe 10
Intumescentia(e)
- cervicalis 168
- lumbosacralis 168
Isokortex 185
Isthmus
- faucium 98
- prostatae 160
- tubae 163
- uteri 163
Ito-Zellen 140

J
juxtaglomerulärer Apparat 146

K
Kapillare 6
Karpaltunnelsyndrom 34, 40
Katecholamine 150
Keilwirbel 68
Keith-Flack-Knoten 124
Keratinozyten 17
Kerckring-Falten 133
Kinozilien 106
Klaviertastenphänomen 26
Kleinhirn 173
Kletterfasern 174
Klitoris 165
Klumpfuß 63
Knickfuß 63
Knochen 1
Knochenmark 22
Knochenwachstum 2
Knorpel 3
- elastischer 3
- hyaliner 3
Kohlrausch-Falte 135
Kollateralkreislauf 8
Komedo 22
Kommissurenfasern 184
Kompartmentsyndrom 60
Koniotomie 114
Kopfschwarte 80
Kopplung, arteriovenöse 8
Korbzellen 174
Korium 18
Kornea 100
Körnerzellen 174
Körperkreislauf 6
Körpermotorik 186
Körpersensibilität 186
Kortikalis 1
Krallenhand 44
Krampfader 8
Kupffer-Sternzellen 140
Kyphose 70

L
Labia
- majora 165
- minora 165
- oris 92
Labrum acetabuli 49
Labyrinth (Innenohr) 106
Lacuna
- musculorum 52
- vasorum 52, 151
Lamellenknochen 1
Lamina
- cribrosa 82, 84, 91
- epithelialis 9, 10
- granularis externa 185
- granularis interna 186
- multiformis 186
- muscularis mucosae 9
- perpendicularis 91
- plexiformis 185
- propria 9, 10
- pyramidalis 186
- pyramidalis externa/interna 185
Langerhans-Inseln 142
Langerhans-Zellen 19
Lanugohaar 19
Larrey-Spalte 73
Larynx 113
Leberzirrhose 141, 151
Leitungsapparat 172
Leukozyten 22
Leydig-Zwischenzellen 159
Lieberkühn-Krypten 133
Ligamentum(-a)
- anococcygeum 135
- arteriosum 126
- calcaneofibulare 62
- capitis femoris 49
- cardinale 163
- collaterale fibulare 58
- collaterale tibiale 58
- conoideum 26
- coracoacromiale 25
- coracoclaviculae 26
- coronarium 138
- cricothyroideum 113
- cruciatum anterius/posterius 58
- deltoideum 62
- falciforme hepatis 138
- flava 69
- gastrocolicum 135, 137
- gastrophrenicum 137
- gastrosplenicum 137, 143
- glenohumerale 26
- hepatoduodenale 133, 137
- hepatogastricum 137
- iliofemorale 47, 49
- iliolumbale 48
- inguinale 52
- interspinalia 69
- intertransversaria 69
- ischiofemorale 50
- laterale temporomandibulare 88
- longitudinale 69
- meniscofemorale posterius 58
- meniscotibiale 58
- nuchae 69
- ovarii proprium 162
- patellae 56
- phrenicocolicum 137
- popliteum arcuatum 58
- popliteum obliquum 58
- pubofemorale 50
- puboprostaticum 148
- pubovesicale 163
- rectouterinum 163
- sacrococcygeum anterius/posterius profundum 69
- sacroiliaca anteriora/posteriora/interossea 48
- sacrospinale 48, 53
- sacrotuberale 48, 53
- sacrouterinum 163
- sphenomandibulare 88
- splenorenale 137, 143
- stylomandibulare 88
- supraspinale 69
- suspensoria mammaria 76
- suspensorium ovarii 162
- talocalcaneum interosseum 62
- teres hepatis 138
- teres uteri 53, 163
- tibiofibulare anterius/posterius 62
- transversum acetabuli 49
- transversum genus 58
- transversum scapulae superius 25
- trapezoideum 26
- triangulare dextrum/sinistrum 138
- umbilicale mediale 148
limbisches System 184
Linea
- alba 75
- arcuata 47
- terminalis 129

Liquorraum 190
- äußerer 192
- Seitenventrikel 191
- Ventrikel 190
Lisfranc-Linie 62
Lobuli testis 159
Lobulus parietalis inf./sup. 182, 183
Lobus
- dexter (Prostata) 160
- frontalis (Großhirn) 181, 182
- medius (Prostata) 160
- occipitalis (Großhirn) 181, 182
- parietalis (Großhirn) 181
- sinister (Prostata) 160
- temporalis (Großhirn) 181, 182
Locus Kiesselbachii 91
Lordose 70
Lumbalpunktion 70
Lunula 20
Lymphangitis 9
Lymphdrainage, manuelle 9
Lymphe 8
Lymphkapillare 8
Lymphknoten 8
- Aufbau 23
- regionäre 9
Lymphödem 9
Lymphozyten 8, 18, 22

M
Maculae 107
Macula lutea 102
Magenwand, Aufbau 130
Maissonneuve-Fraktur 63
Makrophagen 18, 22, 23
Malleolus lateralis 62
Malleus 80, 105
Malpighi-Körperchen 144, 146
Mamma 76
Mandibula 80
Mantelzelle 15
Marfan-Syndrom 126
Mastzellen 18
Maxilla 79, 81
Meatus
- acusticus internus 85
- nasi inferior/medius/superior 91
Meckel-Divertikel 133
Medianuslähmung 43
Mediastinum 117
Medulla
- glandulae suprarenalis 150
- oblongata 168, 172, 173
- renalis 145
- spinalis 168
Meibom-Drüsen 22, 104
Meissner-Tastkörperchen 19
Melanozyten 19
Membrana
- interossea (Unterarm) 34
- interossea (Unterschenkel) 62
- obturatoria 47
- thyrohyoidea 109
- tympani 104
- vestibularis 107
Meningen 192
Meniskus 58
Merkel-Tastscheiben 19
Mesangiumzellen 146
Mesenchymzellen 2
Mesenzephalon 168, 175
Meso 10
Mesocolon transversum 142
Mesovarium 162
Metaphyse 2
Metastasierung, lymphogene 9
Metathalamus 179
Metenzephalon 168
Mikrophagen 23
Mikrovilli 133
Milchgänge 77
Milz 143
- arterielle Versorgung 144
Milzpulpa 143
Milzruptur 144
Miosis 102
Mitralklappe 123
- Auskultation 123
- Insuffizienz 123
- Stenose 123
Mittelhirn 175
Mittelohr 105
- Entzündung 106
Mohrenheim-Grube 28
Moll-Drüsen 104
Monakow-Bündel 171
Monozyten 22
Moosfasern 174
Morbus
- Alzheimer 185
- Perthes 50
Müller-Gang 156, 165
Multiple Sklerose 15
Musculus(-i)
- abducor pollicis brevis 43
- abductor digiti minimi 43, 64
- abductor hallucis 64
- abductor pollicis longus 36
- adductor brevis 51
- adductor hallucis 64
- adductor longus 50, 51
- adductor magnus 50, 51
- adductor pollicis 43
- anconeus 32, 34
- arrector pili 20
- aryepiglotticus 114
- arytenoideus obliquus 113, 114
- arytenoideus transversus 113, 114
- auricularis 90
- biceps brachii 25, 28, 32, 34
- biceps femoris 56
- brachialis 32, 34
- brachioradialis 34, 35, 36
- buccinator 90, 92
- bulbospongiosus 155, 156
- chondroglossus 95
- ciliaris 101
- coccygeus 155, 156
- constrictor pharyngis inferior/medius/superior 98
- coracobrachialis 25, 27, 28
- corrugator supercilii 89
- cremaster 53, 74, 158
- cricoarytenoideus lateralis 113, 114
- cricoarytenoideus posterior 114
- cricoarytenoideus 113
- cricothyroideus 113, 114
- deltoideus 26, 27, 28
- depressor anguli oris 89
- depressor labii inferioris 89
- depressor septi 90
- depressor supercilii 89
- digastricus 88, 95
- dilatator pupillae 100
- erector spinae 70
- extensor carpi radialis brevis 36
- extensor carpi radialis longus 34, 36
- extensor carpi ulnaris 36
- extensor digiti minimi (Hand) 36
- extensor digitorum brevis 64
- extensor digitorum longus 60, 61, 63
- extensor digitorum (Hand) 36
- extensor hallucis brevis 64
- extensor hallucis longus 60, 61, 62, 63
- extensor indicis 36
- extensor pollicis brevis/longus 36
- flexor carpi radialis 34, 36, 37
- flexor carpi ulnaris 36, 37
- flexor digiti minimi brevis 43, 64
- flexor digitorum brevis 43, 64
- flexor digitorum longus 60, 63
- flexor digitorum profundus 38
- flexor digitorum superficialis 38
- flexor hallucis brevis 64

– flexor hallucis longus 60, 62, 63
– flexor pollicis longus 38
– gastrocnemius 58, 60, 61
– gemelli 51
– genioglossus 95
– geniohyoideus 88, 95
– gluteus maximus 50, 51
– gluteus medius/minimus 51
– gracilis 52, 55
– hyoglossus 95
– iliococcygeus 155
– iliopsoas 50, 51
– infraspinatus 27
– intercostales externi/interni/intimi 72
– intercostales 71
– interossei dorsales (Fuß) 64
– interossei dorsales (Hand) 44
– interossei palmares 43, 44
– interossei plantares 64
– interspinales 71
– intertransversarii 71
– ischiocavernosus 155, 156
– latissimus dorsi 27, 28
– levator anguli oris 90
– levator ani 135, 155, 156
– levator labii superioris alaeque nasi 90
– levator labii superioris 90
– levator palpebrae superioris 103
– levator prostatae 155
– levator veli palatini 93, 95
– longissimi 71
– longitudinalis superior/inferior 95
– longus capitis/colli 110
– lumbricales 43, 44, 64
– masseter 88
– mentalis 90
– multifidi 71
– mylohyoideus 88, 95
– nasalis 90
– obliquus capitis superior/inferior 71
– obliquus externus abdominis 74
– obliquus inferior 103
– obliquus internus abdominis 74
– obliquus superior 103, 104
– obturatorius externus 51
– obturatorius internus 51, 54
– omohyoideus 109
– opponens digiti minimi 43, 64
– opponens pollicis 43
– orbicularis oculae 103
– orbicularis oculi 89
– orbicularis oris 89, 92
– orbitalis 99
– palatoglossus 95, 98
– palatopharyngeus 95, 98
– palmaris longus 36, 37, 44
– papillares 123
– pectineus 50, 52
– pectoralis major 27, 28
– pectoralis minor 25, 27
– peroneus brevis/longus 60, 61
– peroneus tertius 60
– piriformis 51, 53
– plantaris 60, 61
– popliteus 58, 60, 62
– procerus 90
– pronator quadratus 34, 36, 38
– pronator teres 34, 35, 37
– pterygoideus lateralis/medialis 88
– pubococcygeus 155
– puborectalis 135, 155
– pubovaginalis 155
– pyramidalis 74
– quadratus femoris 51
– quadratus lumborum 74
– quadratus plantae 64
– quadriceps femoris 56
– rectus abdominis 74
– rectus capitis anterior 110
– rectus capitis lateralis 110
– rectus capitis posterior major/minor 71
– rectus femoris 47, 50, 56
– rectus lateralis/medialis/superior/inferior 103
– rhomboideus 25
– risorius 90
– rotatores 71
– salpingopharyngeus 98
– sartorius 47, 55, 56
– scalenus anterior/medius/posterior 110
– semimembranosus 52, 56, 58
– semispinales 71
– semitendinosus 55, 56
– serratus anterior 25
– soleus 60, 61, 63
– sphincter ampullae hepatopancreaticae 141
– sphincter ani externus 135, 155, 156
– sphincter ani internus 135
– sphincter pupillae 100
– sphincter pylori 130
– sphincter urethrae 149, 155, 156
– spinales 71
– splenius capitis/cervicis 71
– stapedius 106
– sternocleidomastoideus 71, 109, 110
– sternohyoideus 109
– sternothyroideus 109
– styloglossus 95
– stylohyoideus 95
– stylopharyngeus 98
– subcostales 72
– subscapularis 25, 27, 28
– supinator 30, 35, 36
– supraspinatus 25, 27, 28
– tarsalis superior/inferior 103
– temporalis 88
– tensor fasciae latae 47, 50, 51
– tensor tympani 106, 104
– tensor veli palatini 93, 95
– teres major 27, 28
– teres minor 27
– thyreohyoideus 109
– thyroarytenoideus 113, 114
– thyroepiglotticus 114
– thyrohyoideus 109
– tibialis anterior 60, 61, 63
– tibialis posterior 60, 62, 63
– transversus abdominis 74
– transversus linguae 95, 98
– transversus menti 90
– transversus perinei 155, 156
– transversus thoracis 72
– trapezius 25, 71, 110
– triceps brachii 28, 32, 34
– triceps surae 61
– uvulae 95
– vastus 56
– verticalis linguae 95
– vocalis 113, 114
– zygomaticus major/minor 90
Muskel (Ansatz, Ursprung) 4
Muskulatur
– Aktinfilamente 5
– glatte 5
– Myosinfilamente 5
– Primärband 5
– quergestreifte 5
Mydriasis 102
Myenzephalon 168
Myofibrillen 5
Myokard 124
Myometrium 164

N

Narkoselähmung 32
Nasennebenhöhlen 92
Nebenhoden 158, 159
Nebennierenmark 150
Nebennierenrinde 150
Nephrolithiasis 148
Nephron 146
Nervenaustrittspunkte 84

Nervenendkörperchen 19
Nervenfaser
- afferente 16
- Bau 14
- efferente 16
- sensible 19
- vegetative 19
Nervensystem (Elemente) 13
Nervenzelle 13
- postsynaptische Membran 15
- präsynaptische Membran 15
Nervus(-i)
- abducens 85, 103
- accessorius 85, 110
- alveolaris 85
- auricularis magnus 89, 110
- auricularis posterior 85
- auriculotemporalis 85, 97, 105
- axillaris 27, 30, 32
- cervicales 110
- cervicalis 25
- ciliares breves 177
- cochlearis 188
- cutaneus antebrachii 30, 31
- cutaneus brachii medialis 30
- cutaneus brachii 31
- cutaneus femoris lateralis 153
- cutaneus femoris posterior 53
- dorsalis scapulae 25
- ethmoidalis 91
- facialis 85, 89, 90, 95, 97, 103
- facialis, R. colli 110
- facialis, R. digastricus 85
- facialis, R. stylohyoideus 85
- femoralis 51, 56, 153
- fibularis communis 60
- fibularis profundus 60, 61, 64
- fibularis superficialis 60, 61
- frontalis 85
- genitofemoralis 53, 74, 153
- glossopharyngeus 85, 95, 96, 97, 98
- gluteus inferior 51
- gluteus superior 51, 53
- hypoglossus 86, 95, 96
- iliohypogastricus 74
- ilioinguinalis 53, 74, 153
- infraorbitalis 85
- intercostales 72, 74
- intermediofacialis 85
- intermedius 85, 90
- ischiadicus 51, 53, 54, 56
- laryngeus inferior 114
- laryngeus recurrens 113, 114, 126
- laryngeus superior 113, 114
- lingualis 85, 96
- mandibularis 84, 85, 89
- maxillaris 84, 88
- medianus 30, 31, 34, 35, 37, 40, 43, 44
- musculi tensoris veli palatini 95
- musculocutaneus 27, 30, 31, 32
- mylohyoideus 95
- nasales 91
- nasociliaris 85
- obturatorius 51, 153
- obturatorius internus 51
- occipitalis major 89
- occipitalis minor 89, 110
- oculomotorius 84, 102, 103, 177
- olfactorii 188
- olfactorius 84, 92
- ophthalmicus 84, 88
- opticus 84, 99, 102, 187
- pectoralis lateralis/medialis 27, 30
- peroneus communis 54
- petrosus major 85, 90, 92
- petrosus profundus 92
- phrenicus 73, 111
- piriformis 51
- plantaris 64
- pterygopalatinus 85
- pudendus 51, 53, 166
- radialis 30, 31, 32, 33, 35, 36, 43, 44
- saphenus 56
- spinales 71
- spinalis 168
- stapedius 85, 90
- subcostalis 74
- suboccipitalis 71
- subscapularis 27, 28, 30
- supraclaviculares 110
- suprascapularis 27, 28
- thoracicus longus 25
- thoracodorsalis 27, 30
- tibialis 54, 59, 61
- transversus colli 89, 110
- trigeminus 84, 88
- trochlearis 84, 103
- tympanicus 85, 105
- ulnaris 30, 31, 33, 35, 37, 43, 44
- vagus 85, 98, 111, 126, 153
- vagus, R. auricularis 105
- vestibulocochlearis 85
- zygomaticus 85
Neuralkanal 167
Neuralleiste 167
Neuralrohr 167
Neuroepithelzellen 167
Neurohypophyse 168, 180
Neurokranium 79
Neuron 13
Neurosekretion 16
Niere 145
Nierenbecken 148
Nierenkelche 147
Nissl-Schollen 14
Nodi
- lymphatici axillares apicales/centrales/pectorales 77
- lymphatici cervicales laterales profundi 77
- lymphatici intercostales 77
- lymphatici parasternales 77
Nodus
- atrioventricularis (AV-Knoten) 124
- sinuatrialis (Sinusknoten) 124
Noradrenalin 16
Nucleus(-i)
- caudatus 168, 183, 189
- cochleares 188
- cochlearis 108
- corporis mammillaris 179
- dentatus 174
- emboliformis 174
- fastigii 174
- globosus 174
- hypothalamicus posterior 179
- lentiformis 180, 183
- oculomotorius accessorius 177
- olivaris inferior 173
- proprius 169
- pulposus 69
- ruber 173, 175, 189
- subthalamicus 189
- vestibularis inferior 173
- vestibularis lateralis 173

O
Oberarm (Flexoren, Extensoren) 32
Oberbauch 129
Ohrmuschel 104
Oligodendrozyten 15, 174
Omentum minus/majus 137
Opercula 183
optisches System 186
Orbita 99
Os
- capitatum 40
- coccygeus 67
- coxae 47
- ethmoidale 79, 82
- frontale 82
- hamatum 41
- hyoideum 80, 109

- ilii 47
- ischii 47
- lacrimale 79
- lunatum 40
- nasale 79
- occipitale 79, 82
- palatinum 79, 81
- parietale 79
- pisiforme 40
- pubis 47
- sacrum 48, 67
- scaphoideum 40
- sphenoidale 79, 82
- temporale 79, 82
- trapezium 40
- trapezoideum 40
- triquetrum 40
- zygomaticum 81

Ösophagus
- Engstellen 120
- Verlauf 117

Ösophagusvarizen 120, 152
Ossifikation 1
Osteoblasten 1
Osteoklasten 1
Osteozyten 1
Ostium vaginae 165
Otolithenmembran 106
Ovar 162
Ovarialepithel 162

P

Palatoschisis 79, 92
Palatum durum/molle 92, 93
Pallidum 180, 183, 189
Pallium 181
Pancoast-Tumor 119
Pankreas
- Azinuszellen 142
- B-Zellen 142
- D-Zellen 142
- endokrin 142
- exokrin 142
- Inselzellen 142

Papez-Kreis 185
Papilla(e)
- duodeni major 133, 141
- duodeni minor 133
- filiformes 96
- foliatae 96
- fungiformes 96
- mammaria 76
- vallatae 96

Paraganglien 150
Parallelfasern 174
Parasympathikus 17
Parazentese 106
Parotisloge 97
Pars
- anterior pedunculi cerebri 175
- centralis 191
- uterina tubae 163

Patella 58
Pedunculus cerebellaris 174
Penis 161
- Erektion 161
- Schwellkörper 161

Pepsinogen 131
Perichondrium 3
Pericranium 80
Perikaryon 13
Perilymphe 107
Perimetrium 164
Periost 1
Peritendineum 5
Peritoneum, viscerale 129
Pes anserinus 55
Peyer-Plaques 134
Phonation 113
Pia mater 81, 192
Pili 19
- Aufbau 20
- Wurzel 20

Pituizyten 15
Plasmazellen 18
Plattfuß 63
Platysma 110
Plazenta 164
Plazentaschranke 165
Pleura
- parietalis 118
- pulmonalis 118

Pleuradrainage 118
Plexus
- brachialis 29, 110
- cardiacus 124, 126
- cervicalis 89, 110
- choroideus 177
- choroideus ventriculi lateralis/quarti/tertii 191
- intraparotideus 90
- lumbalis 153, 166
- myentericus (Auerbach) 130
- pampiniformis 53
- pharyngeus 95
- sacralis 136
- suprarenalis 150
- testicularis 53

Plica(e)
- semilunares coli 134
- vocalis 113

Pneumothorax 118
Pons 168
Porus acusticus
- externus 81
- internus 82

primär retroperitoneale Organe 10
Processus(-us)
- articulares 69
- costalis 67
- mamillaris 67
- spinosus 67
- styloideus 109
- transversus 67
- uncinatus 142

Progesteron 77
Projektionsbahnen 184
Prolaktin 77
Prosenzephalon 168
Prostata 158, 160
- Aufbau 160

Ptosis 104
Pulmonalklappe 6, 123
- Auskultation 123

Pulvinar 178
Pupillenreflex 177
Purkinje-Fasern 124
Purkinje-Zellen 174
Putamen 168, 180, 183, 189
Pyramidenbahn 170
Pyramides renales 145

R

Rachenring, lymphatischer 98
Rachitis 48
Radialislähmung 43
Radiatio acustica 188
Radix penis 161
Ranvier-Schnürring 15
Rautengrube 191
Recessus(-us)
- infundibuli 191
- laterales 191
- opticus 191
- pineale 191
- suprapinealis 191

Rektum 135
Reflexbogen 172
Regio
- epigastrica 130
- olfactoria 91
- respiratoria 91

Reifezeichen 20
Reissner-Membran 107
Rektusscheide 75
Ren 145
Renshaw-Zellen 169
Rete
- acromialis 29
- articulare genus 60

- carpale dorsale 45
- testis 159
Retikulumzellen 23
Retina 101
Retroperitonealraum 144
Rhombenzephalon 168, 172
Riechbahn 188
Riechrinde 188
Rima glottidis 113
Risser-Zeichen 47
Rosenmüller-Lymphknoten 52
Rotatorenmanschette 26
Rückenmark
- Aufbau 168
- graue Substanz 168
- weiße Substanz 169
Rückenmuskulatur, autochtone 70
Ruffini-Endkörperchen 19

S
Sacculus 106
Saccus lacrimalis 104
Samenbläschen 158, 160
Samenkanälchen 159
Samenleiter 158
Sammellymphknoten 9
Scala
- tympani 108
- vestibuli 107
Skapula 25
Schädelbasis, äußere, Öffnungen 81
Schädelbasisfraktur 84
Scheidenvorhof 165
Schenkelhernie 52
Schluckakt 98
Schmerzsinn 186
Schubladentest 58
Schultergürtel 25
Schulterluxation 26, 28
Schultermuskeln 27
Schwann-Zelle 15
Schweißdrüsen 21
Schwurhand 44
Sebum 22
Sehbahn 102, 187
Sehnen 5
Sehnenscheiden, Unterarm 37
Sehzentrum, primäres 186
sekundär retroperitoneale Organe 11
Senkfuß 64
Septum
- atrioventriculare 121
- interatriale 121
- intermusculare brachii mediale 33
- interventriculare 121
- linguae 95
- nasi 91
Serotonin 16
Sertoli-Stützzellen 160
Sharpey-Fasern 93
Sinus
- caroticus 85
- ethmoidalis 92
- frontalis 92
- maxillaris 92
- sphenoidalis 92
Sinusknoten 124
Skalenuslücke 110, 111
Skelettmuskulatur 4
Sklera 100
Skoliose 70
Skrotalhaut 158
Skrotum 158
Spatium
- epidurale 192
- retroperitoneale 144
Speicheldrüsen 96
Spina
- bifida 68
- iliaca 47
Spinalanästhesie 171
Spitzfuß 63
Splen 143
Splenektomie 144
Spondylolisthese 68
Spongiosa 1
Spreizfuß 63
Sprunggelenkfraktur, Klassifikation n. Weber 63
Stapes 80, 105
Steppergang 60
Stereozilien 106
Sternum 71
Sternzellen 174
Stilling-Clarke-Säule (Columna thoracica) 169
Stratum
- fibrosum 4
- ganglionare nervi optici 101
- ganglionare retinae 101
- neuroepitheliale retinae 101
- synoviale 4
Struma 114
Subarachnoidalraum 192
Subkutis 18
Subduralraum 192
Substantia
- alba 169
- grisea 169
- nigra 175, 189
Sulcus
- calcarinus 181
- centralis 181
- cinguli 181
- dorsolateralis 168
- lateralis 181
- medianus dorsalis 168
- parietooccipitalis 181
- ventrolateralis 168
Surfactant 119
Suturen (Suturae) 80
Sympathikus 16
Synapse 13, 14
- exzitatorische 15
- inhibitorische 16
Syndesmosis tibiofibularis 63
Synovia 4
Synovialzellen 4

T
Tabatière 41
Taeniae coli 134
Talgdrüsen 20, 21
Talus 62
Tastsinn 186
Tegmentum 168, 175
Tektum 168, 175
Telenzephalon 168, 181
Telodendron 14
Temperatursinn 186
Tentorium cerebelli 192
Terminalhaar 19
Testis 159
Testosteronbildung 159
Tetanie 115
Thalamus 168, 178
Thenar 43
Thrombozyten 143
Thymus 22, 119
Tonsilla(e)
- cerebelli 174
- lingualis 99
- palatina 98
- pharyngealis 98
- tubaria 98
- palatina 98
Tortikollis 109
Trabekel 3
Trachea, Verlauf 117
Tracheotomie 114
Tractus
- corticoponto-cerebellaris 189
- corticospinalis 170

- iliotibialis 51
- olfactorius 181, 188
- olivospinalis 171
- opticus 102, 177, 187
- reticulospinalis 171
- rubrospinalis 171
- spinobulbaris 169
- spinocerebellaris posterior 169
- spinothalamicus anterior/lateralis 170
- tectospinalis 171
- tegmentalis centralis 177, 189
- vestibulospinalis 171

Trajektor 3
Trendelenburg-Zeichen 51
Trigonum
- caroticum 111
- fibrosum 124
- olfactorium 188
- omoclaviculare 111
- sternocostale 73
- submandibulare 97
- vesicae 148

Trikuspidalklappe 6, 123
- Auskultation 123
- Insuffizienz 123
- Stenose 123

Truncus
- brachiocephalicus 111, 126
- coeliacus 131, 142, 151
- costocervicalis 29
- inferior/medius/superior (Plexus brachialis) 30
- lymphaticus 9
- pulmonalis 6, 122
- thyreocervicalis 29
- vagalis anterior/posterior 113

Tuba
- auditiva 105
- uterina 163

Tuber
- cinereum 177, 179
- ischiadicum 47

Tuberculum majus/minus 27
Tubuli seminiferi contorti 159
Tunica
- adventitia 7
- albuginea (Hoden) 159
- albuginea (Ovar) 162
- albuginea (Penis) 161
- dartos 158
- interna bulbi 100
- intima 7
- media 7
- mucosa 9
- mucosa, Aufbau 9
- serosa 10
- serosa parietalis 10
- vaginalis testis 159

U

Ulnarislähmung 43
Umbo 105
Unguis 20
Unterbauch 129
Ureter 145, 148
Urethra 149
Urogenitalleiste 145
Uterus 163
Uterusprolaps 164
Utriculus 106
Uvula 93

V

Vagina 165
Valva ileocaecalis (Bauhin) 133
Varikozele 159
- testis 151

Vas(a) 7
- afferens, ren 145
- efferens, ren 146
- privata 7
- publica 7
- testicularia 148

Vater-Pacini-Lamellenkörperchen 19
Vena(e)
- auricularis posterior 111
- axillaris 111
- brachiocephalica 111, 127
- cava inferior 6, 126
- cava superior 6, 126
- ductus deferentis 53
- femoralis 56
- gastrica dextra/sinistra 137
- glutea inferior 53
- jugularis 111
- mesenterica inferior 142
- mesenterica superior 132, 142
- occipitalis 111
- ovarica 148
- paraumbilicales 75
- poplitea 59
- portae 6, 132, 142
- pudenda interna 53
- pulmonalis 126
- rectalis inferior 135
- renalis 145
- retromandibularis 97
- splenica 132, 142, 143, 144
- subclavia 110, 111
- testicularis 53, 148
- umbilicalis 6

Venenklappen 8
Venenwinkel 127
Venole 6
Ventriculus 130
Vertebra
- Arcus 67
- Corpus 67
- Foramen 67
- Processus spinosus 67
- Processus transversus 67

Vesica
- biliaris 141
- urinaria 148
- urinaria, Wandschichten 148

Vesiculae seminales 158
Viscerokranium 79
Volkmann-Kanal 1
Vomer 79

W

Waldeyer-Rachenring 98
Waller-Degeneration 16
Weber-Fraktur 63
Wernicke-Sprachzentrum 186
Willkürmotorik 186
Wirbelsäule 67
- Fehlbildungen 68

Wolff-Gang 157, 165
Wurzelzellen 169

Z

Zahn 93
- Lokalanästhesie 94

Zeiss-Drüsen 104
Zirbeldrüse 177
ZNS 167
Zwerchfellhernie 73
Zwischenhirn 177
Zystitis 149